MELANIE WENZEL

MEINE BESTEN HEILPFLANZEN-REZEPTE

FÜR EINE GESUNDE FAMILIE

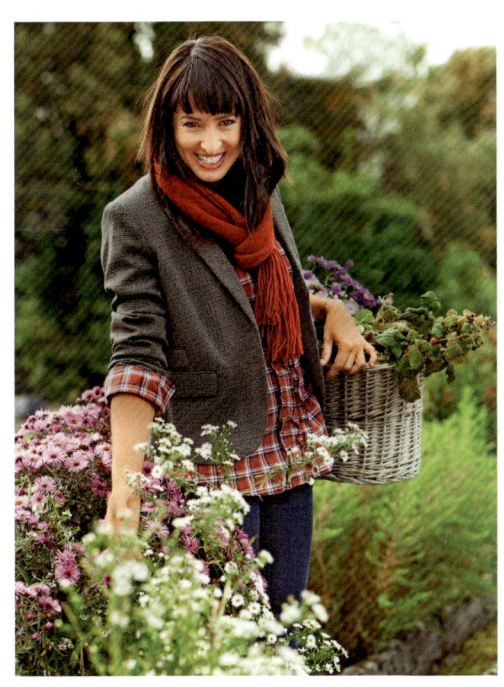

INHALT

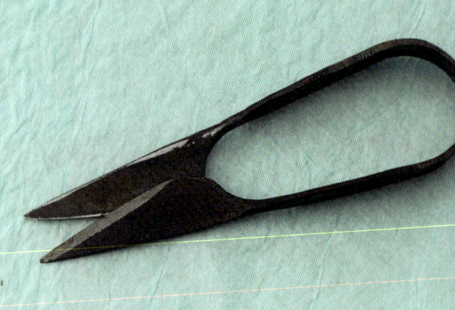

DIE WICHTIGSTEN HEILPFLANZEN

ZUM NACHSCHLAGEN

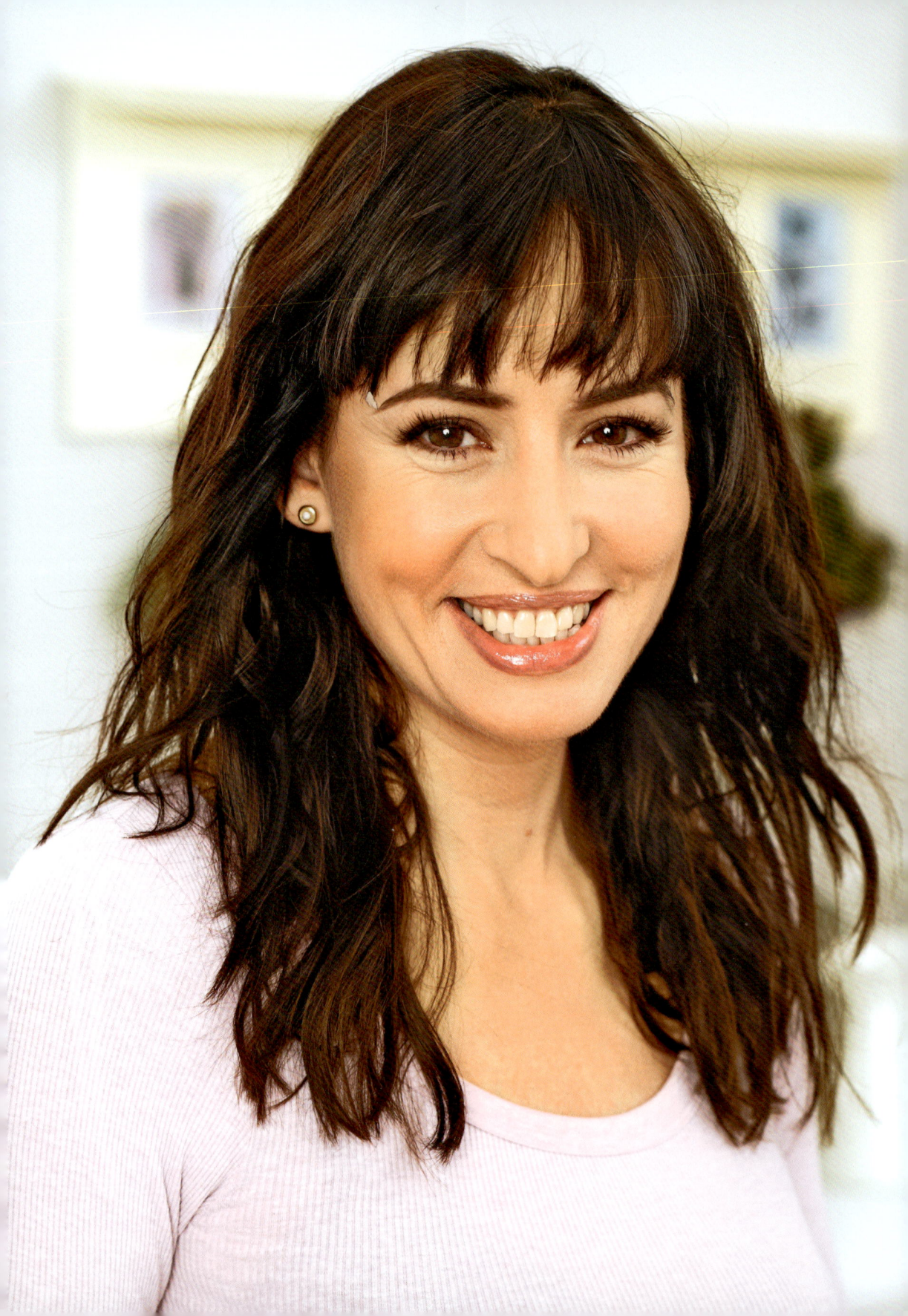

VORWORT

Das Interesse an sanften und nicht zuletzt preisgünstigen Heilmitteln steigt stetig. Und so haben alternative Medizin, Heilpflanzen und Kräuter schon lang ihr altbackenes Öko-Image abgelegt. Wer sich heute für das Thema »Gesundheit aus der Natur« interessiert, will sich auch nicht mit drögem Ideologiestreit – Schulmedizin contra alternative Methoden – befassen. Er will sich die altbewährten Methoden einfach nur zunutze machen und sie gegebenenfalls auch neben Angeboten der Schulmedizin, Pharmabranche oder Kosmetikindustrie einsetzen.

NATUR IST IM TREND

Ich konnte diesen Trend gut beobachten, denn ich führe als ausgebildete Heilpraktikerin seit zwölf Jahren eine Familien-Praxis für klassische Homöopathie in Köln. Parallel bin ich als Expertin für Heilpflanzen in der Sendung »Daheim und Unterwegs« beim WDR-Fernsehen tätig und bekomme auch dort durch die Zuschauerreaktion sehr genau mit, welche Themen und Schwerpunkte die Menschen besonders interessieren. In den letzten Jahren wurde ich immer häufiger gefragt, welches Mittel aus der Naturapotheke denn gegen dieses oder jenes Zipperlein helfe. Es solle aber bitte »nur was ganz Einfaches« sein. Irgendwann fiel mir auf: Diese »ganz einfachen« Rezepte, die ich in so einem Fall in wenigen Worten auf einem Schmierzettel notierte, erfreuen sich einer immensen Nachfrage. So kam ich auf die Idee, sie alle einmal zusammenzustellen. Und so begann ich irgendwann, dieses Buch zu schreiben.

Es richtet sich nicht nur an jene Menschen, die schon lange Fans der Naturheilkunde sind. Ich habe es vor allem auch für jene Leser verfasst, die die Vorteile der Naturheilkunde noch nicht für sich entdeckt haben. Ich wünsche mir, dass sie »Blut lecken« und feststellen, wie viel Spaß es macht und wie befriedigend es ist, all diese wunderbaren Produkte zu verwenden und sogar selbst herzustellen.

Jetzt denken Sie womöglich: »Naja, diese ›Mittelchen‹ aus der Naturapotheke werden ja nur bei leichten Beschwerden helfen.«. Stimmt nicht!

Zugegeben: Ich selbst stand der Wirkung vieler Naturheil-Rezepte lange Zeit recht kritisch gegenüber. Das wurde mir besonders während meiner Schwangerschaften bewusst. Da wollte ich dem ein oder anderen Wehwehchen zwar unbedingt auf sanfte und natürliche Art zu Leibe rücken, gleichzeitig aber seufzte ich innerlich: »Na viel helfen wird es wohl nicht.« Es ist schon seltsam, wie sehr man dann doch geprägt ist von dem Glauben, dass Chemie zwar irgendwo schädlich, aber eben auch hoch wirksam ist. Dabei muss sich die Pflanzenheilkunde keineswegs hinter chemischen Produkten verstecken. Es war mir daher auch wichtig, Ihnen im abschließenden Pflanzenlexikon im letzten Teil dieses Buches zu zeigen, was die Wissenschaft zur Heilwirkung und zu den Anwendungsgebieten der verwendeten Pflanzen sagt.

MEINE REZEPTE

Das Herzstück dieses Buches sind die Rezepte ab Seite 30. Sie sind allesamt hoch wirksam, dabei aber völlig unaufwendig in der Herstellung. Die Zutaten sind leicht zu beschaffen und für die Zubereitung brauchen Sie ausschließlich solche Küchenutensilien, die in jedem Haushalt vorhanden sind. Was also die Frage nach Vorkenntnissen, Fähigkeiten und Fertigkeiten angeht: Da ist nichts Spezielles notwendig, um sich ohne Gefahr für Leib und Leben durch diese Rezepte zu arbeiten. Wenn Sie in der Lage sind, Spaghetti zu kochen, dann haben Sie alle Voraussetzungen, um sämtliche Rezepte in diesem Buch erfolgreich nachzumachen.

Ich hoffe daher von ganzem Herzen, dass ich Sie mit meiner Begeisterung für die Welt und die Kraft der Heilpflanzen anstecke.

Herzlich
Ihre Melanie Wenzel

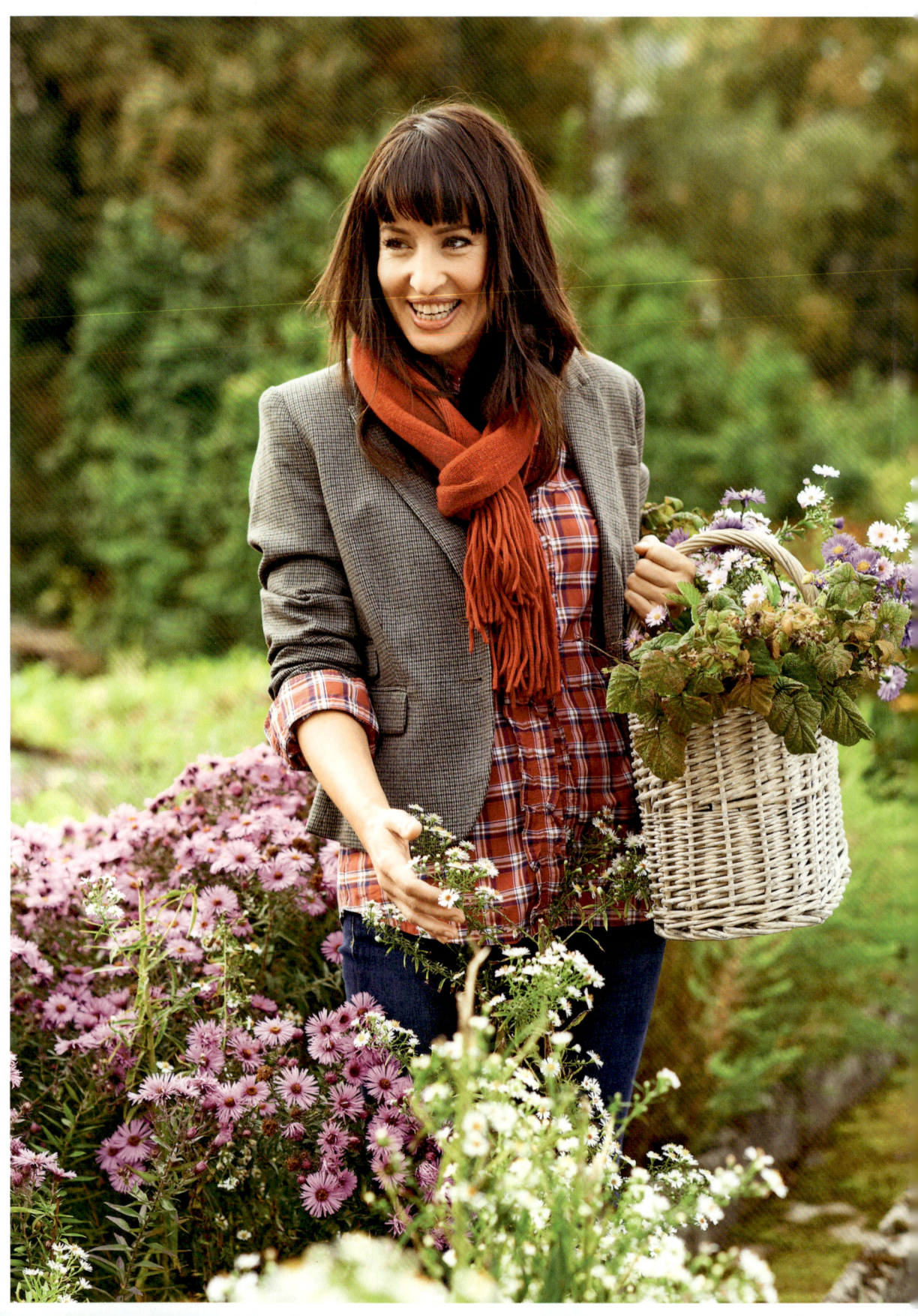

DIE GRÜNE APOTHEKE

·

Immer mehr Menschen besinnen sich wieder auf die jahrhundertealte Tradition der Pflanzenheilkunde. Schließlich hält die Natur heute noch genauso viele wirksame Mittel bereit wie früher – gegen allerlei Krankheiten, aber auch gegen lästige Begleiterscheinungen unseres modernen Lebens wie Stress, Erschöpfung und Antriebslosigkeit. So viele positive Eigenschaften muss sogar die Wissenschaft anerkennen.

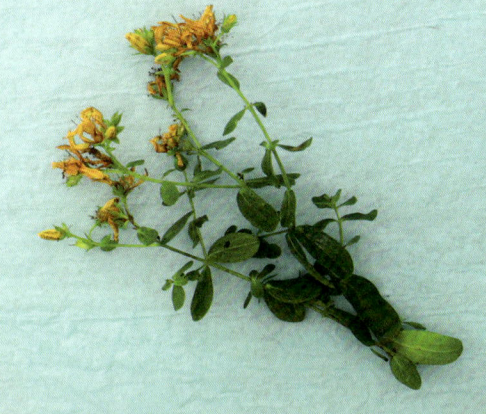

KLEINE GESCHICHTE DER NATURHEILKUNDE

•

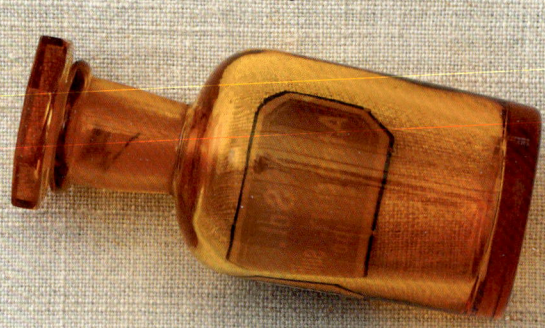

Fast wäre die »Naturapotheke« wie so vieles im Dunkeln der Geschichte verschwunden. Denn im selben Maße, in dem die Wissenschaft in den vergangenen Jahrzehnten immer neue Medikamente entwickelte, geriet auch das Wissen um die Heilkräfte der Pflanzen mehr und mehr in Vergessenheit. Dabei verwenden die Menschen seit jeher Substanzen aus der Natur, um das seelische und körperliche Wohlergehen zu stärken sowie Krankheiten zu behandeln und zu heilen.

DIE ANFÄNGE DER MEDIZIN

Welcher pfiffige Vorfahre auf den Gedanken kam, Pflanzen – genauer gesagt ihre Inhaltsstoffe – zu medizinischen Zwecken zu nutzen, lässt sich heute nicht mehr ermitteln. Wir können jedoch davon ausgehen, dass die Idee so alt ist wie die Menschheit selbst. Anfangs folgte der Urmensch dabei vermutlich allein seinem Instinkt, aß Beeren, kaute Wurzeln und legte sich Blätter auf Wunden, die er sich im Kampf mit Säbelzahntiger und Co zugezogen hatte. Auch die 1991 in den Ötztaler Alpen entdeckte Gletschermumie »Ötzi« aus der Jung- beziehungsweise Kupfersteinzeit trug in ihrer Gürteltasche neben verschiedenem Werkzeug wie Zunder und Pyrit zum Feuermachen auch einen Birkenporling bei

sich. Dieser Pilz wurde lange Zeit aufgrund seiner entzündungshemmenden Wirkung als Arzneimittel verwendet, zum Beispiel zur Wundstillung.

Je weiter die Zivilisation voranschritt, umso mehr bildete sich ein gewisser Erfahrungsschatz darüber, welche Pflanzen bei welchen Leiden Linderung bringen. Dieses Wissen wurde zunächst wohl nur mündlich von einer Generation an die nächste weitergegeben. Die ältesten schriftlichen Aufzeichnungen stammen aus Babylonien. Auf den über 4500 Jahre alten Lehmtafeln finden sich Niederschriften zu Symptomen und Arzneimitteln verschiedener Krankheiten. Auch einige ägyptische Papyri sind wertvolle Quellen der Medizingeschichte. Dank ihnen wissen wir, dass schon die alten Ägypter unter Krankheiten litten, die heute noch die Lebensqualität unzähliger Menschen beeinträchtigen, wie Rheuma oder verschiedene Infektionskrankheiten. Manche dieser Schriften geben auch Auskunft über die medizinische Versorgung der Zeit. Der Ende des 19. Jahrhunderts in Luxor entdeckte »Papyrus Ebers« zum Beispiel enthält viele hundert Rezepturen für Abkochungen, Gurgellösungen, Inhalations- und Räuchermischungen, Pillen und Cremes. Einige der dazu verwendeten Pflanzen wurden für ähnliche Anwendungen bis weit in die Neuzeit verwendet, wie Rizinus und Mohn.

DIE ANTIKE WELT

Das Wissen um diese Heilpflanzen verbreitete sich in der antiken Welt und nahm so auch nach dem Untergang des ägyptischen Reiches Einfluss auf das medizinische Wissen der Hebräer, Araber, Perser, Griechen und Römer. Der Grieche Theophrastos von Eresos (etwa 372–287 v. Chr.) verfasste schließlich das erste bis heute erhaltene geschlossene Werk über die Welt der Pflanzen – und gilt seither als der »Vater« der Botanik. Im neunten Buch seiner »Naturgeschichte der Gewächse« befasste sich Theophrastos auch mit Säften und Arzneimitteln aus den einzelnen Pflanzen und legte damit den Grundstein der Pharmakologie.

Das medizinische Wissen der antiken Griechen beeinflusste wie ihr gesamtes Leben stark die Kultur des Römischen Reiches. Doch es war erneut ein Grieche, der das Wissen weitertrug: Die »Materia medica« des Militärarztes Pedanios Dioskurides (40–90 n. Chr.) beschrieb über 600 Pflanzen sowie ihre Anwendung und galt in Europa bis in die frühe Neuzeit als Standardwerk der Medizin. Auch die von dem römischen Arzt Claudius Galenus entwickelten Methoden, Arzneimttel herzustellen, dienten Medizinern bis ins 17. Jahrhundert als wissenschaftliche Behandlungsgrundlage.

DAS FRÜHE CHRISTENTUM

Mit dem Aufkommen des Christentums ging der Großteil des medizinischen Wissens wie so viele beachtliche Errungenschaften der Antike leider verloren. Nur in den Klöstern blieben die Traditionen erhalten. Mönchsärzte, Klosterapotheken und Klosterspitale verwalteten seitdem in Europa den großen Schatz des medizinischen Wissens. So wie wir heute ganz selbstverständlich zum Arzt oder in die Apotheke gehen, wenn wir krank sind, suchte man früher ein Kloster auf, um sich behandeln zu lassen oder Medizin zu kaufen. Zunächst sammelten die Ordensangehörigen die Heilpflanzen für ihre Tees und Tinkturen, Tropfen, Salben, Pest- und Seelenarzneien in den naheliegenden Fluren und Wäldern. Schon bald aber legten sie eigene Heilpflanzen-

gärten innerhalb der Klostermauern an. Hier wuchsen neben heimischen Arten auch solche Pflanzen, die Mönche oder Pilger aus anderen Regionen und fremden Ländern mitgebracht hatten. Die Auswahl an Heikräutern, die unter anderem im »St. Gallner Klosterplan« des Klosters der Bodenseeinsel Reichenau aus dem Jahre 819 überliefert ist, sollte noch Jahrhunderte später vielen Bauerngärten in Europa als Vorbild dienen.

»CAPITULARE DE VILLIS«

Im Jahr 812 erließ Karl der Große (747–814) eine Landgüterverordnung: die »Capitulare de villis vel curtis imperialibus«. Sie schrieb vor, welche Pflanzen in den kaiserlichen Gütern und Klöstern des Reiches angepflanzt werden sollten – insgesamt 73 Nutzpflanzen und 16 Bäume, darunter bis heute beliebte Heilkräuter wie Ringelblume, Minze, Fenchel, Kümmel, Malve, Melisse und Salbei. Die Verordnung bestimmte nicht nur das Aussehen vieler Bauerngärten, deren typischer Mix aus Heil-, Nutz- und Zierpflanzen auch heute wieder sehr gefragt ist. Karl der Große schuf damit auch die Grundlage für die medizinische Versorgung seines Volkes.

In den vergangenen Jahrzehnten wurden vielerorts Gärten gemäß den alten Vorschriften angelegt, wie zum Beispiel der Kräutergarten Karl des Großen hinter dem Aachener Rathaus, der Karlsgarten westlich von Aachen, der Heilpflanzengarten Verden oder der »Garten nach dem Capitulare de villis« des Archäologischen Freilichtmuseums Oerlinghausen. Hier können Sie mit allen Sinnen in die alte Welt der Naturheilkunde eintauchen.

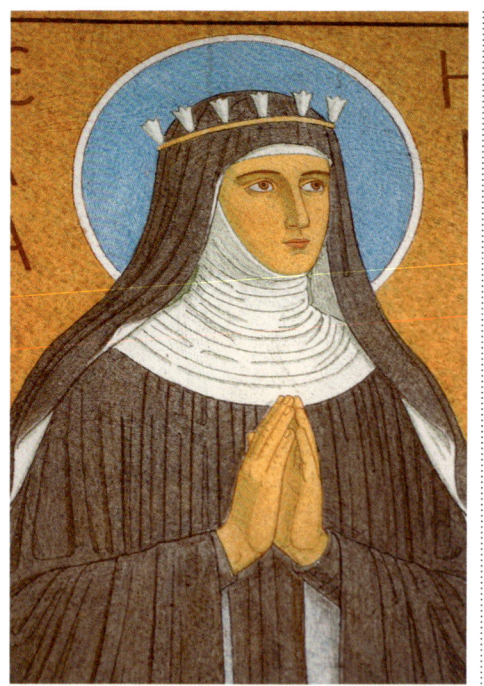

Hildegard von Bingen

Eine der berühmtesten Heilkundigen jener Zeit ist Hildegard von Bingen (1098–1179). Die Ordensschwester, zuletzt Äbtissin des Klosters Rupertsberg an der Nahe, war nicht nur Visionärin, Dichterin und Komponistin. Politisch sehr engagiert, beriet sie Kaiser Friedrich Barbarossa und Papst Alexander III. Sie gründete zwei Klöster und wurde mit ihren zukunftsweisenden Schriften schon zu Lebzeiten wie eine Heilige verehrt.

Viele Anhänger der Naturmedizin sehen in den Heilmethoden der Benediktinerin den Ursprung der modernen Naturheilkunde. Denn Hildegard gelang es, das Volkswissen mit der griechisch-römischen Medizintradition zu »vermählen«. Sie verwendete nicht nur die ansonsten üblichen, meist mediterranen Kräuter und exotischen Gewürze, sondern auch heimische Pflanzen wie Quendel, Schlüsselblume oder Brennnessel. Zudem war sie die Erste, die in ihren Schriften neben den lateinischen Namen auch die volkstümlichen Pflanzennamen verwendete.

Spätes Mittelalter und beginnende Neuzeit

Im Lauf der Jahrhunderte wurde das Wissen um die Anwendungs- und Wirkungsweise der Heilpflanzen zunehmend systematisch erfasst. Im späten Mittelalter hielt es schließlich auch Einzug in die Lehrpläne der medizinischen Fakultäten. Gleichzeitig verlagerte sich die Versorgung der Kranken mehr und mehr aus den Klöstern in die Hände weltlicher Ärzte. Zu den bedeutendsten Zentren der akademischen Medizin entwickelten sich das südfranzösische Städtchen Montpellier, das westlich von Venedig gelegene Padua, eine der ältesten Städte Italiens, und etwas später auch Paris.

Mitte des 12. Jahrhunderts war im italienischen Salerno das wohl bedeutendste mittelalterliche Werk der Pflanzenheilkunde erschienen: das »Circa instans«, vermutlich verfasst von einem Mitglied der berühmten Ärztefamilie Platearii. Es enthielt etwa 270 Pflanzenporträts, die nicht nur das Wirkspektrum jeder Pflanze berücksichtigten, sondern auch konkrete Anwendungsbereiche aufzeigten und auf mögliche Ersatzmittel hinwiesen. Das Buch sollte sich rasch in ganz Europa verbreiten und bildete gemeinsam mit anderen Standardwerken die Grundlage der großen Enzyklopädien der angehenden Neuzeit. Doch um Qualität und Wirkung eines Arzneimittels zu gewährleisten, bedurfte es gewisser Standards. Und so entstand 1498 das erste Arzneibuch (Pharmacopoeia), an das sich zunächst nur die Apotheker der Stadt Florenz, rund fünf Jahrzehnte später auch die vieler anderer Landstriche Europas halten mussten.

»Im Namen Gottes« bekämpfte das Christentum derweil vehement das Wissen der Volksmedizin. Hexenverfolgung und Inquisition forderten tausende Opfer, viele davon Frauen. Sie wurden als Hexen der Ketzerei beschuldigt, weil sie unter anderem mithilfe von altbewährten Naturheilmitteln oft noch helfen konnten, wo Kirche und von Männern dominierte Medizin versagt hatten. Im Zuge der Christianisierung erhielten auch zahlreiche »heidnische« Heilpflanzen christliche Namen, wie das Johanniskraut (ehemals Hartheu) oder das Georgenkraut (Baldrian).

EINE NEUE BLÜTEZEIT

Im Zeitalter des Barocks erlebte die Pflanzenheilkunde noch einmal einen Höhepunkt. Kräuterbücher wurden nun nicht mehr nur für Ärzte geschrieben, sondern – oft umfassend bebildert – auch für das »normale«, wenn auch gebildete und wohlhabende Bürgertum. Besonders hervorzuheben ist das 1533 in Frankfurt erschienene, mehrmals überarbeitete und ergänzte Kräuterbuch des Eucharius Rößlin d. J. Die letzte Ausgabe erschien 1783 und trug einiges dazu bei, das Wissen der Klostermedizin bis ins frühe 19. Jahrhundert zu retten und so den Grundstock der bis in die heutige Zeit wirkenden »Volksmedizin« zu legen.

In noch viel weiterem Maße als im Florenz des Renaissancezeitalters gelang die systematische Katalogisierung der Pflanzenwelt rund 300 Jahre später Carl von Linné (1707–1778). Der große schwedische Naturforscher schuf die moderne Klassifikation der Pflanzenwelt. Seine »binäre Nomenklatur«, also die Klassifizierung nach Gattungs- und Artname, gilt bis heute als naturwissenschaftlicher Standard – und das auf der ganzen Welt.

Im Zuge der Gegenreformation gewann auch die Klostermedizin wieder an Bedeutung. In vielen der neugegründeten Klöster gab es Apotheken, die neben den etablierten Ärzten die Umgebung mit Arznei versorgten. So sollte es bleiben, bis Anfang des 19. Jahrhunderts im Zuge der Säkularisation zahlreiche Kirchengüter aufgehoben wurden.

NEUARTIGE MEDIKAMENTE EROBERN DIE WELT

Der Untergang der Klöster war jedoch nur einer der Gründe, warum die Pflanzenheilkunde im 19. Jahrhundert nach und nach an Bedeutung verlor. Denn es gelang Ärzten und Apothekern nun auch immer öfter, Wirkstoffe aus Heilpflanzen zu isolieren, zum Beispiel Morphin aus Opium, Strychnin aus der Brechnuss, Chinin aus Chinarinde und Acetylsalicylsäure (zum Beispiel in Aspirin®) aus Weidenrinde. Die Produktion der Reinsubstanzen erschloss ein ganz neues wirtschaftliches Feld: die pharmazeutische Industrie war geboren. Die isolierten Substanzen waren nicht nur finanziell gesehen ein Erfolg. Endlich war auch gewährleistet, dass die Qualität eines Heilmittels gleichbleibend hoch war und man so verbindliche Dosierungsanweisungen geben konnte. Ein weiterer Vorteil war nicht zuletzt, dass die isolierten Präparate oft schneller wirkten als die »ganze« Pflanze.

Dies bedeutete zwar nicht wie oft angenommen den Untergang der Naturheilkunde. Sie bestimmte noch viele Jahrzehnte die Behandlungsmethoden in breiten Teilen der Bevölkerung. Doch Heilkräuter spielten dabei eine immer geringere Rolle. Stattdessen versprach man sich mehr Gesundheit von anderen natürlichen Faktoren, wie Licht, Luft, Wärme, Wasser und/oder Bewegung. Eine der wenigen Ausnahmen stellt der bayerische Pfarrer Sebastian Kneipp (1821–1897) dar. Er sah in Heilkräutern eine der fünf Grundlagen seines ganzheitlichen Naturheilverfahrens. Als Tee oder Saft eingenommen beziehungsweise in Form von Salben, Ölen oder Zusätzen für Wickel und Bäder äußerlich angewendet, sollten sie helfen, Krankheiten vorzubeugen und zu heilen. Doch erst beinahe 100 Jahre später beschäftigt sich seit Mitte des letzten Jahrhunderts auch die Wissenschaft im größeren Stil mit Heilpflanzen. Und der Absatz steigt stetig an: Zuletzt wurden jedes Jahr über 50 000 Tonnen Heilpflanzen nach Deutschland importiert. Aber nicht nur exotische Pflanzen wie Ginseng sind gefragt, sondern auch heimische. Allein 50 000 Kilo getrocknete Arnikablüten werden hierzulande jährlich zu Ölen und Wundsalben verarbeitet.

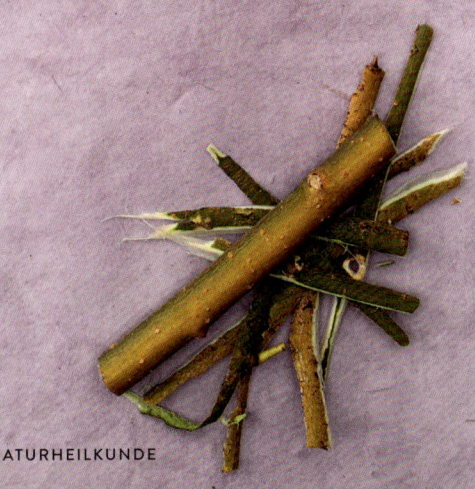

DIE RÜCKKEHR
DER »NATURAPOTHEKE«

Die in den ersten Jahrzehnten weit verbreitete Euphorie und die Zuversicht, alles synthetisch herstellen und dabei die Natur noch »verbessern« zu können, erfuhr im Lauf des 20. Jahrhunderts jedoch einen merklichen Dämpfer. Man erkannte zunehmend neben den Vorteilen auch die Nachteile der synthetischen Arzneimittel. Aus diesem Grund bereitet die moderne Pflanzenheilkunde (im Fachjargon Phytotherapie) auf der Grundlage von wissenschaftlicher Forschung vermehrt Medikamente aus Pflanzenextrakten zu. Diese werden zur Vorbeugung und Behandlung von leichten und mittelschweren Krankheiten eingesetzt. Die Phytotherapie ist vor allem bei der Prophylaxe hervorragend zur Selbstmedikation geeignet. Im Krankheitsfall kann sie, am besten nach Rücksprache mit dem behandelnden Arzt, etablierte Therapien wirkungsvoll unterstützen und in einigen Fällen sogar vollständig ersetzen.

Auch Phytopharmaka werden industriell hergestellt und enthalten daher die Wirkstoffe in immer gleicher Konzentration. Bei der Herstellung werden die Pflanzen oder bestimmte Pflanzenteile zerkleinert und pulverisiert oder ihre Wirkstoffe werden extrahiert (sogenannter Auszug). Um die Qualität der Produkte zu sichern, dürfen zudem zum einen nur zugelassene, für unbedenklich erklärte Pflanzen verwendet werden. Zum anderen sorgen strenge Tests und Qualitätskriterien für größtmögliche Sicherheit. Auch Wirkung und eventuelle Nebenwirkungen der pflanzlichen Medikamente werden genau untersucht. Am 31. März 2004 verabschiedete die EU eine Richtlinie über pflanzliche Arzneimittel, die mit einer Übergangsfrist von sieben Jahren 2011 in Kraft trat. Seit dem Mai diesen Jahres sind innerhalb der EU nur noch registrierte oder zugelassene traditionelle pflanzliche Arzneimittel erhältlich. Sie alle wurden als gesundheitlich unbedenklich eingestuft und sind am Aufdruck »traditionelles pflanzliches Arzneimittel« oder »traditionell angewendet« zu erkennen.

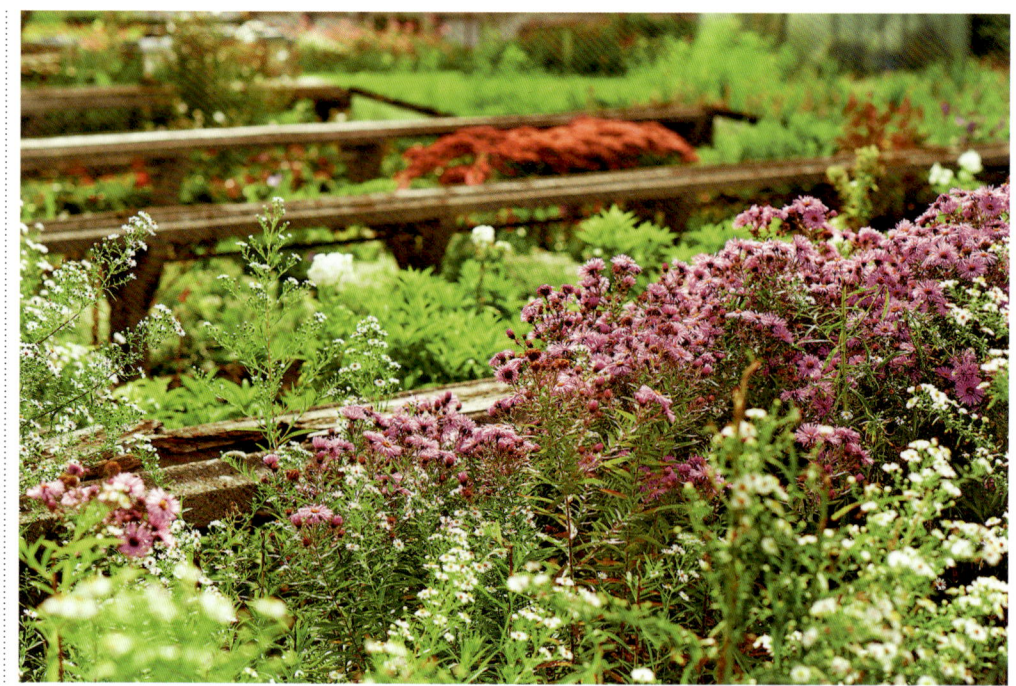

BLICKPUNKT HEILPFLANZE

In den vergangenen Jahren gerieten neben pflanzlichen Präparaten aber auch die Heilpflanzen selbst immer stärker wieder in den Fokus der Wissenschaft. Denn im Gegensatz zu Arzneimitteln mit einem einzigen isolierten Wirkstoff steckt in einer Pflanze ein komplexes Gemisch wirksamer Stoffe. Sie sind in einem ausgewogenen Verhältnis fein aufeinander abgestimmt. Es ist ähnlich wie in der Ernährung: Auch wenn ein Vitaminpräparat eine Fülle an Vitaminen enthält, versorgt es den Körper dennoch nie so ausgewogen mit Vitalstoffen wie frisches Obst und Gemüse. Denn die Pflanze ist mehr als die Summe ihrer Einzelbestandteile – und dadurch ist Frischkost für die Gesundheit immer wertvoller als künstliche Nahrungsergänzungsmittel.

Doch zurück zu den Heilpflanzen. Auch hier arbeiten Wissenschaftler auf der ganzen Welt daran, ihre Inhaltsstoffe zu erforschen, also jene Stoffe, die die Heilpflanzen durch ihren Stoffwechsel bilden und speichern. Trotzdem konnte bis heute nur ein Bruchteil davon identifiziert werden. Was man aber bereits weiß: Es ist wieder das Zusammenspiel der Stoffe, das für ihre Wirksamkeit verantwortlich ist.

WICHTIGE PFLANZENINHALTSSTOFFE

Die wichtigsten charakteristischen Stoffgruppen in Heilpflanzen sind:

• Ätherische Öle: Die flüchtigen Substanzen verleihen jeder Pflanze ihren individuellen, typischen Geruch. Sie können in der Phytotherapie bei vielen Beschwerden innerlich und äußerlich angewandt werden. Ätherische Öle können pharmakologisch wirken wie zum Beispiel Teebaumöl (antiviral) oder auf psychologischer Ebene wie zum Beispiel Lavendel (siehe auch Seite 25).

• Alkaloide: Stickstoffhaltige Pflanzenstoffe, die die Pflanze unter anderem gegen Fraßfeinde bildet und die direkt auf die Botenstoffe des menschlichen Nervensystems einwirken. Zwar sind die meisten Alkaloide Giftstoffe, in der richtigen Dosierung können sie aber auch als Heilmittel dienen. Die Wirkung ist vielfältig – von anregend (etwa Coffein im Kaffee, Tee und Kakao) bis betäubend (zum Beispiel Opium/Morphin in Mohn).

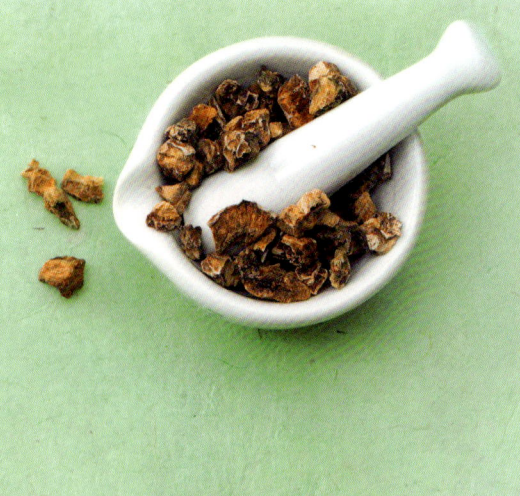

• Bitterstoffe: Die bitter schmeckenden Stoffe stecken zum Beispiel in Enzian, Salbei und Wermut. Sie regen Speichel, Magen- und Gallensaft an, wirken insgesamt verdauungsanregend und sind daher Bestandteil zahlreicher Magenbitter (auch in dem von Seite 142).

• Flavonoide: Diese im Pflanzenzellsaft gelösten Farbpigmente (lat.: flavus = gelb) wirken häufig antientzündlich und können freie Radikale (reaktionsfreudige, aggressive Sauerstoffmoleküle) binden. Sie sind einer der am meisten verbreiteten sekundären Pflanzenstoffe und schützen die Pflanze unter anderem vor Pilz- und Insektenbefall. Flavonoide sind zum Beispiel reichlich in Ringelblumen und Traubensilberkerzen enthalten.

• Gerbstoffe: Gerbstoffhaltige Pflanzen wirken adstringierend (zusammenziehend), antibiotisch und entzündungshemmend. Sie können wie zum Beispiel Augentrost bei entzündlichen Erkrankungen lokal Linderung verschaffen (siehe Rezept Seite 42). Oder sie beugen allgemein Herz-Kreislauf-Erkrankungen, Gelenkbeschwerden und anderen häufigen Begleiterscheinungen des Alterns vor wie der Saft des Granatapfels (siehe Seite 133).

• Herzglykoside: Inhaltsstoffe, welche die Pflanze vor Fraßfeinden schützen und beim Menschen auf Schlagkraft und -fequenz des Herzens einwirken. Das wohl bekannteste Beispiel: der Fingerhut (Digitalis). Ihn bitte nie auf eigene Faust »ausprobieren«.

• Saponine: Die Stoffe bilden in Verbindung mit Wasser einen seifenähnlichen Schaum (lat.: sapo = Seife). Sie wirken schleimlösend, antibiotisch und regen die Verdauung an. Typische saponinhaltige Pflanzen: Efeu und Süßholzwurzel, die in der Naturmedizin vor allem bei Erkältungskrankheiten und Husten zum Einsatz kommen.

• Scharfstoffe: Die »feurigen« Inhaltsstoffe, etwa in Ingwer, kurbeln die Produktion von Speichel und Magensäften an und wirken so zum Beispiel bei Schwangerschaftsübelkeit wahre Wunder (siehe Rezept Seite 108). Äußerlich angewandt erregen Scharfstoffe Schmerz- und Wärmerezeptoren in der Haut.

• Schleimstoffe: Weil die Schleime nicht verdaut werden können, bilden sie eine schützende Schicht an der Magenwand und puffern so die aggressive Magensäure ab. Typische Schleimstoffdrogen sind Eibischwurzel und Flohsamen.

WAS SIND »DROGEN«?

Als »Drogen« werden nicht nur Rauschmittel bezeichnet, sondern auch arzneilich verwendete, in der Regel durch Trocknen haltbar gemachte Heilpflanzen beziehungsweise Pflanzenteile (außerdem zum Beispiel auch Tiere, Mikroorganismen oder Harze, die bei der Herstellung von Arzneimitteln verarbeitet werden). Der Begriff »Droge« leitet sich vermutlich vom niederdeutschen »drogen« und »drügen« ab, was in etwa so viel bedeutet wie »trocknen«. Bei den pflanzlichen Drogen unterscheidet man Blatt-, Blüten-, Frucht-, Kraut-, Rhizom-, Rinden-, Samen- und Wurzeldrogen.

Weil Heilpflanzen meist mehrere arzneilich wirksame Stoffe enthalten, sind sie für den Körper oft verträglicher als synthetische Arzneimittel.

Kommen wir noch einmal aufs Beispiel Aspirin® zurück: Dieses Medikament wirkt zwar schneller als Weiderinden-Tee (der zudem erst zubereitet werden muss). Doch letztlich geht dieser Vorsprung zu Lasten der Magenschleimhaut, denn die Acetylsalicylsäure wirkt auf diese ziemlich aggressiv. Weil Aspirin® das Blut verdünnt, kann es zu Blutungen im Magen kommen. Auf lange Sicht kann sich sogar ein Magengeschwür entwickeln. Der Natur passieren solche Fehler nicht. In der Weidenrinde sind neben Acetylsalicylsäure Stoffe enthalten, die die Magenschleimhaut schützen; die schädlichen Nebenwirkungen des chemischen Präparats bleiben also aus. Auf den Punkt gebracht bedeutet das: Heilpflanzen sind deutlich ärmer an Nebenwirkungen als synthetische Medikamente.

Ein Trend macht Schule

Nicht zuletzt konnte sich der Trend »Zurück zur Natur« auch entwickeln, weil die Verbraucher heutzutage ein großes Interesse an natürlicher und sanfter Medizin haben. So veröffentlichte etwa das Institut für Demoskopie Allensbach 2010 die Ergebnisse einer repräsentativen Bevölkerungsumfrage zu Naturheilmitteln. Die Studie zeigt unter anderem, dass hierzulande beinahe die Hälfte der Bevölkerung davon überzeugt ist, dass diese Mittel wirken. Die Deutschen vertrauen dabei bei einer ganzen Palette von Beschwerden auf die Heilkräfte aus der Natur, allen voran bei Erkältungskrankheiten, Magenbeschwerden, Schlaflosigkeit, Verdauungsbeschwerden und Kopfweh. Dementsprechend setzen sie immer öfter begleitend zu anderen Therapien auch pflanzliche Präparate ein. (Ich habe es ja schon erwähnt: Der ewige Kampf zwischen Schul- und Naturmedizin scheint endlich beigelegt).

Als kleiner Bonus kommt nicht zuletzt noch hinzu: Produkte aus der Natur kosten meist weniger als »normale« Arzneimittel – und manchmal sogar überhaupt nichts.

GESUNDHEIT AUS DER EIGENEN KÜCHE

Mit dem wachsenden Interesse an Heilpflanzen geht immer öfter auch der Wunsch einher, einfache Rezepturen selbst herzustellen. Und in einigen Bereichen hat das Wissen unserer Großmütter schon wieder ganz gut Fuß gefasst, zum Beispiel bei der Behandlung verschiedener Wehwehchen von kleinen Kindern. Immer mehr besorgte Eltern greifen wieder zu Zwiebelsäckchen (auch wenn es dafür viel angenehmere Alternativen gibt, siehe Seite 32) oder Augentrosttropfen, wenn dem Nachwuchs die Ohren wehtun oder die Augen verklebt sind. Dabei könnten alle Altersklassen ohne viel Aufwand von den heilenden Kräften der Natur profitieren. Das zeigen nicht nur die nachstehenden Seiten, auf denen Sie die einfachsten Verarbeitungsmethoden und am meisten verbreiteten Anwendungsmöglichkeiten von Naturheilmitteln kennenlernen. Im großen Rezeptteil ab Seite 29 finden Sie für (fast) alle Beschwerden, die uns mehr oder (hoffentlich) weniger oft plagen, ein passendes Rezept.

WILD- ODER KULTUR-PFLANZEN?

Die für die Rezepte in diesem Buch benötigten Heilpflanzen werden heute zum Teil in großen Kulturen angebaut (wie zum Beispiel Lavendel), aber auch nach wie vor noch in freier Natur gesammelt wie Holunderblüten. Kräuter aus Wildsammlung sind dabei meist von besonders hoher Qualität. Denn sie können von Menschenhand unberührt reichlich Sonne und somit Energie tanken, ehe sie geerntet werden. Wenn Sie selbst Heilkräuter sammeln wollen, sollten Sie sich jedoch gut in der Pflanzenwelt auskennen. Nicht nur haben einige Kräuter giftige Doppelgänger. Manche wie Arnika stehen hierzulande auch unter Naturschutz, weil die Nachfrage so groß ist, dass der Bestand stetig sinkt.

Die Aspekte Umwelt- und Artenschutz sollten Sie auch dann nicht vergessen, wenn Sie Heilkräuter nicht selbst sammeln, sondern die Pflanzen (oder Präparate daraus) kaufen. Informieren Sie sich (zum Beispiel beim Bundesamt für Naturschutz), welche Heilpflanzen geschützt sind. Verzichten Sie auf Mittel daraus und fragen Sie beim Arzt oder in der Apotheke nach Alternativen. Wenn Sie unsicher sind, können Sie auch direkt beim Hersteller nachfragen, ob man dort Rücksicht auf Artenschutz nimmt.

Viele Heilkräuter können Sie übrigens problemlos im Garten, auf dem Balkon oder der Fensterbank ziehen. Schon bei der Ernte steigt der aromatische Duft in die Nase und entfaltet so eine erste zarte Wirkung. Wenn Sie den Reichtum der Natur für die kalten Monate »konservieren« wollen, können Sie Blüten und Kräuter in Öl oder Alkohol ansetzen oder sie schonend an der frischen Luft oder im Backofen (maximal 80 °C) trocknen. In einer Dose luftdicht, kühl und lichtgeschützt aufbewahrt lassen sie sich so über den Winter lagern. Allen, die zum Trocknen keine Zeit haben oder auf Nummer sicher gehen wollen, rate ich, Heilkräuter in der Apotheke zu kaufen. Denn das europäische Arzneibuch schreibt ganz genau vor, welche Qualitätskriterien eine Pflanze erfüllen muss und wie hoch der Wirkstoffgehalt sein muss (Arzneibuchqualität). Somit ist bestmögliche Wirkung garantiert.

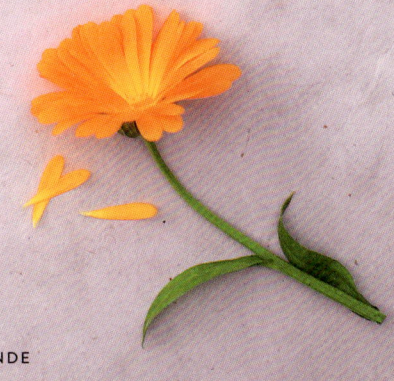

DIE WICHTIGSTEN ANWENDUNGSFORMEN

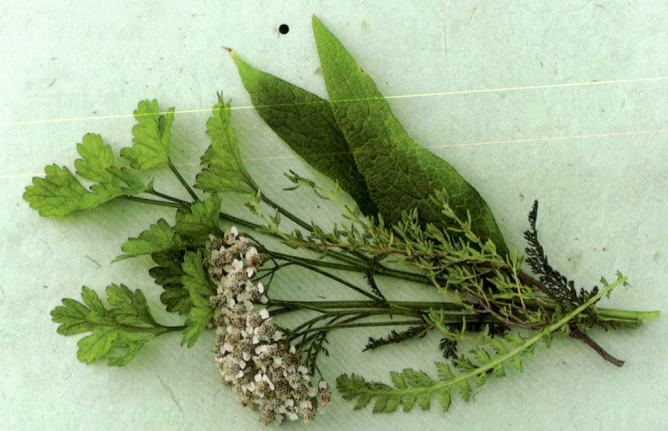

Bis vor wenigen Jahrzehnten bedienten sich unsere Vorfahren ganz einfach der Wirkstoffe aus der Natur, um Krankheiten vorzubeugen und ihre Symptome zu lindern. Sie trockneten Kräuter für Tees, rührten Salben, setzten Mazerate und Ölauszüge an oder konservierten die wertvollen Inhaltsstoffe von Heilpflanzen auf andere Art. Heute dagegen greifen die meisten von uns auf fertige Präparate zurück. Dabei würden viele Menschen Beschwerden nach wie vor gerne auf natürliche Art bekämpfen und Naturheilmittel verwenden. Sie wissen aber leider nicht mehr, wie das geht.

NATURHEILMITTEL SELBST HERSTELLEN

Auf den folgenden Seiten erfahren Sie, wie Sie die Heilkraft von Pflanzen ohne viel Aufwand nutzen und selbst »Arzneimittel« herstellen können. Ab Seite 32 finden Sie dann über 60 Rezepte für ganz verschiedene Beschwerdefelder – für jedes Alter und jeden Lebensabschnitt. Bei jedem davon erkläre ich Ihnen Schritt für Schritt, was Sie machen müssen. So können Sie auch ohne Vorkenntnisse leicht

selbst ein passendes Mittel herstellen. Welche Pflanzen sich dazu besonders gut eignen, erfahren Sie im Porträtteil ab Seite 149. Ich habe mich bei der Auswahl nicht auf die heimische Flora beschränkt, sondern die Vorteile der Globalisierung auch für die Naturapotheke genutzt. Wir können heute wunderbarerweise nämlich von einer Fülle weiterer hochwirksamer Heilpflanzen aus der ganzen Welt profitieren. Sie finden daher in diesem Buch immer wieder auch ayurvedische, afrikanische und chinesische Heilkräuter. Bei vielen der ausgewählten Pflanzen konnte mittlerweile auch wissenschaftlich belegt werden, dass, wie und wo sie wirken. Bei anderen steht dieser Nachweis zwar noch aus. Wir können uns aber auf das Erfahrungswissen teilweise jahrhundertealter Anwendungstradition verlassen.

NUR DIE BESTE QUALITÄT

Viele der Mittel, die Sie in diesem Buch kennenlernen, werden auch im Handel angeboten – in unterschiedlichster Qualität und Ausführung. Einige sind durchaus hervorragende Qualitätserzeugnisse. Und Mancher mag denken, dass gekaufte Produkte wegen der gesetzlichen Vorschriften und Kontrollen besser wären. Das stimmt aber so allgemein nicht! Denn wenn Sie sich selbst in die Küche stellen, entscheiden Sie, was in ein Präparat hineinkommt. Wenn Sie die reinsten ätherischen Öle und frischesten Kräuter in Bioqualität verwenden, wissen Sie genau, dass diese Qualität auch im Produkt landet. Sie brauchen nicht »vertrauen«, Sie können »wissen«.

SCHNELLE HILFE AUS DER APOTHEKE

Nicht immer hat man jedoch gerade frische Kräuter im Haus. Und so ist es eben doch gut, dass es eine Reihe von Möglichkeiten gibt, die Wirkstoffe von Heilpflanzen zu nutzen, wenn Zeit und Zutaten fehlen, um selbst ein Mittel anzurühren. Hier in aller Kürze die wichtigsten Darreichungsformen. Lassen Sie sich von Ihrem Arzt oder Apotheker beraten, welche in Ihrem persönlichen Fall am besten ist.

• Tabletten: Die getrockneten Kräuter werden pulverisiert und dann zu Tabletten gepresst oder in Kapseln abgefüllt. Der Vorteil dieser Darreichungsform: Sie können die Wirkstoffmenge genau dosieren und die Pillen einfach einnehmen. Bei Kräutern, die sehr speziell schmecken, wie Schöllkraut oder Bärentraubenblätter, haben Tabletten außerdem den Vorteil, dass sie geschmacksneutral beziehungsweise schnell heruntergeschluckt sind.

• Zäpfchen: Diese Darreichungsform benutzt man vor allem bei Kindern, die ja bekanntlich nur ungern Medizin schlucken. Doch auch Erwachsene profitieren zuweilen von Zäpfchen. Da diese rektal oder vaginal eingeführt werden, gelangen die Wirkstoffe etwa bei Darmbeschwerden oder Vaginalmykosen sehr schnell an den Ort, an dem sie helfen sollen.

• Tropfen: Meist alkoholische Lösung eines einzelnen Krauts oder mehrerer Kräuter; vor allem für Kinder werden auch alkoholfreie Varianten angeboten (daher immer einen Blick auf die Verpackungsangaben werfen). Tropfen werden in den meisten Fällen oral eingenommen. Die Darreichungsform eignet sich aber auch hervorragend, wenn man die Wirkstoffe an einer ganz bestimmten Stelle benötigt. Beispiel: Nasen-, Ohren- oder Augentropfen.

• Sirup: Sirup legt sich aufgrund seiner zähflüssigen Konsistenz um die Schleimhäute und versorgt diese mit den benötigten Wirkstoffen. Er eignet sich daher ganz besonders für die lokale Behandlung von Hals- und Atemwegsbeschwerden.

• Salben: Hier werden die Wirkstoffe klein- oder großflächig und in einer dünnen Schicht direkt auf die Haut aufgetragen. Dort helfen sie entweder gleich vor Ort (beispielsweise bei trockener Haut oder entzündeten Wunden) oder dringen über die Haut bis zu tiefer liegenden Organen wie Bronchien, Muskeln oder Gelenken ein (das kennen Sie zum Beispiel von Brust- oder Rheumasalben).

• Mundspülungen: Diese Mittel werden meist in Wasser aufgelöst und eignen sich besonders gut, um Entzündungen im Mund- und Rachenbereich zu behandeln. Beim Gurgeln gelangen die Wirkstoffe noch in die »hinterste Ecke«.

• Tees: Getrocknete Pflanzenteile, die bei Bedarf mit kochendem Wasser übergossen werden und so ihre Wirkstoffe freisetzen.

ARZNEI AUS DER NATUR

Es ist leider ein weitverbreitetes Missverständnis, dass man mit natürlichen Heilmitteln nichts verkehrt machen könnte. Auch Pflanzenpräparate sind Arzneimittel und sollten daher stets sorgfältig dosiert und zubereitet werden. Sie enthalten wie »normale« Medizin Wirkstoffe, die dem Körper nicht unbegrenzt gut tun. Um einen Gewöhnungseffekt und unerwünschte Nebenwirkungen zu vermeiden, sollten Sie ein fertiges Mittel sowie die Rezepturen ab Seite 32 nicht länger als sechs Wochen am Stück anwenden. Greifen Sie im Anschluss auf eine andere Heilpflanze mit einer ähnlichen Wirkung zurück. Wenn Sie unsicher sind, fragen Sie Ihren Arzt oder Apotheker.

TEE

Einen Tee aus Heilpflanzen zuzubereiten, ist wahrscheinlich der einfachste und schnellste Weg, die Heilkraft der Natur für sich zu nutzen. Diese Art der Zubereitung hat sich zudem vor allem bei Befindlichkeitsstörungen sowie leichteren Beschwerden bewährt, zum Beispiel Problemen im Magen-Darm-Trakt, Erkältungskrankheiten, innerer Unruhe und Nervosität. Auch bei akuten Blasen- und Nierenentzündungen haben sich Tees bewährt, weil sie zugleich helfen, die erkrankten Organe zu durchspülen. Doch so sanft Tees auch sein mögen, auch sie sind natürliche Heilmittel und somit nicht für den Dauergebrauch geeignet. Als Faustregel kann man wiederum sagen, dass ein Tee nicht länger als sechs Wochen am Stück getrunken werden sollte. Sonst kann es durch den Dauergebrauch zu unerwünschten Nebenwirkungen kommen. Diese können ganz unterschiedlich sein und sind sowohl von der Konstitution des Einzelnen als auch von der Teesorte abhängig. Sie reichen von Kopfweh bis zu Übelkeit und Magenschmerzen. Wechseln Sie also lieber die Sorte, wenn es so weit ist, und steigen Sie auf einen Tee um, der eine ähnliche Wirkung hat.

WELCHE PFLANZENTEILE WERDEN VERWENDET?

Tees lassen sich aus verschiedenen Pflanzenteilen zubereiten. Mal stecken die meisten Wirkstoffe in den Blättern, mal in den Blüten – oder auch in beiden. Ein anderes Mal sind die Wurzeln oder die Rinde besonders wertvoll. Genauso können Sie Tee sowohl aus frisch geernteten Pflanzenteilen zubereiten oder aus getrockneten. Und Sie können ein einzelnes Kraut verwenden oder verschiedene Arten mischen – früher waren das nicht selten 20 und mehr. In diesem Fall gibt es meist eine Leitdroge, die am besten zur jeweiligen Indikation passt. Dazu kommen verschiedene Ergänzungsdrogen, die bei diesem Befund ebenfalls helfen, aber eine weniger wichtige Rolle spielen. Sogenannte Hilfsdrogen runden Aroma und Aussehen ab.

Frisch oder getrocknet?

Wenn Sie frische Kräuter und Pflanzenteile verwenden wollen, sollten Sie immer darauf achten, dass sie nicht chemisch behandelt sind. Am besten greifen Sie daher auf Kräuter aus dem Bioladen oder aus dem eigenen Garten zurück. Wenn Sie Wildkräuter sammeln, sollten Sie abseits viel befahrener Straßen suchen. Getrocknete Kräuter finden Sie heute zwar in jedem gut sortierten Supermarkt, besser ist es jedoch, Sie kaufen in der Apotheke ein. Dort sind Qualität und Wirkstoffgehalt gewährleistet. Apropos Wirkstoffgehalt: Zum Konservieren frischer Kräuter eignet sich das Trocknen am besten. Die getrockneten Heilpflanzen halten luftdicht und dunkel verwahrt etwa 1 Jahr. Als Gefäß eignet sich am besten dunkles Glas oder Weißblech. Kunststoff dagegen kann unter Umständen ätherische Öle aus den Pflanzen aufnehmen.

VERSCHIEDENE ZUBEREITUNGSARTEN

»Natürlich weiß ich, wie man einen Tee macht«, werden Sie jetzt vielleicht entrüstet denken. Und sicher gilt das auch für die gebräuchlischte Form: den Aufguss. Je nach Pflanze werden jedoch noch andere Methoden angewandt, um die bestmögliche Wirkkraft zu erreichen.

Aufguss

Beim Aufguss – oder wie der Lateiner sagen würde: Infus – werden frische oder getrocknete Pflanzenteile (meist Blätter, Blüten oder zerkleinerte Wurzeln) in einer Tasse oder einer Kanne mit heißem oder kochendem Wasser übergossen. Nach ungefähr 10 Minuten seiht man die Flüssigkeit ab, der Tee ist nun trinkfertig.

Wenn Sie einen Aufguss über den Tag verteilt trinken sollen, können Sie ihn natürlich immer wieder frisch zubereiten. Genauso gut können Sie aber auch morgens eine ganze Kanne aufbrühen und den Tee anschließend in eine Thermoskanne umfüllen. Für Teegourmets mag dies als unverzeihliche Sünde gelten. Aber wir achten bei Heiltees eben mehr auf die Gesundheit als auf den Geschmack.

········ **TIPP** ········

Im Rezeptteil ab Seite 32 wird Ihnen sicher auffallen, dass ich Sie immer wieder auffordere, Tees zugedeckt ziehen zu lassen. Das hat seinen Grund. Denn die ätherischen Öle, in denen das eigentlich Gute steckt, verflüchtigen sich sonst mit dem Wasserdampf und lösen sich somit mir nichts, dir nichts in Luft auf. Der Tee schmeckt dann zwar vielleicht noch genauso, aber helfen kann er nicht mehr.

Mazerat

Für ein Mazerat oder einen Kaltauszug werden die Pflanzen nicht, wie es wahrscheinlich die meisten von Ihnen von der Teeherstellung kennen, mit kochendem Wasser übergossen, sondern mit kaltem Wasser angesetzt. Darin ziehen sie dann mehrere Stunden oder über Nacht. Meist kommt diese Methode bei hitzeempfindlichen Stoffen zum Einsatz, zum Beispiel bei Schleimstoffen, wie Sie sie auch im Bockshornklee-Auszug auf Seite 85 finden. Hat die Pflanze nach ungefähr 8–12 Stunden ihre Wirkstoffe an das Wasser abgegeben, müssen Sie die Flüssigkeit nur noch abfiltern. So betrachtet ist die Herstellung eines Mazerats, von der Wartezeit einmal abgesehen, keine aufwendige Sache.

Kleiner Nachteil dieser Zubereitungsart: Eventuell vorhandene Keime in der Teedroge werden beim Mazerat anders als beim Aufguss nicht durch kochendes Wasser abgetötet. Wenn Sie auf Nummer sicher gehen wollen, erhitzen Sie daher den Kaltauszug nach dem Abseihen kurz. Das schadet seiner Wirksamkeit nicht.

Abkochung (Dekokt)

Bei Teedrogen von harter Konsistenz wie Rinde oder Wurzeln werden oft nicht genug Wirkstoffe freigesetzt, wenn man sie lediglich mit kochendem Wasser übergießt. Daher bringt man diese Pflanzenteile in der Regel in einem Topf mit kaltem oder heißem Wasser langsam zum Kochen und lässt sie dann bei kleiner Hitze 10–30 Minuten vor sich hin köcheln. Anschließend seiht man die Flüssigkeit wie gewohnt durch ein feines Sieb ab – fertig.

Ein Vorteil dieser Methode: Keime werden bei der Abkochung, auch Dekokt genannt, zuverlässig abgetötet. Allerdings verflüchtigen sich mit dem Wasserdampf auch einige Inhaltsstoffe. Setzen Sie daher immer einen Deckel auf den Topf.

········ **TIPP** ········

Viele Heiltees schmecken bitter – mal mehr, mal weniger. Die gute Nachricht aber lautet: Versüßen ist erlaubt. Rühren Sie einfach ein Löffelchen Honig in den Tee, auch wenn es nicht ausdrücklich im Rezept steht. Ganz wichtig: Lassen Sie den Tee erst auf Trinktemperatur abkühlen. Ist er zu heiß, gehen viele seiner gesunden Inhaltsstoffe verloren (zum Beispiel bestimmte Enzyme, Vitamine und Aminosäuren).

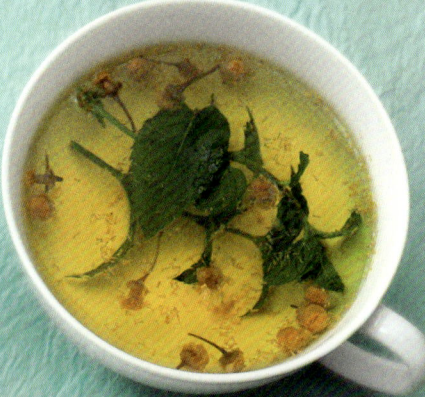

TINKTUR

Eine Tinktur ist eine alkoholische Lösung, bei der die Pflanze ihre Wirkstoffe an den Alkohol abgegeben hat. Diese Art der Zubereitung empfiehlt sich vor allem dann, wenn eine Heilpflanze Wirkstoffe enthält, die nicht wasserlöslich sind.

WIE SETZE ICH EINE TINKTUR AN?

Mit Tinkturen ist es fast so wie mit gutem Wein: Sie müssen reifen. Man bedeckt dazu die Kräuter in einem großen Schraubglas vollständig mit Alkohol (»vollständig« ist ernst zu nehmen, weil Reste, die aus der Flüssigkeit ragen, schimmeln). Für den Alkohol können Sie auf alle klaren Schnäpse mit mindestens 38 Prozent zurückgreifen (zum Beispiel Wodka oder Korn). Bei geringerem Alkoholgehalt ist die Mischung nicht sehr lange haltbar.

Lassen Sie nun das Ganze mindestens zwei, besser noch vier Wochen an einem warmen Ort stehen. Im Sommer empfiehlt sich dazu beispielsweise die Fensterbank zur Südseite, im Winter ein Plätzchen an der Heizung. Denn Wärme begünstigt den Reifeprozess. Nach der »Reifezeit« kann die Tinktur durch ein Sieb geschüttet und in eine dunkle Flasche abgefüllt werden. Dunkel ist wichtig! Denn Lichteinwirkung, die während der »Reifezeit« noch erwünscht war, weil sie die Wirkstoffabgabe an den Alkohol begünstigt, würde jetzt die Haltbarkeit der Tinktur deutlich verkürzen.

In der dunklen Flasche hält sich eine Tinktur mindestens 1 Jahr, meist sogar viel länger. »Schlecht« im klassischen Sinne wird eine Tinktur auch danach nicht, nur die heilende Wirkung verpufft langsam.

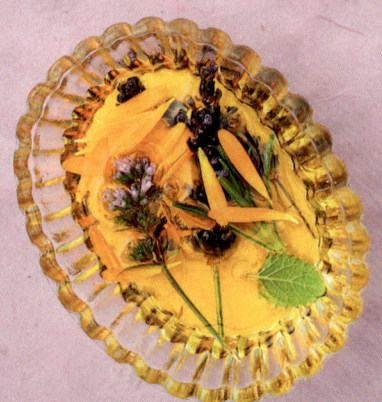

ÖLAUSZUG

Bei einem Ölauszug verwendet man statt Alkohol Öl als Trägersubstanz für die Pflanzenwirkstoffe. Sie übergießen dazu die Kräuter im Glas mit leicht erwärmtem Öl (Achtung, auch hier muss alles bedeckt sein) und lassen das Ganze ebenfalls zwei bis vier Wochen an einem warmen Ort ziehen. Nach dem Abseihen hält der Ölauszug kühl und lichtgeschützt aufbewahrt mindestens 6 Monate.

Wollen Sie den Ölauszug später auf die Haut auftragen, sollten Sie ein Öl mit guten Pflegeeigenschaften verwenden, wie zum Beispiel Avocado- oder Mandelöl. Beide enthalten viele Vitamine, wirken rückfettend, spenden Elastizität und Feuchtigkeit. Auf diese Weise kommt zu den Wirkstoffen auch gleich noch ein kosmetischer Effekt. Allerdings haben diese Öle auch ihren Preis: 100 ml eines guten kalt gepressten Avocado- oder Mandelöls kosten zwischen 4 und 6 Euro.

Wenn die Pflege nicht im Vordergrund steht, können Sie auch auf preiswerteres Sonnenblumenöl zurückgreifen. Auch ein nicht so teures Olivenöl eignet sich hervorragend als Basis für einen Ölauszug. Nicht geeignet sind Öle mit mehrfach ungesättigten Fettsäuren, wie Nachtkerzenöl, da sie schnell verderben.

Die besten Öle

Ich empfehle für einen Auszug folgende Öle:

• Aprikosenkernöl: Reichhaltiges Öl mit vielen Vitaminen und tollen Pflegeeigenschaften. Strafft das Gewebe und regt die Zellerneuerung an.

• Avocadoöl: Sehr reichhaltiges Öl, das die Widerstandskraft der Haut fördert. Es ist für alle Hauttypen und auch für Babyhaut geeignet.

• Jojobaöl: Gutes Basisöl für alle Hauttypen mit besonders pflegenden Eigenschaften.

• Mandelöl: Spendet Feuchtigkeit, beruhigt die Haut, zieht gut ein, ist sehr gut verträglich und für alle Hauttypen geeignet.

• Olivenöl: Äußerst reichhaltiges Öl, das sich besonders für trockene Haut eignet.

• Sonnenblumenöl: Besitzt rückfettende, glättende und entzündungshemmende Eigenschaften.

HEILESSIG

Eine weitere Möglichkeit, die Wirkstoffe von Heilpflanzen zu speichern, sind Heilessige. Klingt kompliziert, ist es aber gar nicht. Sie fügen nämlich lediglich einem qualitativ hochwertigen Essig (siehe Kasten) ausgewählte Heilpflanzen zu. Mit der Zeit geben diese ihre Wirkstoffe an den Essig ab.

Essig ist ja generell ein wahres »Wundermittel« der Naturheilkunde. So benötigt zum Beispiel jede Zelle unseres Körpers Essigsäure zur Energiegewinnung. Zudem kann der Körper Inhaltsstoffe aus Obst, Gemüse und Kräutern noch besser verwerten, wenn Essig im Spiel ist.

Ich persönlich wähle als Basis für einen Heilessig gerne Apfelessig in Bioqualität. In ihm sind alle gesunden Eigenschaften des Apfels enthalten, wie Kalium, Vitamine und Pektin. Darüber hinaus verfügt Apfelessig noch über Aminosäuren und Enzyme, die die Verdauung anregen, die Entgiftung fördern und die Darmflora stärken. Deswegen ist er mein Favorit unter den Essigen.

DER ANSATZ

Das Ansetzen an sich ist ganz einfach: Wie bei einem Ölauszug (siehe Seite 20) übergießen Sie die Pflanzen in einem großen Schraubglas mit Essig, bis alle Teile bedeckt sind. Je nach Rezept muss das Ganze nun 2–4 Wochen ziehen, ehe Sie den Essig durch ein feines Sieb in eine dunkle Flasche abfüllen. Dunkel und kühl aufbewahrt hält der Heilessig darin mehrere Jahre.

ANWENDUNGSMÖGLICHKEITEN

Heilessig lässt sich auf vielfache Weise nutzen, hier eine kleine Liste an Anwendungen:

• Innere Einnahme (etwa um die Darmtätigkeit anzuregen): morgens 1 EL Heilessig in 200 ml Wasser rühren und auf nüchternen Magen trinken.
• Zur Mundspülung (Entgiftung der Munschleimhaut): 1–2 EL auf ein Glas Wasser
• Zum Gurgeln (bei Hals- und Mandelentzündung): 2 El auf ein Glas Wasser
• Badezusatz: 250 ml pro Wanne
• Umschläge/Wickel: 1 EL auf 100 ml Wasser

Essig	Eigenschaften
Ananasessig	Entwässert, wirkt entzündungshemmend und fördert die Einlagerung von Kalk in den Knochen.
Apfelessig	Reguliert den Blutdruck, senkt den Cholesterinspiegel und schützt die Darmflora.
Feigenessig	Hat eine mild abführende Wirkung, verbessert die Konzentrationsfähigkeit und hellt etwas die Stimmung auf.
Holunderessig	Hilft bei Infektionen und Entzündungen.
Honigessig	Sehr milder Essig, der auch von empfindlichen Menschen gut vertragen wird. Wirkt antibakteriell und beruhigt die Schleimhäute.
Molkeessig	Reguliert die Darmflora und wirkt dadurch antiallergisch und entgiftend.
Rotweinessig	Beugt Arteriosklerose vor, reguliert den Cholesterinspiegel und fördert die Verdauung.
Weißweinessig	Wirkt entzündungshemmend, insbesondere bei Harnwegsinfektionen. Man schreibt ihm eine beruhigende und stimmungsaufhellende Wirkung zu.

INHALATION

Heißer Wasserdampf mit ätherischen Ölen aus Heilpflanzen befreit eine verstopfte Nase, befeuchtet gereizte Schleimhäute und lindert Husten. Daher haben sich Dampfbäder gerade bei Atemwegserkrankungen sehr gut bewährt.

Zum Inhalieren geben Sie 1–2 Liter kochendes Wasser in eine große Schüssel und fügen 6–10 Tropfen eines ätherischen Öls (siehe unten) oder 200 ml eines ausgewählten Tees (zum Beispiel Kamillentee) zu. Auf Seite 67 finden Sie außerdem ein Rezept für eine spezielle Ölmischung zum Inhalieren.

Legen Sie nun ein Handtuch über Ihren Kopf und halten Sie diesen direkt über den aufsteigenden Dampf. Achten Sie darauf, dass das Tuch alles bedeckt und die wohltuenden Dämpfe seitlich nicht entweichen können. Der heiße Dampf beruhigt beim Atmen die gereizten Schleimhäute, die freigesetzten ätherischen Öle tun das Übrige. Über die Lunge gelangen die Wirkstoffe zudem auch in den Blutkreislauf und entfalten sich so im ganzen Körper. Vorsicht: Die Dämpfe sind sehr heiß! Sie werden automatisch einen Abstand wählen, den Sie als angenehm empfinden. Dennoch besteht die Gefahr, sich zu verbrühen, wenn zum Beispiel heißes Wasser aus der Schüssel schwappt.

Zudem können manche ätherischen Öle die Augen reizen (zum Beispiel Eukalyptus).

Sicherer ist es daher, wenn Sie einen speziellen Inhalator aus der Apotheke oder dem Sanitätshaus verwenden. Es gibt preisgünstige Kunststoffgefäße mit ausgeformtem Mund- und Nasenstück, die am Gesicht gut abschließen, sodass seitlich kein Dampf entweichen kann. Aufwendigere Geräte können mehr als 100 Euro kosten. Für kranke Kinder kann der Kinderarzt ein entsprechendes Rezept ausstellen. Ganz wichtig: Spülen Sie das Gerät nach dem Inhalieren aus und lassen Sie es vollständig trocknen, damit sich keine Bakterien einnisten. Je nach Hersteller können Sie Mund- und Nasenstück auch in der Geschirrspülmaschine reinigen.

WIE LANGE INHALIERE ICH?

Egal für welche Methode Sie sich entscheiden: Ideal ist es, wenn Sie im Krankheitsfall 2- bis 3-mal täglich je 5–10 Minuten inhalieren. Wenn Sie dabei husten müssen, ist wahrscheinlich nur der Dampf zu heiß. Der Husten kann aber auch eine Reaktion auf die in der Pflanze enthaltenen ätherischen Öle sein. Bringt ein bisschen kalte Luft oder ein Schluck kaltes Wasser also keine Linderung, sollten Sie das Inhalieren abbrechen und es das nächste Mal mit einer anderen Mischung versuchen.

DIE BESTEN HEILPFLANZEN

• Ackerminze: Aus diesem Kraut wird auch das japanische Heilpflanzenöl zubereitet. Sie befreit die Atemwege, hilft gegen Kopfschmerzen und lindert die Entzündung.

• Eukalyptus: Hat eine mild abführende Wirkung, verbessert die Konzentrationsfähigkeit und hellt etwas die Stimmung auf.

• Fichte: Es macht die Nase frei und eignet sich besonders bei Nasennebenhöhlenentzündungen.

• Kamille: Aufgrund ihrer stark entzündungshemmenden Eigenschaft wird diese Pflanze gerne bei Husten und Schnupfen angewendet. Auch bei Akne wirkt ein Dampfbad mit Kamille sehr gut.

• Niaouli: Ein antiseptisch wirkendes Öl, das den Schleim löst und gerne bei Schnupfen und Nasennebenhöhlenentzündungen verwendet wird.

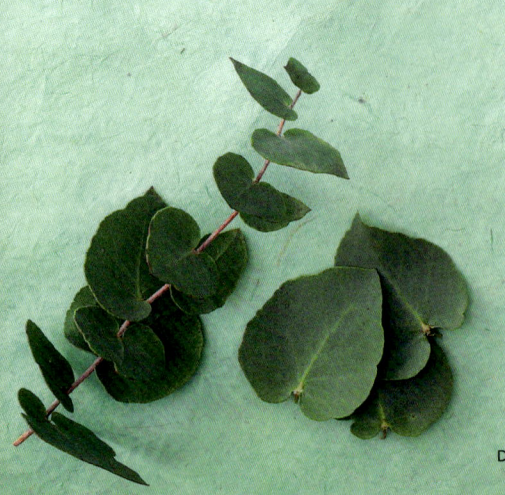

WICKEL

Mit einem Wickel können Sie dem Körper an einer bestimmten Stelle ganz gezielt Wirkstoffe über die Haut zuführen. Ein Wickel beeinflusst dabei an sich schon die Durchblutung und regt so die Selbstheilungskräfte des Körpers an. Aber heilende Inhaltsstoffe aus Pflanzen können diesen positiven Effekt noch zusätzlich unterstützen.

Gerade bei der Behandlung von Kindern haben sich Wickel bestens bewährt, weil sie sehr oft als wohltuend empfunden werden und die Kleinen keine bittere Medizin schlucken müssen.

1 WICKEL, 3 SCHICHTEN

Ein Wickel besteht meist aus drei Schichten:

• Das Innentuch: Ein dünner Baumwoll- oder Leinenstoff (Geschirrtuch, Stoffwindel, Stofftaschentuch) wird mit Tee, Tinktur oder Ölauszug getränkt oder anderweitig präpariert, zum Beispiel mit Salbe beziehungsweise einem extra angerührten Brei.
Manchmal werden auch ganze Pflanzenteile aufgelegt, wie bei dem Zitronenwickel von Seite 74. Aber egal was daraufkommt: Der Innenwickel wird eng, aber nicht zu fest an oder um die betroffene Partie gelegt und muss diese ganz abdecken.

• Das Zwischentuch: Ein trockenes Tuch bildet die zweite Lage. Es muss größer sein als das Innentuch und dieses wiederum völlig bedecken. Am besten geeignet: ein Frottee-Handtuch.

• Das Außentuch: Ganz zum Schluss wird alles noch einmal mit einer dickeren Lage bedeckt. Am besten eignet sich dazu eine Decke oder ein dickeres Baumwolltuch, für Wickel am Bein (Wadenwickel) auch ein paar dicke Wollstrümpfe. Und Anwendungen an den Ohren hält ein Stirnband.

Manche Wickel bestehen auch nur aus zwei Schichten, wie auch unser Zitronenwickel. Weil der Hals meist empfindlich auf Enge reagiert, verzichtet man dort auf die dicke dritte Schicht.

KALTE UND WARME WICKEL

Es gibt kalte und warme Wickel:

• Warme Wickel entspannen das Gewebe. Sie können bis zu 90 Minuten am Körper bleiben. Bekannte Beispiele: Brust- und Leberwickel.

• Kalte Wickel, wie zum Beispiel Puls- oder Halswickel, wirken abschwellend, regen die Ausscheidungsfunktion der Haut an und helfen so, den Schmerz zu lindern. Sie werden nach 5–15 Minuten (also sobald sie anfangen sich zu erwärmen) wieder abgenommen oder erneuert.

Egal ob kalt oder warm: Wenn Sie den Wickel abgenommen haben, sollten Sie sich noch eine Weile auf dem Sofa oder im Bett ausruhen – und zwar genau so lang, wie der Wickel auflag.

Art des Wickels	Anwendungsgebiet/Bewährtes Mittel
Brustwickel	Bei Husten, Bronchitis, Lungenentzündung/Lavendel.
Halswickel	Bei Halsschmerzen, Heiserkeit/Apfelessig.
Leberwickel	Regt die Funktion der Leber an und fördert so die Entgiftung/Schafgarbe. Wird häufig im Rahmen einer Fastenkur angewendet.
Pulswickel	Bei Fieber und Kopfschmerzen/Lauwarmes Wasser. Da Pulswickel die Körpertemperatur langsam senken, können sie schon bei Säuglingen gemacht werden. Vorsicht: Nicht bei kalten Händen anwenden!
Rückenwickel	Löst zähen Schleim aus den Bronchien und lockert Verspannungen/Thymian.
Wadenwickel	Wirken fiebersenkend/Apfelessig. Nicht bei kalten Füßen anwenden!

KRÄUTERBAD

Wenn Sie dem Körper über die Haut Wirkstoffe zuführen wollen, können Sie das auch mit einem Heilkräuterbad tun. Dann heißt es nur noch: eintauchen und genießen.

TEE-ZUSATZ

Die eine Möglichkeit, in den Genuss eines Kräuterbades zu kommen, ist, das Badewasser mit einem Tee aus Heilkräutern zu »aromatisieren«. Dazu übergießen Sie 10 g Heilkräuter in einer Kanne mit 500 ml kochendem Wasser und lassen das Ganze 10 Minuten zugedeckt ziehen. Den Tee durch ein Sieb ins Badewasser geben.

Alternativ können Sie die Kräuter auch in ein Leinensäckchen oder einen alten Nylonstrumpf geben, das Ganze zubinden und diesen »Teebeutel« direkt ins Badewasser hängen (am besten so am Wasserhahn festmachen, dass es im Wasserstrahl hängt). Drücken Sie dann zwischendurch den Beutel immer wieder aus, damit die Wirkstoffe freigegeben werden.

ÄTHERISCHE ÖLE

Die zweite Möglichkeit ist, das Badewasser mit dem ätherischen Öl einer Heilpflanze anzureichern. Dazu gibt man, je nach Pflanzensorte und gewünschter Intensität, zwischen vier und zehn Tropfen des ätherischen Öls in die Badewanne. Da Öl und Wasser sich bekanntlich nicht vermischen und die wertvollen ätherischen Öle so nur auf der Wasseroberfläche schwimmen würden, brauchen Sie bei dieser Methode einen sogenannten Emulgator, der beides verbindet. Zu diesem Zweck geben Sie noch 2–3 Esslöffel flüssige Sahne ins Badewasser. Sie sorgt nicht nur für die gewünschte Verbindung zwischen Öl und Wasser, sondern pflegt gleich noch Ihre Haut und macht sie wunderbar streichelzart. Vollmilch oder Honig eignen sich ebenfalls als Emulgatoren. Ach ja, Sie können natürlich auch zuerst in der Küche die Öle in einer Tasse mit Sahne, Milch oder Honig vermischen und dann die duftende Mischung ins warme Badewasser geben.

BADEDAUER

Wie lange und bei welcher Temperatur Sie sich entspannen möchten, bleibt Ihnen überlassen. Als Faustregel gilt jedoch: Zehn Minuten sollten Sie mindestens im Wasser bleiben, damit Ihr Körper ausreichend Wirkstoffe »tanken« kann. Die Wassertemperatur sollte in etwa der Körpertemperatur entsprechen (35–38 °C). Ist das Wasser zu heiß, belastet das den Kreislauf unnötig. Außerdem trocknet die Haut stärker aus. Ist das Badewasser zu kühl, können Sie ebenfalls nicht wirklich entspannen.

Ganz wichtig: Verzichten Sie auf zusätzliche Badezusätze wie Badeschaum. Sie beeinträchtigen die Wirkung der Heilkräuter.

Badezusatz	Wirkung
Fichtennadeln oder Rosmarin	Anregendes Energie-Bad
Lavendel	Anti-Stress-Bad
Neroli	Gute-Nacht-Bad
Römische Kamille	Bei trockener, sensibler Haut
Vanille	Gute-Laune-Bad
Vanille- und Linaloe-Öl (je 2 Tropfen)	Kinder-Bad; pflegt die Haut auf besonders sanfte Weise
Ylang-Ylang	Wohlriechendes Pflegebad

AROMATHERAPIE

Bei der Aromatherapie geht es nicht darum, einen Wirkstoff einzuatmen. Vielmehr werden durch einen intensiven Duft Vorgänge im Körper beeinflusst, indem zum Beispiel die Hormonproduktion angeregt wird. Denn Gerüche gelangen ohne Umwege direkt ins Zwischenhirn und wirken dort auf das limbische System, das als Sitz der Gefühle gilt. Wenn man das weiß, verwundert es nicht mehr, dass bestimmte Düfte stimmungsaufhellend oder angstlösend wirken oder den Schlaf verbessern können.

Der Körper kann ätherische Öle aber nicht nur über die Nase, sondern auch über die Haut aufnehmen (etwa in Form eines Aromabades, siehe Seite 24). Weil sie fettlöslich sind, durchdringen ihre Wirkstoffe die Zellmembran und gelangen so über die Blutbahn tief ins Innere unseres Organismus.

WAS IST EIN AROMAÖL?

Ein Aromaöl ist eine Pflanzenessenz, die mithilfe von Wasserdampf aus der ganzen Pflanze oder nur aus Pflanzenteilen (beispielsweise den Blüten) gewonnen wird und einen charakteristischen Geruch aufweist. Man sagt auch ätherisches Öl dazu.

WORAN ERKENNE ICH GUTE QUALITÄT?

Greifen Sie nur zu Produkten, auf deren Flasche »100 Prozent reines ätherisches Öl« steht. Verwenden Sie keine Öle, die als »naturidentisch« (nur ein anderes Wort für »synthetisch«) oder »Parfümöl« bezeichnet werden. Wenn das Öl verdünnt wurde, was bei sehr teuren Ölen wie Iris schon mal der Fall sein kann, kommt es darauf an, mit welchem Öl verdünnt wurde. Je hochwertiger dieses ist, desto besser. Ätherisches Johanniskrautöl beispielsweise wird gerne mit Jojoba- oder Mandelöl gemischt, weil diese sehr gute pflegende Eigenschaften besitzen. Auf dem Etikett eines hochwertigen Aromaöls finden Sie sowohl den deutschen als auch den lateinischen Namen der Pflanze. Die Bezeichnung »g&a« bedeutet »genuine« und »authentisch« und weist auf ein unverändertes, reines Öl hin.

WIE LANGE HALTEN ÄTHERISCHE ÖLE?

In der Regel können Sie ätherische Öle kühl, trocken und lichtgeschützt ein Jahr aufheben, ohne dass sie an Qualität einbüßen (aber nicht in den Kühlschrank stellen). Blütenöle wie Rose oder Lavendel lassen sich sogar drei Jahre und noch länger benutzen. Im Zweifelsfall genügt es, an dem Öl zu schnuppern. Verändert sich der Geruch, ist dies ebenso wie eine veränderte Konsistenz ein Zeichen dafür, dass das Öl »umgekippt« ist.

.... **TIPP** ....

Befürchten Sie, gegen ein ätherisches Öl allergisch zu sein, sollten Sie es vor Gebrauch unbedingt testen. Dazu verdünnen Sie das Öl im Verhältnis 1:10 mit einem Pflanzenöl (zum Beispiel Sonnenblumenöl), reiben es in die Armbeuge und warten 24 Stunden. Wenn sich Hautirritationen zeigen, sollten Sie das Öl nicht verwenden.

....

Meine Lieblingsöle für alle Lebenslagen

Je nachdem, welche Wirkung Sie sich wünschen, empfehle ich Ihnen folgende Aromen:

• Belebend: Bergamotte, Grapefruit, Mandarine und Zitrone
• Entspannend: Anis, Jasmin und Lavendel
• Aphrodisierend: Rose, Vanille und Ylang-Ylang
• Konzentrationsfördernd: Lemongras, Zitrone und Zypresse
• Bei Kopfschmerzen: Pfefferminze

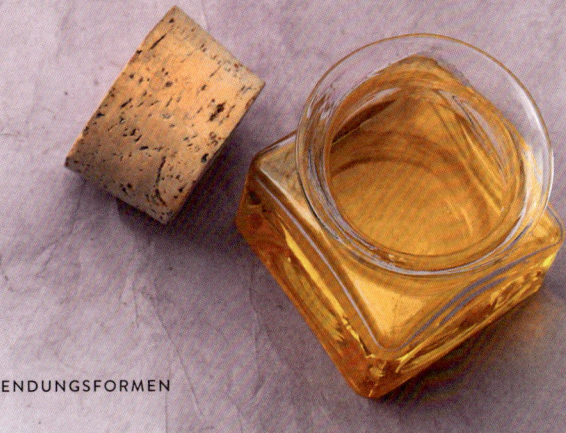

DIE WICHTIGSTEN UTENSILIEN

Folgende Dinge sollten Sie immer griffbereit haben, wenn Sie in der Naturapotheke arbeiten.

TÖPFE UND SCHÜSSELN

Zum Erwärmen oder Einkochen eignen sich am besten kleinere Töpfe. Wenn etwas im Wasserbad erhitzt wird, kann der Topf ruhig etwas größer sein, das erleichtert Ihnen die Arbeit.

Die Schüsseln können von unterschiedlicher Größe und aus Metall, Keramik oder Plastik sein. Bedenken Sie allerdings, dass Letztere gerne einmal die Farbe ihres Inhalts annehmen. Das hat aber nur optische Auswirkungen. Wenn Sie das nicht stört, können Sie diesen Nachteil also vernachlässigen.

MÖRSER

Ein Mörser ist unentbehrlich, wenn zum Beispiel Samen zerstoßen werden müssen, um an ihre ätherischen Öle heranzukommen. Es gibt Mörser aus Keramik oder Steingut. Ich persönlich empfehle die steinernen. Sie wiegen zwar ziemlich viel, dafür aber halten sie ewig und das Zerreiben und Zerstoßen geht darin mühelos.

FLASCHEN UND CREMEDÖSCHEN

Je nachdem, für welches Rezept Sie sich entschieden haben, werden Sie eine große oder kleine Flasche, ein Creme- oder Salbendöschen oder eine andere »Verpackung« brauchen. Unter den Bezugsquellen auf Seite 235 finden Sie Adressen, wo sie all das leicht beschaffen können. Wenn Sie ein Mazerat, eine Tinktur, einen Ölauszug oder einen Heilessig ansetzen möchten, eignet sich dazu am besten ein verschließbares Einmachglas aus Klarglas. Ist das Produkt fertig zum Abfüllen, sollte dagegen besser eine braune Flasche bereit stehen. Die lichtgeschützte Aufbewahrung gewährleistet eine längere Haltbarkeit (siehe auch Seite 20).

.... TIPP ....

Wenn Sie bereits gebrauchte Flaschen und Dosen wiederverwenden wollen, spülen Sie sie gründlich aus, füllen Sie sie mit kochendem Wasser auf und lassen Sie sie, nachdem Sie das Wasser wieder abgegossen haben, umgedreht auf einem frischen Geschirrhandtuch trocknen. Jetzt können Sie die Gefäße erneut einsetzen. Wenn es noch ein bisschen dauert, bevor Sie die Gläser neu befüllen, spülen Sie sie kurz vor Gebrauch zum Sterilisieren noch einmal mit kochendem Wasser aus. Auch neue Töpfchen und Co vor dem Befüllen auf diese Art sterilisieren.

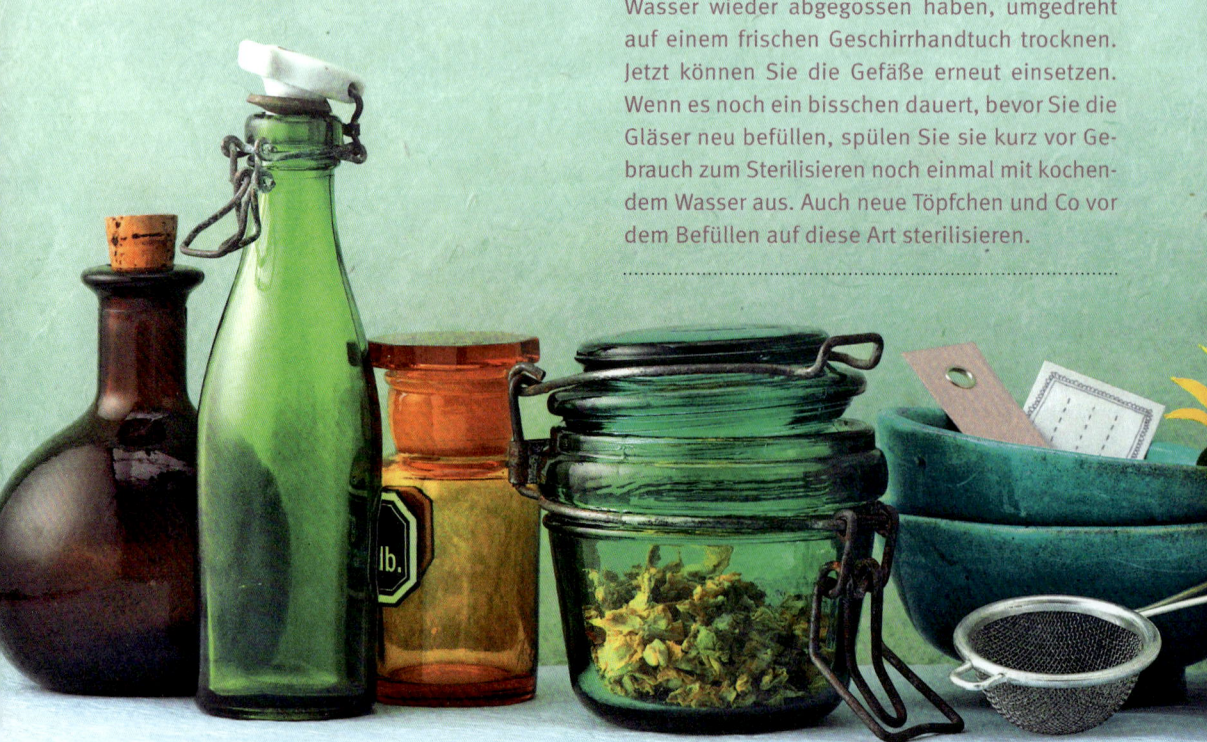

TRICHTER

Spätestens wenn Ihnen einmal eine wochenlang angesetzte Tinktur beim Umfüllen die Hände hinuntergelaufen und im Abfluss versickert ist, werden Sie sich einen Trichter zulegen. Wer auf die frustrierende Umfüllerfahrung lieber von vornherein verzichten möchte, kauft sich diesen preisgünstigen Artikel. Ob Sie sich dabei für einen Glas- oder Kunststofftrichter entscheiden, ist reine Geschmackssache.

SIEB

Hier reicht meist ein handelsübliches Teesieb aus Baumwolle oder Kunststoff. Wenn sehr kleine Partikel abgefiltert werden sollen, können Sie auch einen Kaffeefilter aus Papier benutzen.

MULLTÜCHER UND KOMPRESSEN

Für äußerliche Anwendungen benötigen Sie, je nach Rezept, ein Baumwolltuch (zum Beispiel ein dünnes Geschirrhandtuch oder eine Stoffwindel) oder eine Kompresse, die Sie in der Apotheke kaufen können. Die Größe des Tuchs ist abhängig von der Fläche, die es zu bedecken gilt.

ETIKETTEN

Die Information zur Haltbarkeit eines Produkts nutzt Ihnen nur dann wirklich etwas, wenn Sie später auch noch wissen, wie alt das Mittelchen ist. Daher ist es günstig, wenn Sie jede Flasche oder Dose mit dem Herstellungsdatum beschriften. Dazu können Sie jene kleinen bunten Etiketten verwenden, die man auch für den Gefrierbeutel nimmt. Oder Sie entscheiden sich für hübsche Etiketten im schnörkeligen Retro-Stil. Egal, Hauptsache sie kleben zuverlässig. Tja, und wenn Sie die dunkle Flasche sehen und sich fragen, was da gleich noch drin ist, schreiben Sie beim nächsten Mal nicht nur das Datum, sondern auch den Inhalt mit auf das Etikett.

ZUTATEN

Die meisten Zutaten für die Rezepte in diesem Buch bekommen Sie problemlos in der Apotheke, im Kräuterhaus oder über das Internet. Falls Sie gar nicht fündig werden, blättern Sie zu den Bezugsquellen auf Seite 235. Zwar führen heute auch viele gut sortierte Supermärkte getrocknete Kräuter. Trotzdem rate ich dazu, auf Bioqualität zurückzugreifen. Denn, auch auf die Gefahr hin, dass ich mich wiederhole: Das Einzigartige am Selbermachen ist, dass Sie selbst Kontrolle über die Qualität haben.

SONST NOCH WAS?

Was Sie sonst noch so brauchen:

• eine Waage, die auch einzelne Grammzahlen misst (am besten digital)
• ein langer Rührlöffel aus Holz oder Plastik
• eine Teekanne oder Teetasse mit Sieb und Deckel
• ein Mixer oder Stabmixer

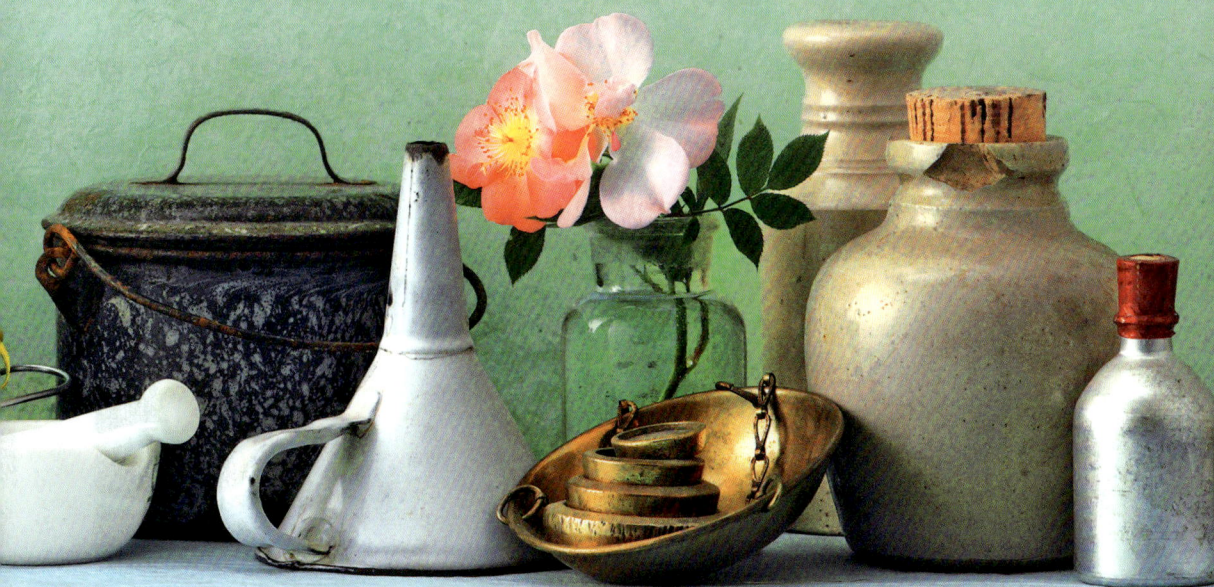

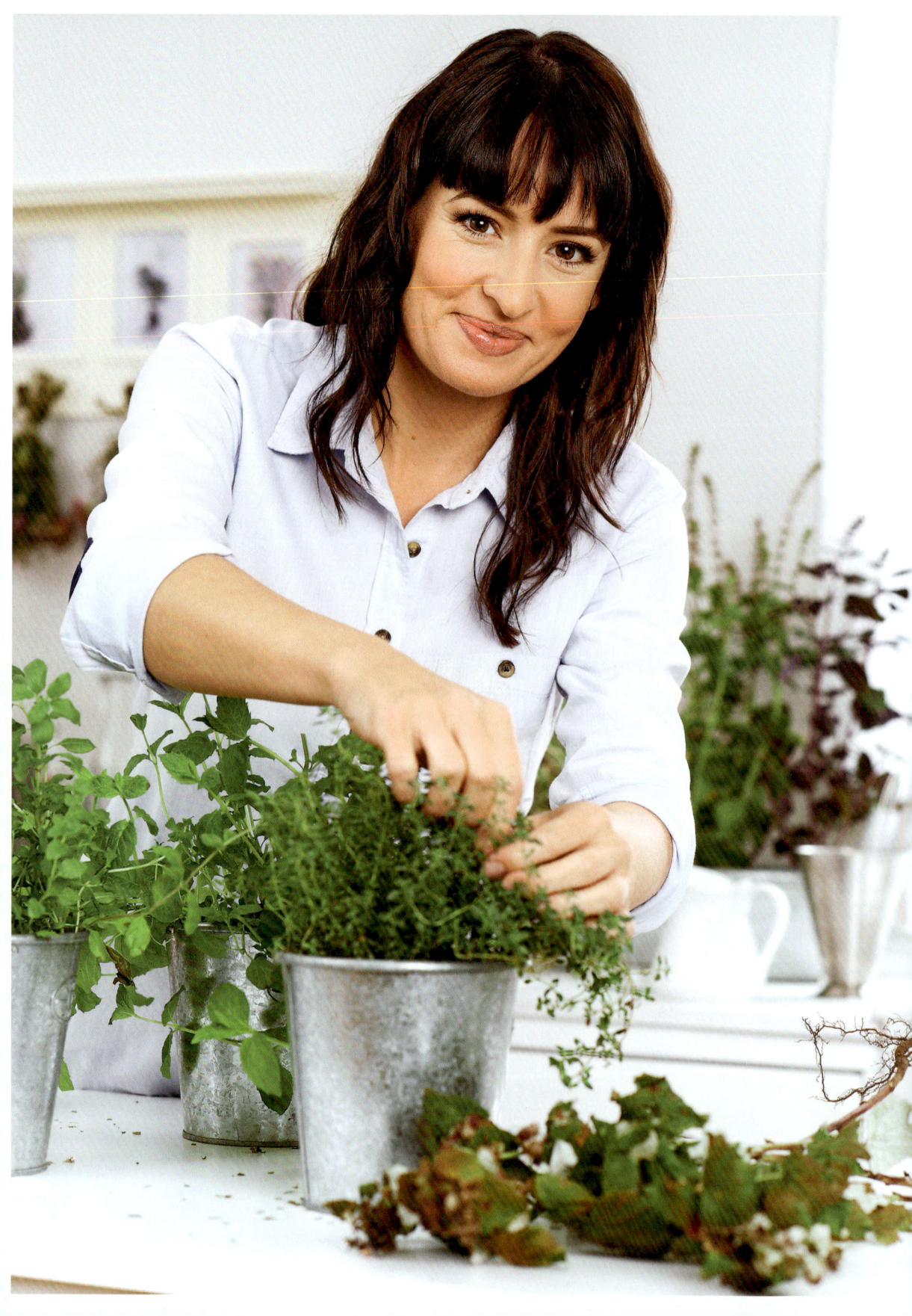

REZEPTE AUS DER NATUR

·

Naturheilmittel müssen nicht aus der Apotheke kommen. Sie können die Kraft der Heilpflanzen ganz einfach auch zu Hause nutzen und zum Beispiel selbst Tees mischen, Cremes anrühren oder Öle und Tinkturen ansetzen. Um Ihnen den Einstieg möglichst leicht zu machen, habe ich meine Lieblingsrezepte für alle Lebenslagen zusammengeschrieben. Jedes dieser Mittel ist völlig unkompliziert herzustellen. Probieren Sie selbst!

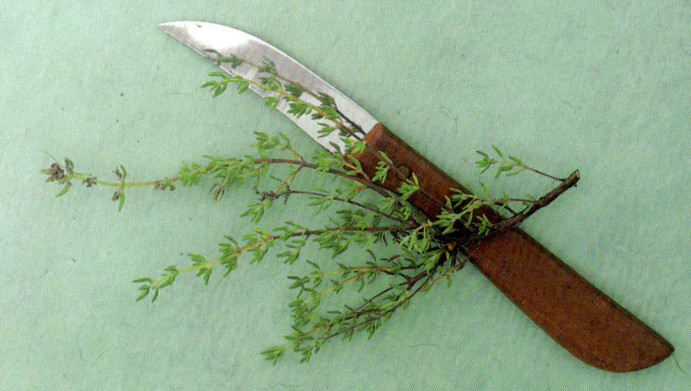

»ZWERGEN-APOTHEKE«

•

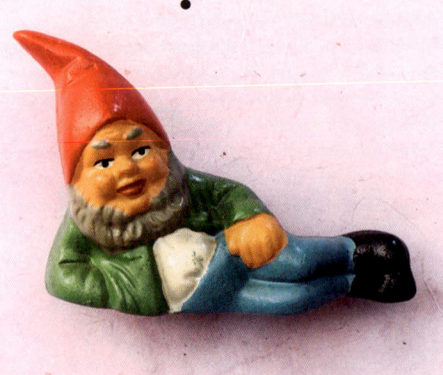

Arzneimittel für Kinder sind immer eine heikle Sache. Schließlich will man hier wirklich auf der sicheren Seite sein, kein Risiko eingehen, dem kleinen Menschlein helfen ohne es zu quälen und dennoch wirksam Erleichterung verschaffen. Kurzum: Das kranke Kind stellt für seine Eltern eine große emotionale Herausforderung dar.

KINDGERECHTE MEDIZIN

Auf der Suche nach sanften Behandlungsmethoden stoßen Mütter und Väter immer öfter auf die traditionelle Naturheilkunde. Und tatsächlich kann diese gerade bei Kindern schulmedizinische Arzneimittel oft vollwertig ersetzen. Gleichzeitig haben die MIttel aus der Natur deutlich weniger Nebenwirkungen. Kein Wunder, dass sie immer beliebter werden.
Dass Kinder keine kleinen Erwachsenen sind, dieser Merksatz gilt jedoch auch für die Naturapotheke. Ob ein Rezept für Kinder geeignet ist, richtet sich daher nicht nur nach seiner Wirksamkeit. Wenn Sie Ihrem Kind beispielsweise gegen Husten einen Saft verabreichen, der so eklig schmeckt, dass das Kind würgen muss, werden Sie in Zukunft als »Hausarzt«

einen schweren Stand haben. Ein anderes Beispiel: Babys, die die bitteren Anti-Bläh-Tropfen sofort aus der Milch schmecken, verübeln Mama diese Geschmacklosigkeit noch lange. Ich habe schon Mütter gesehen, die ihr Kind mit einem Löffel in der Hand weinend anflehten: »Bitte, bitte mach doch deinen Mund auf.« So weit sollten Sie es erst gar nicht kommen lassen.
Was ich damit sagen will: Man muss frühzeitig daran arbeiten, dass das Kind dem »Medizinmann« Papa und der »Medizinfrau« Mama blind vertraut. Und ich will Ihnen mit den Rezepten auf den folgenden Seiten helfen, dieses Vertrauen zu schaffen und zu erhalten. Daher habe ich bei der Auswahl ganz genau darauf geachtet:

• Was ist drin in der Rezeptur?
• Wie wirkt das Mittel?
• Wie schmeckt es?
• Wie fühlt es sich an?
• Wie wird es vertragen?
• Hat sich der Einsatz bewährt?
• Und nicht zuletzt: Wie ist die Akzeptanz bei Kindern? Will heißen: Wie gerne nehmen die Kleinen die Medizin ein?

MEINE LIEBLINGSREZEPTE FÜR KINDER

Die Rezepte für die Kleinsten habe ich mit noch mehr Bedacht gewählt und mit noch mehr Tipps für die Praxis gespickt als alle anderen, die Sie in diesem Buch finden. Denn das Leben mit Kindern steckt voller Überraschungen, auf die man in der Theorie nicht gekommen wäre.

Folgende Rezepte finden Sie in diesem Kapitel. Ich habe versucht, ein möglichst breites Spektrum an Heilmitteln aufzuzeigen:

Petersilienkissen

Auf Seite 32 finden Sie die kindgerechte Alternative zu Omas Zwiebelsäckchen – wohlriechend, schnell hergestellt und wirklich ganz einfach in der Anwendung. Super Akzeptanz!

Majoransalbe

Ein wenig davon unters Schnupfennäschen gerieben und bald hat die Schniefferei ein Ende. Das Rezept finden Sie auf Seite 33.

Rosengel

Dass die Rezeptur von Seite 34 so gut gegen Insektenstiche, kleine Verbrennungen oder leichten Sonnenbrand hilft, liegt sicher nicht nur an den Wirkstoffen in den Rosenblüten, sondern auch am himmlischen Geruch, der das kleine Wehwehchen einfach vergessen macht.

Vier-Winde-Tee

Blähungen während der sogenannten Dreimonatskoliken in den ersten Lebensmonaten vertreibe ich mit 4-Winde-Tee. Denn die Wirkstoffe aus Anis, Kümmel, Koriander und Fenchel entspannen erst Babys Bäuchlein, dann das gesamte kleine Menschlein. Das Rezept finden Sie auf Seite 36.

Nelkenkissen

Nelken sind der absolute Geheimtipp bei schmerzhaftem Zahnen. Für die Kleinsten hat sich vor allem ein kleines Beißkissen bewährt. Das Rezept finden Sie auf Seite 37.

Blutwurztee

Dass dieser heilende Trunk Blutwurztee heißt, müssen Sie Ihrem Schatz ja nicht unbedingt verraten. Ich bin selbst auch nicht sicher, ob ich als Kind etwas mit diesem Namen zu mir genommen hätte. Viel lustiger klingt da doch die Fachbezeichnung für jenes Leiden, das der Tee lindert: Diarrhö … ganz ähnlich wie das »Törööö« von Elefant Benjamin, oder? Das Rezept finden Sie auf Seite 38.

Anti-Läuse-Shampoo

»Mama, Paul war nicht in der Schule. Er hat Läuse.« Wenn Paul der beste Freund Ihres Kindes ist, dann können Sie ziemlich sicher sein, dass Ihr Kind auch schon eine Menge neuer, sehr treuer Freunde hat. Wenn Paul »nur« in der Parallelklasse ist, besteht Hoffnung. In allen Fällen sollte jedoch das Niemöl-Shampoo von Seite 39 zum Einsatz kommen.

Holunder-Honig-Sirup

Genau so muss ein Hustensaft für Kinder schmecken: süß und fruchtig. Dann ist es auch kein Problem, wenn die Kleinen mehrmals am Tag ein Löffelchen davon einnehmen müssen. Ach, ja, fast hätte ich's vergessen: Das Rezept von Seite 41 wirkt natürlich auch bei erkälteten Mamas und Papas.

Augentrost-Kompresse

Wenn die Augen jucken und brennen, vielleicht sogar schon leicht verklebt sind, sollten Sie nicht lange zögern. Handeln Sie lieber nach dem Motto: Augen zu und drauf. Denn die Augentrost-Kompressen von Seite 42 tun genau das, was man von ihnen erwartet: Sie trösten entzündete Augen.

Stiefmütterchen-Umschlag

Was dagegen das Wilde Stiefmütterchen macht, darauf kann man wirklich nicht so leicht kommen. Mit heißem Wasser übergossen, wirkt es nämlich ganz anders, als sein Name vielleicht vermuten lässt: reizlindernd und entzündungshemmend bei Hautreizungen. Das Rezept für die bewährten Umschläge finden Sie auf Seite 43.

PETERSILIENKISSEN

•

Die meisten von Ihnen kennen Petersilie wahrscheinlich nur aus der Küche und nicht als Heilpflanze. Doch die Vitamin-C-Bombe fördert die Verdauung und wird auch gerne bei Erkrankungen von Blase und Nieren eingesetzt. Wird sie wie hier äußerlich angewendet, wirkt sie stark entzündungshemmend.

WO HILFT'S?

Bei Ohrenschmerzen, Paukenerguss und Mittelohrentzündung.

DAS BRAUCHEN SIE

2 Hände voll frische Petersilie (glatt oder kraus)
1 scharfes Messer
1 Küchenbrett
1 Mulltuch oder 1 Stoffwindel

SO WIRD'S GEMACHT

1. Schneiden Sie die Petersilie samt Stängel sehr fein. Die Konsistenz sollte an Brei erinnern.
2. Geben Sie den Petersilienbrei auf die Mitte eines Mulltuchs beziehungsweise einer Stoffwindel und schlagen Sie den Stoff darüber.

3. Legen Sie das Päckchen auf das schmerzhafte Ohr und fixieren Sie es mit einem Schal oder – noch besser – mit einer Mütze.

ANWENDUNG UND HALTBARKEIT

• Das Petersilienkissen kann bis zu 2 Stunden auf dem Ohr bleiben.
• Dauern die Schmerzen danach noch an, tauchen Sie es gegen ein neues aus.

> Sie können auch ein Zwiebelsäckchen gegen Ohrenschmerzen einsetzen (Zwiebeln fein würfeln, auf ein Stofftaschentuch geben und zubinden). Allerdings stößt das Päckchen mit der typischen Geruchsbelästigung bei Kindern nicht unbedingt auf Akzeptanz.

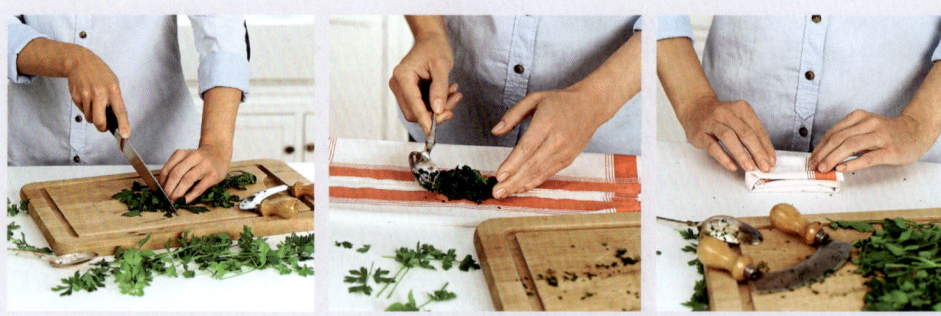

1. Petersilie fein hacken.   2. Brei auf ein Tuch geben.   3. Zum Kissen zusammenfalten.

MAJORANSALBE

·

Majoran besitzt eine antibakterielle, entkrampfende Wirkung. Er bringt die Schleimhäute auf sanfte Art zum Abschwellen und befreit damit die Atmung, ohne die Nase auszutrocknen. Innerlich angewandt unterstützt Majoran die Verdauung und hilft gegen Blähungen und Krämpfe.

WO HILFT'S?

Bei Schnupfen.

DAS BRAUCHEN SIE

1 EL getrockneter Majoran (aus der Apotheke)
1 EL Butter
1 Mörser
1 Glasbecher
1 großer Topf mit heißem Wasser (fürs Wasserbad)
1 Löffel
1 Teesieb
1 Cremedöschen

SO WIRD'S GEMACHT

1. Zerstoßen Sie den getrockneten Majoran in einem Mörser zu feinem Pulver.
2. Lassen Sie die Butter in einem Glasbecher über dem heißen Wasserbad schmelzen.

3. Rühren Sie den pulverisierten Majoran gründlich unter die flüssige Butter.
4. Gießen Sie die warme Flüssigkeit durch ein Teesieb in ein Cremedöschen. Sie härtet beim Abkühlen.

ANWENDUNG UND HALTBARKEIT

• Reiben Sie eine etwa erbsengroße Portion Salbe unter und in die Nase ein.
• Die Salbe hält sich im Kühlschrank 2 Monate.

ENTSPRECHENDES »FERTIGPRÄPARAT«

Majoranbutter aus der Apotheke.

> Wenn Ihr Baby Blähungen hat, können Sie seinen Bauch im Uhrzeigersinn sanft mit etwas Majoransalbe massieren.

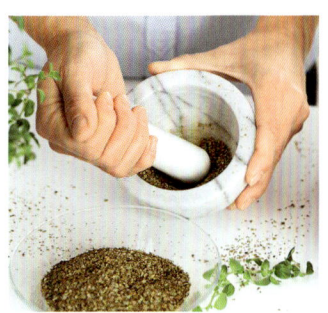 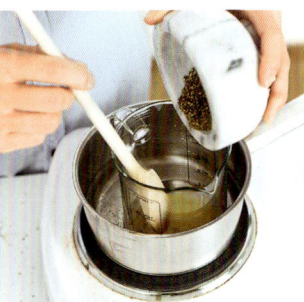 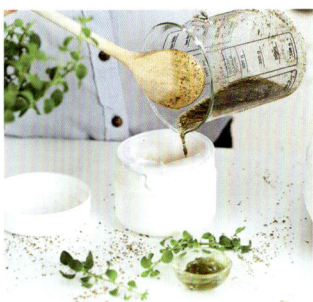

1. Majoran im Mörser zerstoßen. 2. In die flüssige Butter rühren. 3. Durch ein feines Sieb abfüllen.

ROSENGEL

·

Sie ist die Königin der Blumen, doch sie kann weit mehr als nur schön aussehen. Schon seit dem Mittelalter wird die Rose wegen ihres Duftes und ihrer Heilkraft geschätzt. Sogar im Schlaf scheinen wir auf Rosenduft zu reagieren, weil er, wie eine Studie zeigt, angenehme Träume verschafft.

WO HILFT'S?
Bei Insektenstichen und Sonnenbrand.

DAS BRAUCHEN SIE
80 ml Rosenwasser (aus der Apotheke oder der Spezialitätenabteilung im Supermarkt)
8 ml 90-prozentiger Alkohol (aus der Apotheke)
1 gestrichener TL Gelbildner (aus der Drogerie oder dem Naturkostfachhandel)
1 großer Becher oder 1 Glas mit großer Öffnung
1 kleiner Schneebesen
1 Cremedöschen

SO WIRD'S GEMACHT
1. Füllen Sie das Rosenwasser und den Alkohol in einen Becher beziehungsweise ein großes Glas.
2. Streuen Sie den Gelbildner vorsichtig darauf und rühren Sie so lange, bis er sich vollständig aufgelöst hat. Das kann ein paar Minuten dauern, halten Sie durch.
3. Nun müssen Sie das Gel nur noch in ein Cremedöschen abfüllen.

ANWENDUNG UND HALTBARKEIT
• Tragen Sie das Rosengel dünn auf Insektenstiche oder sonnenverbrannte Haut auf. Es kühlt herrlich und schafft so schnell Erleichterung.
• Das Gel hält sich im Kühlschrank ½ Jahr.

ENTSPRECHENDES »FERTIGPRÄPARAT«
Ersatzweise etwas Apfelessig auf den Stich träufeln.

> Erschöpfte Mütter (und nicht nur die) können das Rosengel auch hervorragend als straffende Feuchtigkeitsmaske benutzen. Tragen Sie es dazu richtig dick auf das Gesicht auf; sparen Sie nur die Augenpartie und die Lippen aus. 10 Minuten einwirken lassen und mit einem feuchten Tuch abnehmen – fertig!

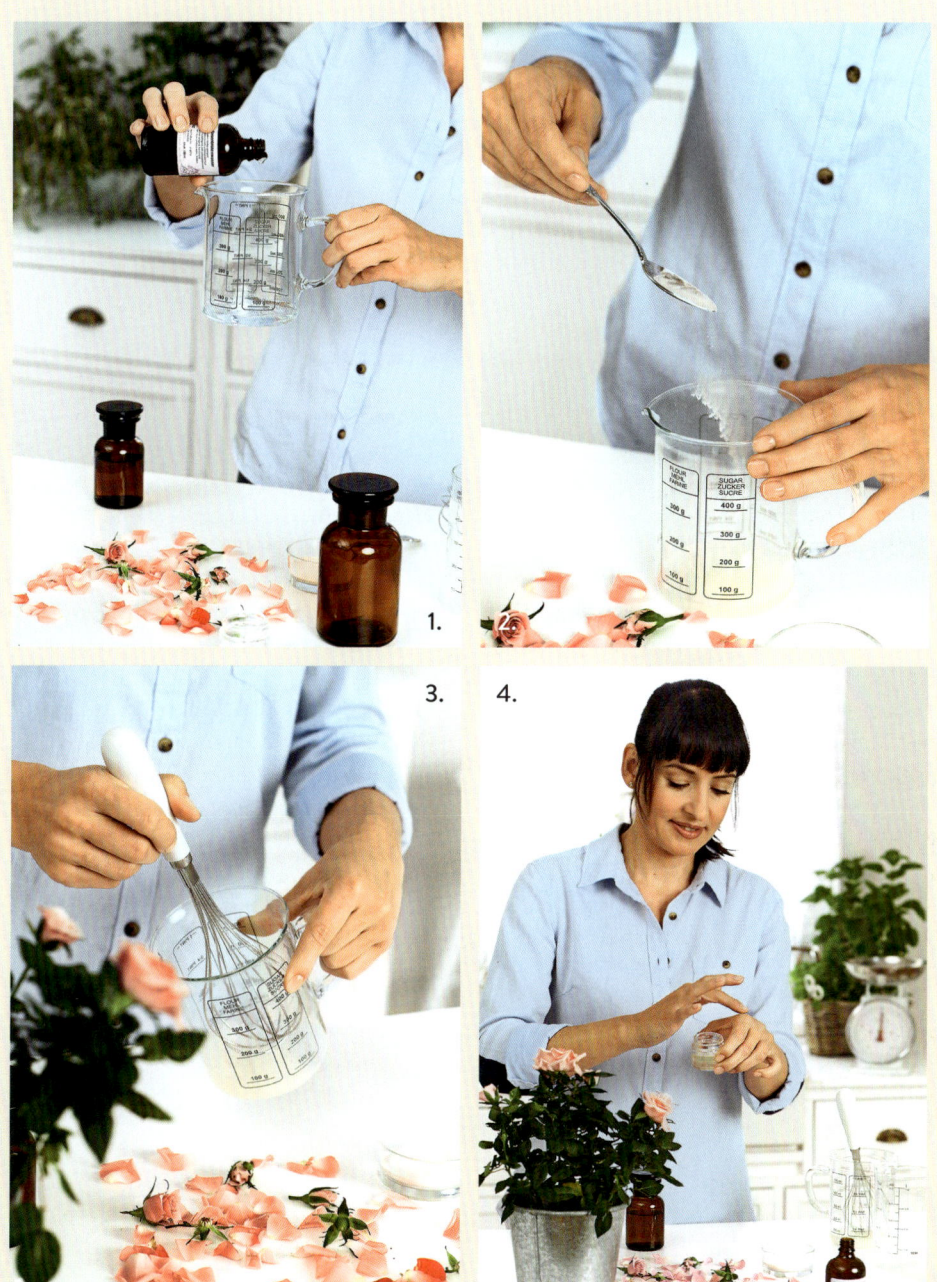

1. Rosenwasser und Alkohol mischen.   2. Gelbildner zugeben.
3. Alles gut verrühren.   4. Das Gel dünn auf die betroffene Hautstelle auftragen.

VIER-WINDE-TEE

·

Anis, Fenchel, Kümmel und Koriander sind das wohl erfolgreichste Quartett
in der Naturheilkunde gegen Blähungen, Bauchschmerzen und Völlegefühl. Sie
lösen die Gase im Darm auf sanfte Weise auf und verschaffen dadurch recht
schnell Erleichterung. Das können kleine Babys brauchen.

WO HILFT'S?
Bei Blähungskoliken.

DAS BRAUCHEN SIE
25 g Anissamen
25 g Fenchelsamen
25 g Kümmelsamen
25 g Koriandersamen
1 Teedose
1 Teetasse
1 Teesieb

SO WIRD'S GEMACHT
1. Füllen Sie alle Samen in eine Teedose und
schütteln Sie diese einmal kräftig.
2. Geben Sie 1 Teelöffel der Mischung in eine Tasse
und gießen sie mit kochendem Wasser auf (etwa
200 ml). Lassen Sie den Tee zugedeckt 10 Minuten

ziehen (ohne Deckel gehen die wertvollen ätherischen Öle verloren).

ANWENDUNG UND HALTBARKEIT
• Geben Sie Ihrem Kind den lauwarmen Tee in
kleinen Schlucken zu trinken.
• Mehr als 3 Tassen am Tag sollte Ihr Kind nicht
trinken, um die Wirkstoffe nicht überzudosieren.
• Der Tee sollte nicht länger als 3 Wochen am
Stück verabreicht werden.
• Die Mischung hält sich mindestens 1 Jahr.

ENTSPRECHENDES »FERTIGPRÄPARAT«
Fencheltee aus dem Drogeriemarkt oder der Apotheke (zum Beispiel von Sidroga).

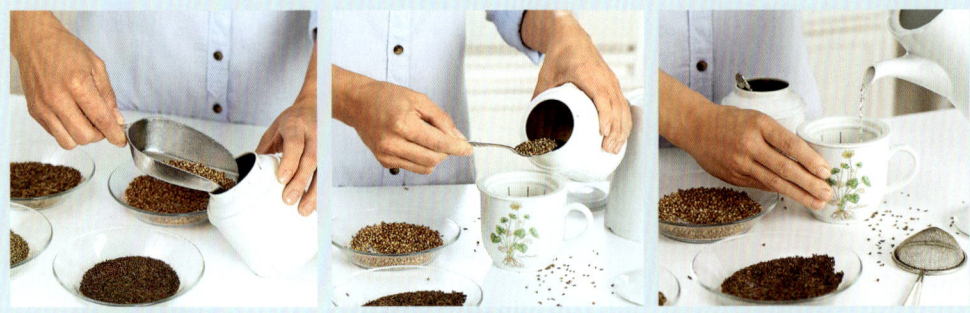

1. Samen in einer Teedose mischen. 2. Pro Tasse 1 Teelöffel abmessen. 3. Mit kochendem Wasser aufgießen.

NELKENKISSEN

•

Gewürznelken sind nicht nur ein wichtiger Rohstoff in der Weihnachtsbäckerei.
Sie sind auch altbewährte Schmerzkiller und wirken vor allem auf Zähne und
Zahnfleisch beruhigend. Daher ist ein Nelkenkissen gut als »Beißring« geeignet,
wenn Ihr Kind Probleme beim Zahnen hat. Und schnell gemacht ist es auch.

WO HILFT'S?
Bei Zahnungsbeschwerden.

DAS BRAUCHEN SIE
3–4 getrocknete Gewürznelken
1 Stofftaschentuch
1 festes Band oder 1 Kordel

SO WIRD'S GEMACHT
1. Legen Sie die Nelken in die Mitte des Taschen-
tuchs und binden Sie das Taschentuch mit einem
Band oder einer Kordel zu.
2. Lassen Sie Ihr Kind auf dem Nelkenkissen herumkauen, solange es will.

ANWENDUNG UND HALTBARKEIT
Wenn Sie das Gefühl haben, das Nelkenkissen
ist im wahrsten Sinne des Wortes »ausgelutscht«,
tauschen Sie es gegen ein neues aus.

ENTSPRECHENDES »FERTIGPRÄPARAT«
Veilchenwurzel aus der Apotheke.

Manche Kinder können sich mit dem
Geschmack der Nelken nicht anfreun-
den. Probieren Sie es in diesem Fall
einmal mit Veilchenwurzel (aus der
Apotheke oder dem Naturkostladen).
Sie hat eine vergleichbare Wirkung, ist
aber geschmacksneutraler und das Kind
kann direkt darauf herumkauen.

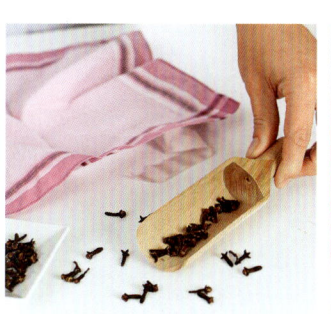 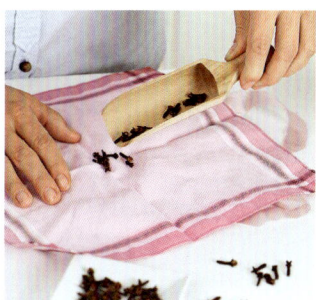 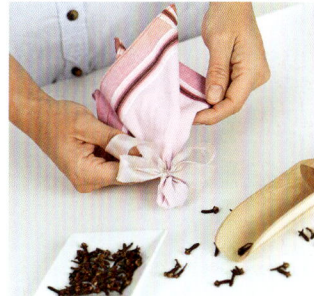

1. Nelken abzählen.   2. Auf ein Taschentuch geben.   3. Mit Kordel abschnüren.

BLUTWURZTEE

•

Schon im Mittelalter hatte Blutwurz, auch Tormentill genannt, einen festen Platz in der Naturheilkunde. Was man ihr alles zutraute, verrät dieses Sprüchlein: »Nimm's Tormentüll, dann stürbst ned so schnüll.« Das Kraut wirkt unter anderem schon bei Säuglingen effektiv und doch sehr sanft gegen Durchfall.

WO HILFT'S?
Bei Durchfall.

DAS BRAUCHEN SIE
1 TL getrocknete Blutwurz-Wurzel
1 Teetasse
1 Teesieb

SO WIRD'S GEMACHT
1. Geben Sie die getrocknete Blutwurz in eine Tasse und gießen sie mit kochendem Wasser auf.
2. Lassen Sie den Tee abgedeckt 10 Minuten ziehen und dann etwas abkühlen.

ANWENDUNG UND HALTBARKEIT
• Geben Sie Ihrem Kind im akuten Fall über den Tag verteilt bis zu 2 Tassen Blutwurztee.
• Die getrocknete Wurzel ist in einer Dose luftdicht verschlossen gut 1 Jahr haltbar.

> Säuglinge trocknen bei Durchfall schnell aus! Suchen Sie bei starken oder länger andauernden Beschwerden daher umgehend den Kinderarzt auf, um Komplikationen auszuschließen.

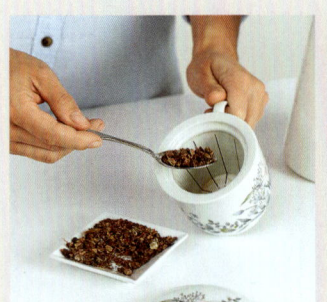 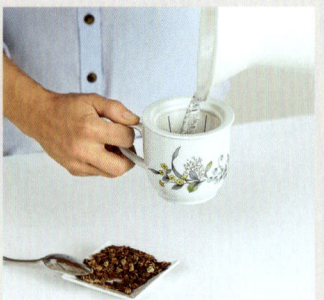 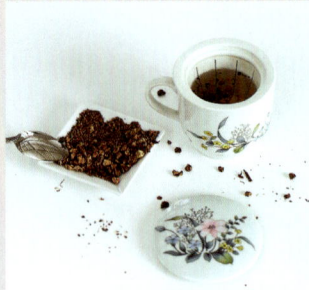

1. Pro Tasse 1 Teelöffel Blutwurz abmessen.   2. Mit kochendem Wasser überbrühen.   3. Tee ziehen lassen.

ANTI-LÄUSE-SHAMPOO

•

Neem- oder Niemöl wird aus den Samen des Niembaums gewonnen.
Es riecht zwar streng, doch davon sollten Sie sich nicht abschrecken lassen.
Denn im Gegensatz zu vielen chemischen Anti-Läuse-Mitteln haben die lästigen
Tierchen noch keine Widerstandsfähigkeit (Resistenz) dagegen gebildet.

WO HILFT'S?
Bei Läusebefall der Kopfhaut und zur Prophylaxe.

DAS BRAUCHEN SIE
1 EL Niemöl (aus der Apotheke)
10 ml Niemblättertinktur (ebenfalls in der
    Apotheke erhältlich)
200 ml Shampoo (gerne ein einfaches Baby-
    shampoo oder Ihr eigenes Lieblingsshampoo)
1 Shampooflasche (250 ml)
1 Messbecher

SO WIRD'S GEMACHT
1. Mischen Sie in einem Messbecher Niemöl,
Niemblättertinktur und Shampoo und füllen Sie
alles in eine Shampooflasche.
2. Schütteln Sie die Flasche einmal kräftig durch –
schon ist das Shampoo gebrauchsfertig.

ANWENDUNG UND HALTBARKEIT
• Waschen Sie die Haare 2- bis 3-mal wöchentlich
mit Niemöl-Shampoo. Lassen Sie das Shampoo
dabei etwa 10 Minuten einwirken.
• Wenn die Läuse sich bereits breit gemacht haben,
kämmen Sie das nasse Haar nach der Wäsche mit
einem Nissen-Kamm sorgfältig aus.

ENTSPRECHENDES »FERTIGPRÄPARAT«
Zum Beispiel Mosquito® med Läuse-Shampoo von
Wepa (aus der Apotheke).

> Wenn Sie Ihrem Haar etwas Gutes tun
> möchten, geben Sie ½ TL Niemöl in Ihr
> normales Shampoo (gut schütteln).
> Verleiht dem Haar Festigkeit, Glanz
> und hat eine rückfettende Wirkung.

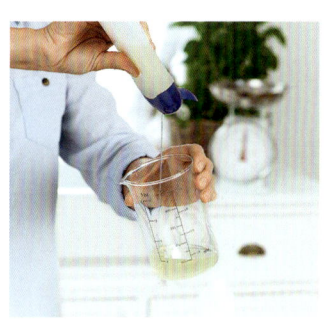 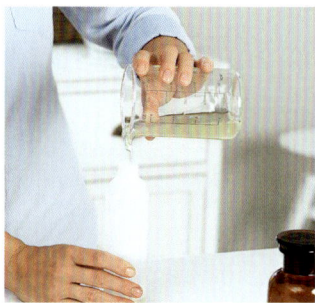 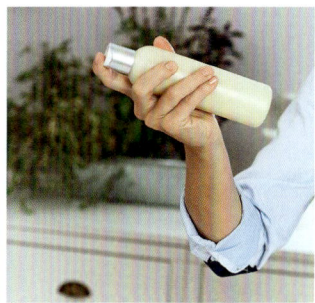

1. Shampoo mit Niemöl und Niemöltinktur mischen.   2. In eine Flasche füllen.   3. Kräftig durchschütteln.

HOLUNDER-HONIG-SIRUP

·

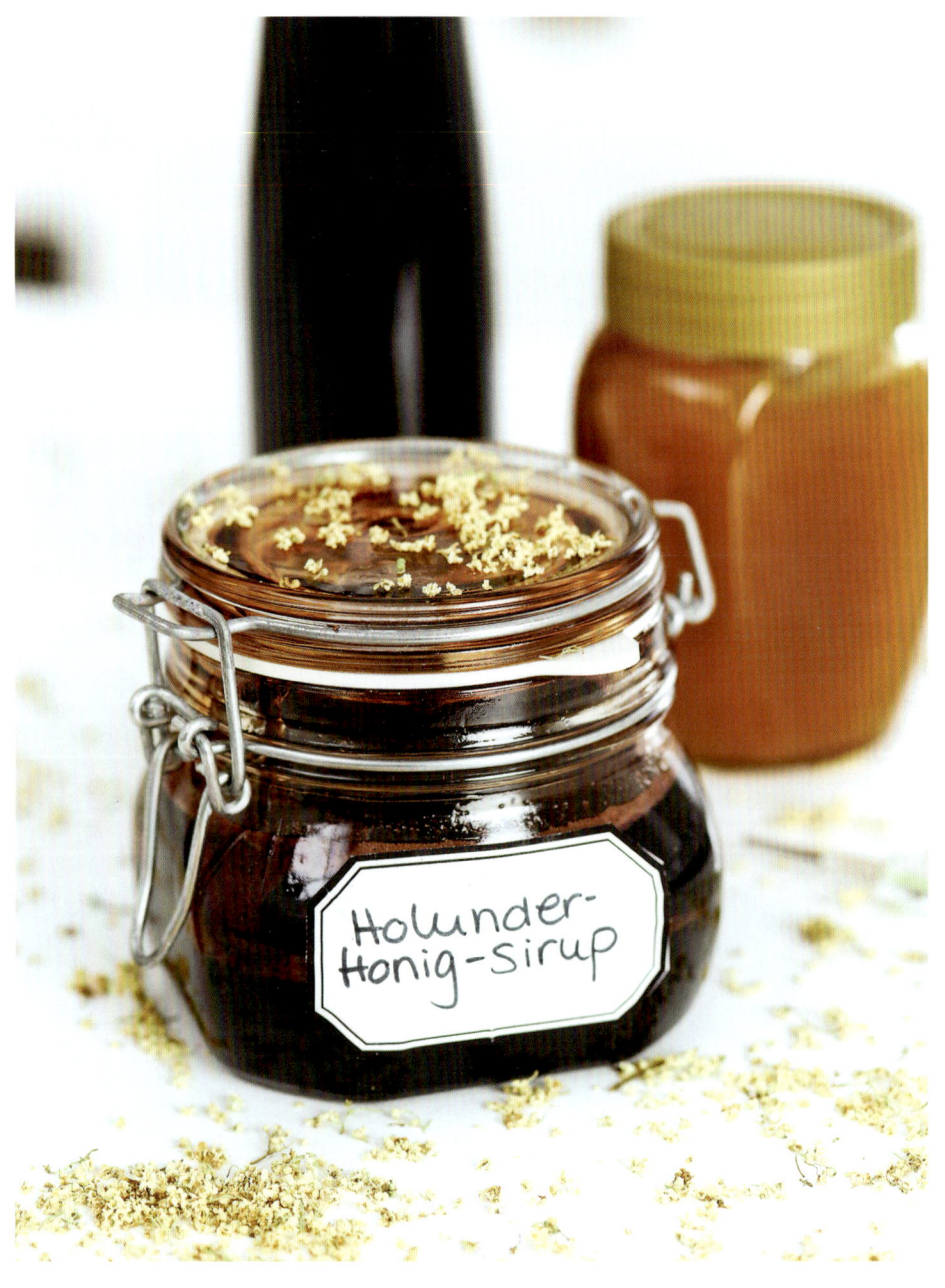

Holunder ist bekannt für seine hervorragende Wirkung bei Erkältungen, Grippe und zur Steigerung der körperlichen Abwehr. Mit Honig eingekocht schmeckt er auch Kindern ganz wunderbar.

WO HILFT'S?
Bei fieberhaften Infekten.

DAS BRAUCHEN SIE
200 ml Holunderbeeren-Muttersaft
    (aus dem Reformhaus oder Bioladen)
300 g Bio-Honig
1 Topf
1 Kochlöffel
1 Trichter
1 Einmachglas (mind. 500 ml)

SO WIRD'S GEMACHT
1. Holundersaft in einem Topf erwärmen. Honig zugeben und das Ganze bei geringer Hitze zu einer dicklichen Flüssigkeit einkochen. Dauert etwa 10 Minuten.
2. Spülen Sie ein Einmachglas mit kochendem Wasser aus und füllen Sie dann den heißen Sirup ein. Das Glas sofort verschließen.
3. Lassen Sie den Sirup abkühlen und stellen Sie ihn dann in den Kühlschrank.

ANWENDUNG UND HALTBARKEIT
• Mit Beginn einer Erkältung oder bei Fieber sollte Ihr Kind alle 2–3 Stunden 1 Teelöffel Sirup langsam im Mund zergehen lassen.
• Das angebrochene Glas hält sich im Kühlschrank etwa ½ Jahr.

ENTSPRECHENDES »FERTIGPRÄPARAT«
Warmer Holundersaft aus dem Drogeriemarkt oder der Apotheke (zum Beispiel von Allpharm).

Fieber ist keine eigenständige Krankheit, sondern ein Symptom dafür, dass das Immunsystem gegen irgendetwas ankämpft. Es ist also eine ganz normale Reaktion des Körpers und erst einmal nichts Schlimmes. Sie sollten allerdings zum Arzt gehen, wenn Ihr Kind noch weniger als drei Monate alt ist, das Fieber ohne erkennbaren Grund länger als drei Tage anhält oder Sie aufgrund des Allgemeinzustands beunruhigt sind.

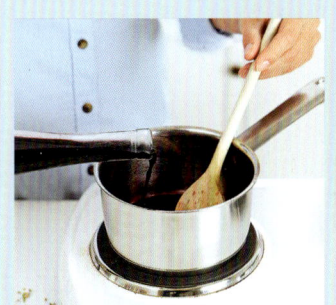 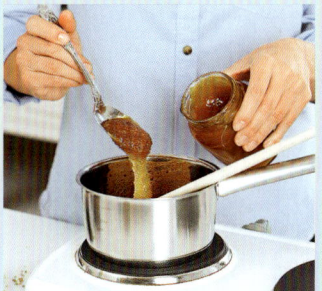 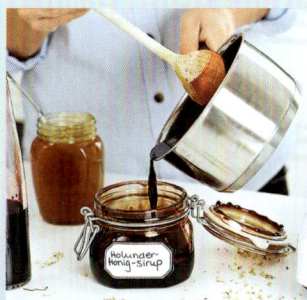

1. Holundersaft erhitzen.   *2. Honig einrühren.*   *3. In ein sauberes Glas abfüllen.*

AUGENTROST-KOMPRESSE

•

Hier ist der Name Programm! Augentrost ist die Pflanze bei allen Erkrankungen rund ums Auge. Schon kleine Kinder können damit behandelt werden. Die im Augentrost enthaltenen Pflanzenstoffe (Glykoside, Gerbstoffe und Flavonoide) wirken antibakteriell, entzündungshemmend und krampflösend.

WO HILFT'S?
Bei entzündlichen Erkrankungen des Auges.

DAS BRAUCHEN SIE
1 TL getrockneter Augentrost
   (oder 2 TL frisches Kraut)
1 Tasse
1 Teesieb
1 Kompresse oder 1 Wattepad

SO WIRD'S GEMACHT
1. Überbrühen Sie den Augentrost in einer großen Tasse mit 200 ml kochendem Wasser und lassen Sie den Tee zugedeckt 10 Minuten ziehen.
2. Tauchen Sie eine Kompresse oder ein Wattepad in die abgekühlte Flüssigkeit. Drücken Sie die Watte dann leicht aus, sodass sie nur noch feucht ist.

ANWENDUNG UND HALTBARKEIT
• Legen Sie die Kompresse circa 5 Minuten auf das entzündete Auge oder tupfen Sie das Auge mehrmals täglich mit der feuchten Kompresse ab.
• Abgedeckt hält der Tee im Kühlschrank 2 Tage.

ENTSPRECHENDES »FERTIGPRÄPARAT«
Euphrasia Augentropfen (Wala).

Augenentzündungen sind meist ansteckend. Waschen Sie sich daher vor und nach der Berührung mit dem erkrankten Auge gründlich die Hände. Benutzen Sie außerdem jede Kompresse und jedes Wattepad nur einmal.

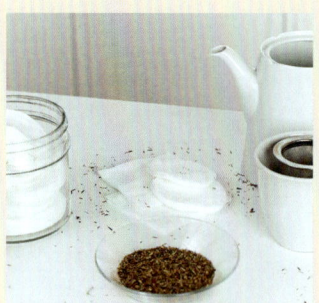 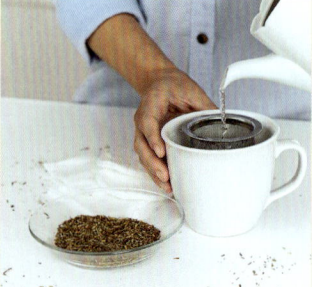 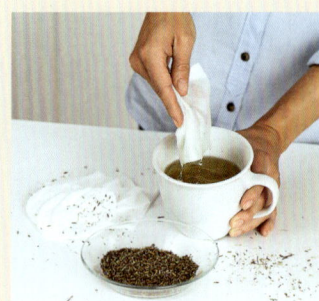

1. Augentrost in ein Teesieb geben.   2. Mit kochendem Wasser aufgießen.   3. Kompresse eintauchen.

STIEFMÜTTERCHEN-UMSCHLAG

•

Die im Wilden Stiefmütterchen enthaltenen Flavonoide und Schleimstoffe
wirken auf sanfte Art reizlindernd und entzündungshemmend.

WO HILFT'S?

Bei Hautausschlägen oder juckenden, entzündeten
Hautstellen und Milchschorf.

DAS BRAUCHEN SIE

2 TL getrocknetes Kraut vom Wilden Stiefmütterchen
1 Tasse
1 Teesieb
1 Mulltuch oder 1 Kompresse

SO WIRD'S GEMACHT

1. Überbrühen Sie das Stiefmütterchenkraut mit
200 ml kochendem Wasser und lassen Sie den
Tee zugedeckt 10 Minuten ziehen.
2. Tränken Sie ein Mulltuch oder eine Kompresse
im abgekühlten Tee. Drücken Sie das Tuch etwas
aus und legen Sie es auf die betroffene Hautstelle.

ANWENDUNG UND HALTBARKEIT

Sie können den Umschlag mehrmals täglich auf die
betroffene Partie auflegen. Entfernen Sie ihn nach
30 Minuten oder wenn er Ihrem Kind nicht mehr angenehm ist.

Ein Hautausschlag gehört immer in
kompetente Hände. Bis ein Arzt oder
Homöopath zur Stelle ist, verschafft
dieser Umschlag jedoch Linderung. Er
kann auch begleitend zu einer konventio-
nellen Therapie angewendet werden.

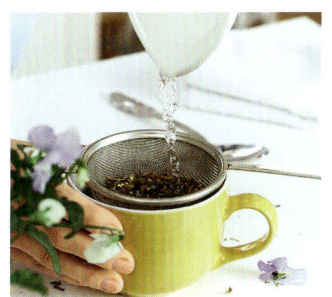 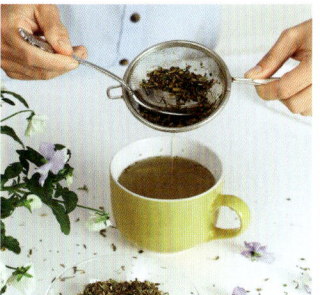 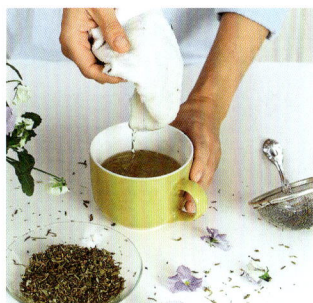

1. Stiefmütterchenkraut überbrühen.   *2. Kraut im Sieb ausdrücken.*   *3. Mulltuch tränken.*

ICH BIN SCHON GROSS

·

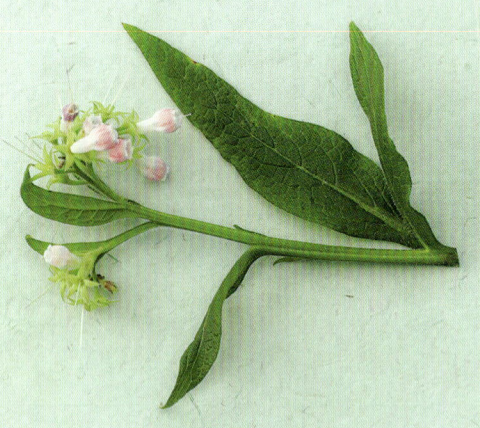

Kleine Kinder, kleine Probleme – große Kinder, große Probleme? Ach was, die Probleme wandeln sich lediglich. Und dementsprechend bleibt natürlich auch beim »großen« Kind der Anspruch bestehen, Beschwerden auf natürliche Art schnell, sanft und vor allem ohne Nebenwirkungen zu heilen.

VOM VORBEUGEN UND HEILEN

Weil mit den Jahren zum Glück auch die Vernunft wächst, können Sie bei Schulkindern und Teenagern auf mehr Einsicht für die ein oder andere medizinische Notwendigkeit hoffen. Da der Nachwuchs allerdings nicht immer im gewünschten Umfang von seinem Verstand Gebrauch macht, müssen Eltern auch weiterhin mit Widerstand rechnen. Diesem ist bei den Großen zwar oft so leicht nichts entgegenzusetzen. Aber spätestens wenn es die kleinen Gro-

ßen erwischt hat, geben sie dann doch nach. Denn wer wollte am Ende eine sonnenverbrannte Nase oder einen nervigen Pickel nicht möglichst rasch wieder loswerden? Das ist Ihre Chance!

MEINE LIEBLINGSREZEPTE FÜR DIE »GROSSEN«

In diesem Kapitel finden Sie wirkungsvolle Rezepte gegen typische Gesundheitsstörungen und Wehwehchen von Kindern und Jugendlichen zwischen Einschulung und Pubertät. Sie kommen erfahrungsgemäß sehr gut bei den Kids an.

Gewinnerfrühstück

Kennen Sie den Spruch »Der hat die Weisheit mit Löffeln gefressen«? Galt lange eher als Beleidigung, dabei stimmt es! Ein Löffel Leinöl bringt das Denkvermögen in Schwung und soll sogar auf auffällig hyperaktive Kinder einen sehr positiven Einfluss haben. Klar, Pauken müssen die Kids immer noch selbst. Aber die Naturapotheke kann helfen, das Gelernte bei einer Prüfung konzentriert abzurufen. Mit dem Rezept auf Seite 46 laufen die grauen Zellen schon mal warm.

Johanniskrautöl

Nach Sonnencreme zu riechen ist für viele Pubertierende nach einem Küsschen von Mutti so ziemlich das Peinlichste, das ihnen passieren kann. Und so kann es schon einmal sein, dass nach dem Feldhockey-Training der Nasenrücken hochrot leuchtet und jedes Naserümpfen einen ziehenden Schmerz verursacht. Gut, dass es auch gegen einen solchen furchtlos in Kauf genommenen Sonnenbrand ein Mittel gibt. Das Rezept finden Sie auf Seite 49.

Beinwellsalbe

Pausenhofrangelei, Schulsport, Bolzplatz – da gibt's schon mal die ein oder andere Verstauchung, Prellung und Zerrung. Der »Hausarzt« der jungen Wilden benötigt in seiner Naturapotheke daher reichlich schmerzstillende und abschwellende Beinwell-Salbe (Rezept siehe Seite 50).

Heilerdemaske

Für einen Hautarzt mögen Pickel in der Pubertät ja normal sein, weil in diesen Jahren die Produktion von Geschlechtshormonen einsetzt und sich der Hormonhaushalt noch einpendeln muss. Für Teenager sind Pickel jedoch eine Katastrophe. Ganz verhindern kann man die lästigen Begleiter nicht. Eine vitaminreiche Ernährung beugt jedoch zumindest mangelbedingten Hautveränderungen vor und unterstützt Heilungsprozesse. Öfter mal Naturreis, Weizenkleie und Linsen (Vitamin B_5) auf dem Teller sind daher auf jeden Fall eine gute Idee. Pickel sind allerdings nicht gleich Pickel. Während die einen Teenies mal hier und da einen kleinen Mitesser haben, trauen sich andere kaum mehr aus dem Haus. Schwere Akne behandelt federführend der Hautarzt oder Heilpraktiker. Dem gemeinen Pubertätspickel aber macht auch das Rezept von Seite 52 den Garaus.

Wundreiniger

Pausenhofrangelei, Schulsport, Bolzplatz, oh, das hatten wir doch schon. Sollten die Keilereien allerdings einmal zu offenen Wunden führen, genügt es nicht, nur eine Salbe aufzutragen. Zuerst muss die Wunde gründlich gereinigt werden. Womit, erfahren Sie auf Seite 53.

Salbeibonbons

Habe ich behauptet, »große« Kinder wären schon verständiger? Na ja, damit meinte ich einen relativ kurzen, manchmal kaum merklichen Zeitraum irgendwann zwischen Schuleintritt und Einsetzen der Pubertät. Es ist also etwa im Winter damit zu rechnen, dass ein vierzehnjähriger Teenager es für eine verachtenswerte Verhaltensweise hält, bei −15 °C Mütze und Schal zu tragen. Halten Sie daher unbedingt die Halsschmerzbonbons von Seite 55 bereit. Denn die bestehen, spätestens wenn die Stimme krächzt, jede Coolnessprüfung.

Franzbranntwein

Klingt altmodisch, ist aber nach wie vor das Mittel gegen Muskelkater (und bei anderen Sportverletzungen). Vielleicht fruchtet ja das Argument, dass vermutlich schon die Fußballweltmeister von 1954 und 1974 (vielleicht sogar noch die von 1990) ihre müden Glieder mit Franzbranntwein eingerieben haben. Das Old-fashioned-Rezept finden Sie auf Seite 56.

Fichtennadel-Badesalz

Kann Wachsen wirklich wehtun? Nun, so richtig wissen die Mediziner noch immer nicht, was genau das als Wachstumsschmerz bezeichnete, vornehmlich am Abend auftretende Ziehen in den Beinen verursacht. Zumindest ist wahrscheinlich , dass es einen Zusammenhang mit dem Ausdehnen von Bändern und Sehnen gibt. Ob die Schmerzen (meistens in den Kniegelenken und Unterschenkeln) überhaupt auftreten und in welchen Intervallen, ist von Kind zu Kind unterschiedlich. Ein entspannendes Bad mit dem Badezusatz von Seite 59 wirkt im Bedarfsfall jedenfalls wahre Wunder.

GEWINNERFRÜHSTÜCK

•

Leinöl stärkt das Immunsystem und senkt den Cholesterinspiegel. Vor allem
aber fördert sein hoher Anteil an Omega-3-Fettsäuren (mehr als in Fisch!) die
Konzentrations- und Merkfähigkeit. Es ist also wahres Futter für das Gehirn.
Das macht selbst die müdesten Kinder munter und fit für den Schulalltag.

WO HILFT'S?
Bei Konzentrationsschwäche.

DAS BRAUCHEN SIE
ca. 100 g frisches, saisonales Obst
   (möglichst aus der Region)
100 g Quark, egal welche Fettstufe
Leinöl, kaltgepresst in Bioqualität
Müsli oder Haferflocken, ganz nach Geschmack
1 Müslischale
1 Teelöffel

SO WIRD'S GEMACHT
1. Waschen Sie das Obst und schneiden Sie es je
nach Sorte in mundgerechte Stücke.
2. Mischen Sie nun in einem Schüsselchen den
Quark mit dem Leinöl. Das Obst und – je nach
Appetit – einige Esslöffel Müsli oder Haferflocken
untermengen. Mmh, lecker!

ANWENDUNG UND HALTBARKEIT
Das Gewinner-Frühstück wird zwar immer frisch
zubereitet, doch Leinöl wird schnell ranzig. Ist die
Flasche einmal angebrochen, müssen Sie das Öl
im Kühlschrank aufbewahren und innerhalb der
nächsten 2 Monate aufbrauchen.

> Mischen Sie das Leinöl teelöffelweise
> unter den Quark. Wie viel Sie tatsäch-
> lich zugeben, hängt vor allem vom
> Geschmacksempfinden Ihres Kindes ab.
> Denn Leinöl hat einen recht kräftigen
> Eigengeschmack, den nicht jeder auf
> Anhieb mag. Ein Löffel lässt sich aber
> immer gut »unterjubeln«. Mag Ihr Kind
> den Geschmack des Öls, können es
> auch gerne zwei oder drei davon sein.

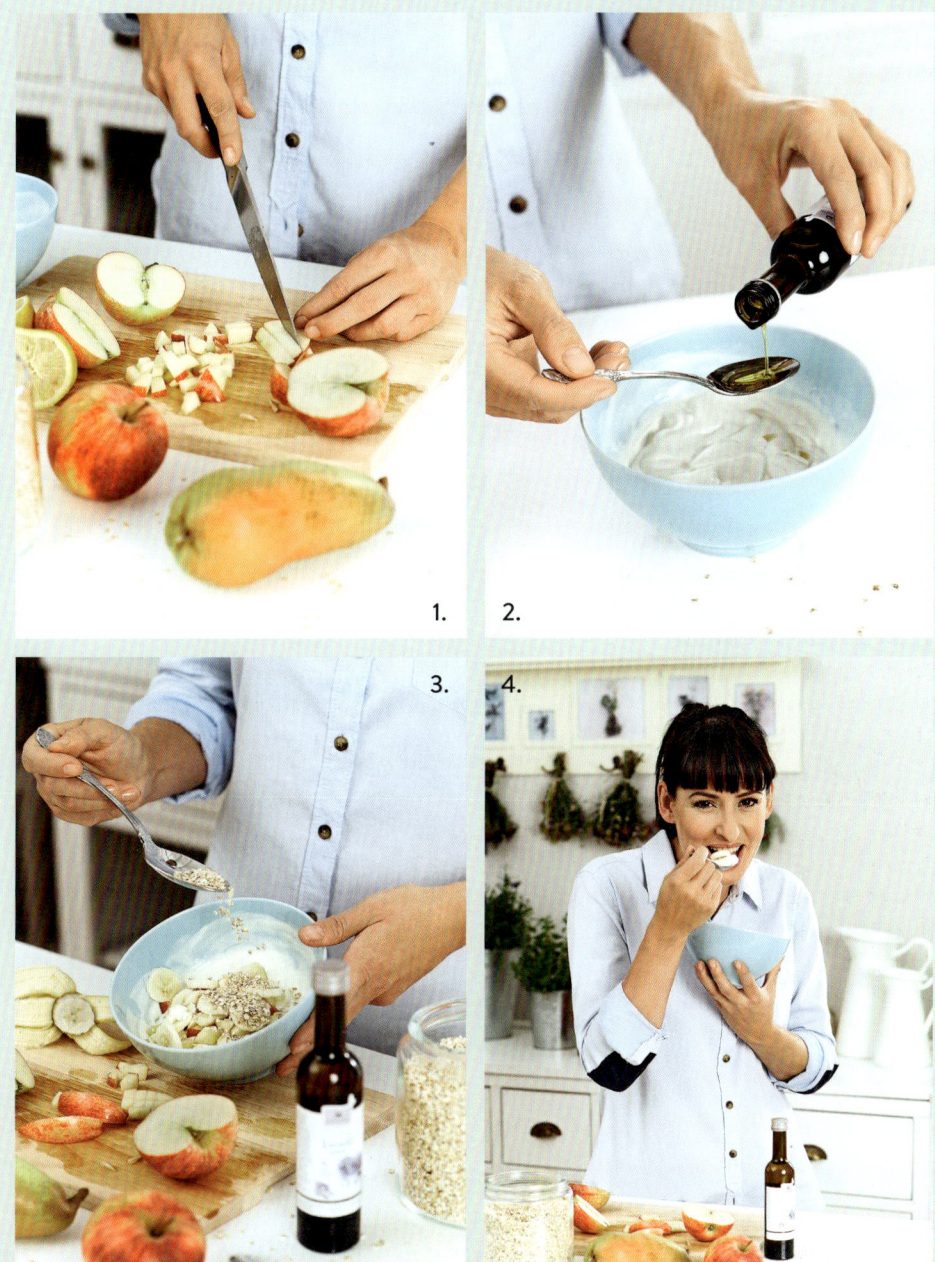

1.

2.

3.

4.

1. Obst klein schneiden.   2. Leinöl in den Quark rühren.   3. Müsli untermischen.   4. Mmh, einfach lecker!

JOHANNISKRAUTÖL

·

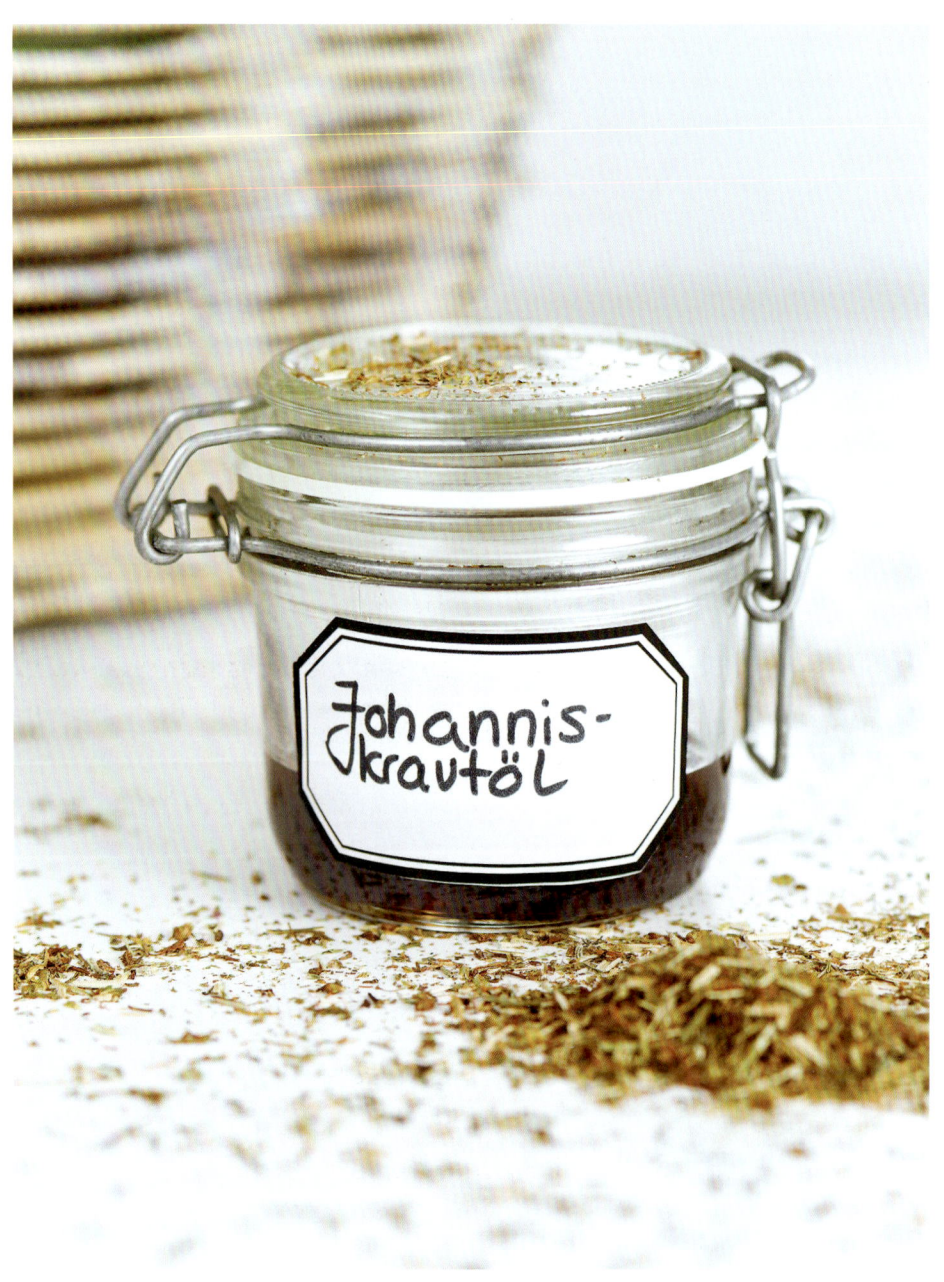

Johanniskraut ist eine der ältesten und der am besten untersuchten Heilpflanzen. Die meisten von Ihnen kennen die Pflanze wahrscheinlich als natürliches Mittel gegen depressive Verstimmungen. Doch sie kann noch mehr: Äußerlich angewandt, tötet sie Bakterien ab und kurbelt den Heilungsprozess der Haut an. Man kann daher aus Johanniskraut ein ausgezeichnetes Wund- und Massageöl herstellen.

WO HILFT'S?
Bei Verbrennungen, stumpfen Verletzungen, Sonnenbrand, schmerzenden Gelenken und Rückenschmerzen.

DAS BRAUCHEN SIE
1 Handvoll getrocknete Johanniskrautblüten und -knospen (oder die doppelte Menge frischer Blüten)
gutes, biologisches Pflanzenöl (Oliven-, Mandel- oder Jojobaöl)
2 Einmachgläser à 500 ml (oder 1 Einmachglas und 1 dunkle Flasche)
1 feines Sieb
1 Trichter

SO WIRD'S GEMACHT
1. Legen Sie die Blüten und Knospen des Johanniskrauts in ein sauberes Einmachglas und füllen Sie etwa die 10-fache Menge an Pflanzenöl auf. Alle Blüten müssen vollständig mit Öl bedeckt sein.
2. Stellen Sie nun das Glas für 6 Wochen in die Sonne (am besten auf die Fensterbank) und schütteln Sie es fortan jeden Tag einmal kräftig wie einen Cocktail durch.
3. Nach 6 Wochen – ja, etwas Geduld ist gefragt, aber dafür ist die Schüttelnummer ja auch wirklich einfach – hat sich das Öl blutrot gefärbt. Jetzt können Sie es durch ein Sieb in ein sauberes Einmachglas oder eine Flasche umfüllen. Die Blüten haben alle Inhaltsstoffe an das Öl abgegeben; sie werden nicht mehr gebraucht und werden weggeworfen.

ANWENDUNG UND HALTBARKEIT
• Massieren Sie das Öl sanft auf die betroffenen Hautpartien ein – beliebig oft oder bis der Schmerz verschwunden ist.
• Kühl und dunkel aufbewahrt hält sich Johanniskrautöl circa 1 Jahr.

ENTSPRECHENDES »FERTIGPRÄPARAT«
Johanniskrautöl aus der Apotheke (zum Beispiel von Spinnrad).

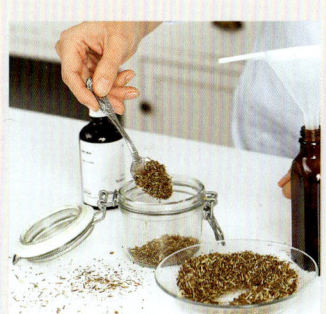 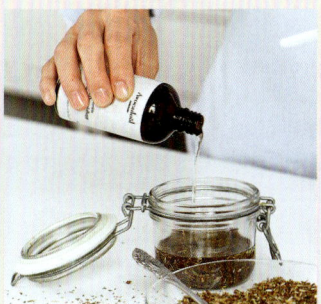 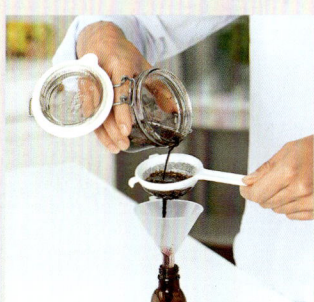

1. Blüten in Einmachglas füllen.   2. Mit Pflanzenöl aufgießen.   3. Das fertige Öl abfüllen.

BEINWELLSALBE

•

Beinwell wirkt entzündungshemmend, abschwellend und schmerzstillend.
Es gibt im Handel daher viele Fertigprodukte mit dieser Heilpflanze. Aber
nur wenn Sie Ihre Salbe selbst anrühren, können Sie absolut sicher sein,
dass Sie es mit einem naturreinen Spitzenprodukt zu tun haben.

WO HILFT'S?

Bei Prellungen, Zerrungen, Quetschungen, Verstauchungen und zur Anregung der Knochenheilung.

DAS BRAUCHEN SIE

1 großes Stück frische Beinwellwurzel
    (oder 100 g getrocknete Wurzel)
250 g Melkfett
1 scharfes Messer
1 Schneidebrett
1 kleiner Topf
1 Kochlöffel
1 Teesieb (ersatzweise Küchensieb und Stoffwindel)
1 große Cremedose oder mehrere kleine Döschen

SO WIRD'S GEMACHT

1. Weil die frische Beinwellwurzel aussieht, als hätte man sie eben erst aus der Erde gezogen, muss sie zunächst unter fließendem Wasser oder in einer Schüssel mit Wasser gründlich gesäubert werden. Aber Vorsicht: Die dunkle Haut an der Wurzel soll erhalten bleiben. Bei getrockneten Wurzeln entfällt dieser Arbeitsschritt.
2. Schneiden Sie nun die Wurzel in kleine Stücke. Getrocknete Wurzeln sind meist bereits zerkleinert.

3. Das Melkfett in einem kleinen Topf vorsichtig erhitzen, aber nicht brutzeln lassen.
4. Wurzeln in das flüssige, warme Fett geben, den Topf vom Herd ziehen und alles abkühlen lassen.
5. Erwärmen Sie nun die Masse im Topf eine Woche lang jeden Tag aufs Neue (nicht aufkochen!). Sobald das Fett warm ist, nehmen Sie den Topf vom Herd und lassen alles wieder abkühlen.
6. Am 7. Tag – es macht auch nichts, wenn Sie es erst am 8. oder 9. Tag tun – gießen Sie die Mischung nach dem Erwärmen durch ein Teesieb beziehungsweise ein mit einer Stoffwindel ausgelegtes Küchensieb direkt in die Cremedose oder portionsweise in kleine Döschen. Zuschrauben – fertig.

ANWENDUNG UND HALTBARKEIT

• Tragen Sie die Salbe nicht zu dünn auf die betroffenen Hautareale auf – am besten 2-mal täglich.
• Im Kühlschrank ist die Beinwellsalbe ungefähr 1 Jahr haltbar.

ENTSPRECHENDES »FERTIGPRÄPARAT«

Kytta-Salbe® aus der Apotheke (Merck).

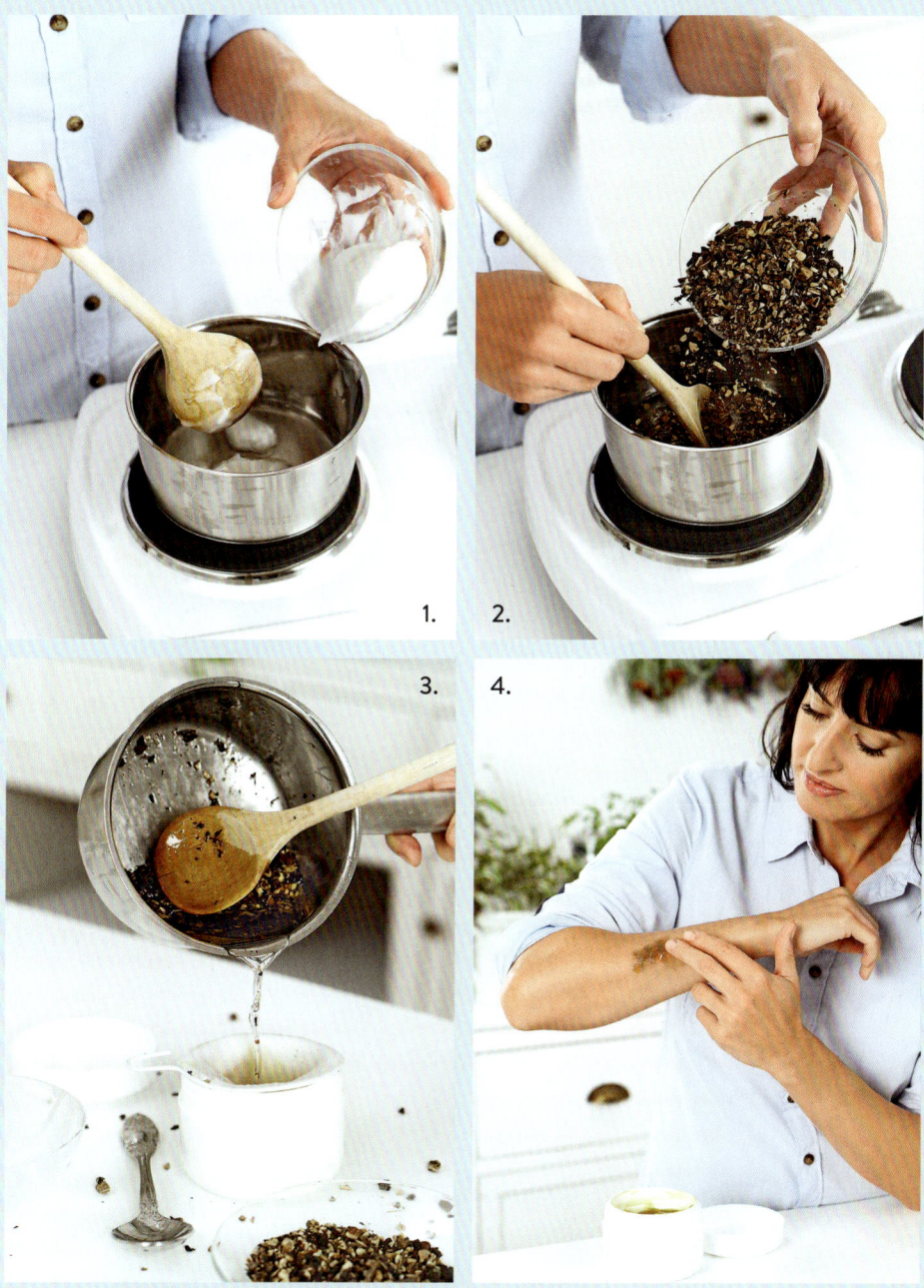

1.

2.

3.

4.

1. Melkfett auf kleiner Flamme schmelzen.   2. Beinwellwurzel untermischen.
3. Mischung durch ein Sieb in ein Cremedöschen füllen.   4. Salbe dünn auf die betroffene Stelle auftragen.

HEILERDEMASKE

•

Schon die heilige Hildegard von Bingen wusste um die Wirkung von Heilerde.
Äußerlich angewandt befördert der feine naturreine Löss Schadstoffe aus dem
Körper, lässt Hautunreinheiten abheilen und unterstützt den Stoffwechsel der
Haut – so wie diese Maske, die für ein feines und klares Hautbild sorgt.

WO HILFT'S?
Bei Pubertätspickeln und Akne.

DAS BRAUCHEN SIE
einige Tropfen Olivenöl
1 Prise Salz
2 EL Heilerde
2 EL Kamillentee
1 kleine Schüssel
1 Esslöffel
1 großer Waschlappen

SO WIRD'S GEMACHT
1. Verrühren Sie die Heilerde in einer Schüssel mit
Olivenöl und Salz. Geben Sie nach und nach so viel
Kamillentee zu, bis ein glatter, zähflüssiger Brei ent-
standen ist. Ist die Konsistenz zu flüssig, zerläuft die
Maske. Ist sie zu zäh, lässt sie sich kaum verteilen.

2. Tragen Sie die Masse mit den Fingern auf das
Gesicht auf. Sparen Sie dabei Augen- und Lippen-
partie aus; hier wirkt die Maske zu hautreizend.
3. Lassen Sie die Maske etwa 15 Minuten einwirken.
In dieser Zeit trocknet die Heilerde.
4. Nehmen Sie die Maske mit einem Waschlappen
und reichlich warmem Wasser wieder ab. Rubbeln
Sie dabei nicht zu stark. Tragen Sie anschließend
Ihre übliche Tagespflege auf.

ANWENDUNG UND HALTBARKEIT
Sie können die Maske 2- bis 3-mal die Woche auftragen. Rühren Sie den Brei dazu jedes Mal neu
an und tragen Sie ihn sofort auf.

ENTSPRECHENDES »FERTIGPRÄPARAT«
Heilerdemaske aus dem Drogeriemarkt oder der
Apotheke (zum Beispiel von Bullrich's).

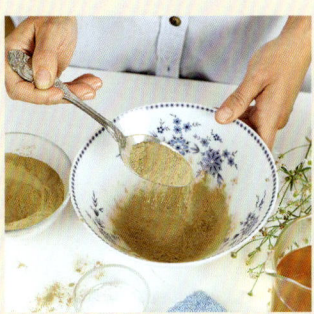 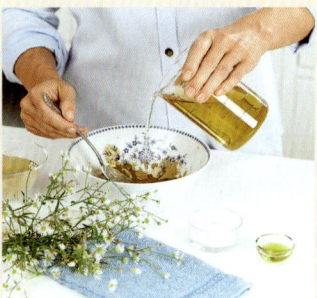 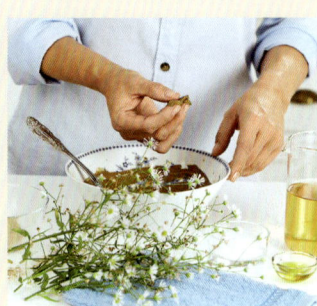

1. Heilerde in Schüssel mit Olivenöl und Salz mischen.   2. Kamillentee zugeben.   3. Konsistenz prüfen.

WUNDREINIGER

•

Die wundheilende Wirkung der Ringelblume beruht auf den ätherischen Ölen, die Bakterien, Viren und Pilze abtöten. Bei allen Verletzungen der Haut, auch bei Nagelbettentzündungen, Narben und Abszessen, vollbringt diese herrlich orangefarbene Blume oft erstaunliche Heilerfolge. Probieren Sie es selbst!

WO HILFT'S?
Zum Reinigen von offenen Wunden.

DAS BRAUCHEN SIE
10 g frisch geerntete Ringelblumenblüten
100 ml 70-prozentiges Äthanol (aus der Apotheke)
1 Einmachglas (1000 ml)
1 feines Sieb
1 Trichter
1 dunkle Flasche

SO WIRD'S GEMACHT
1. Geben Sie Blüten und Äthanol in ein Einmachglas, verschließen Sie dieses gut und stellen Sie es an einen warmen Ort. Schütteln Sie das Glas in den nächsten zwei Wochen ab und zu kräftig.
2. Nach 14 Tagen gießen Sie die Flüssigkeit durch ein Sieb (Blüten ausdrücken) in eine dunkle Flasche.

ANWENDUNG UND HALTBARKEIT
• Waschen Sie die Wunde mit der Tinktur aus oder legen Sie eine angefeuchtete Kompresse darauf.
• Hält sich im Kühlschrank ungefähr 1 Jahr.

> Wenn Sie keine frischen Ringelblumen zur Hand haben oder es einmal ganz schnell gehen muss, mischen Sie für den Wundreiniger einfach 20 Tropfen Calendula-Urtinktur (aus der Apotheke) mit 100 ml abgekochtem, erkaltetem Wasser oder 100 ml isotonischer Kochsalzlösung (0,9 Prozent, Apotheke).

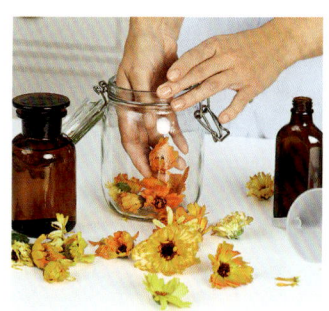
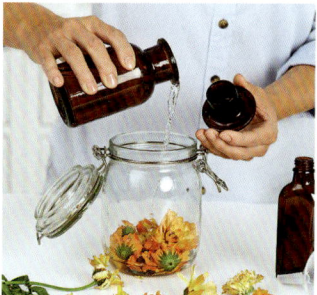
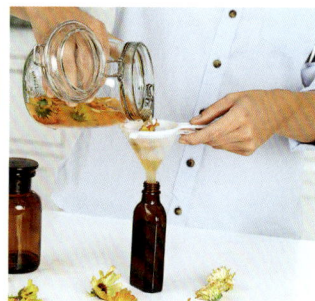

1. Blüten in ein großes Glas schichten.   *2. Mit Äthanol auffüllen.*   *3. In ein dunkles Fläschchen abfiltern.*

SALBEIBONBONS

·

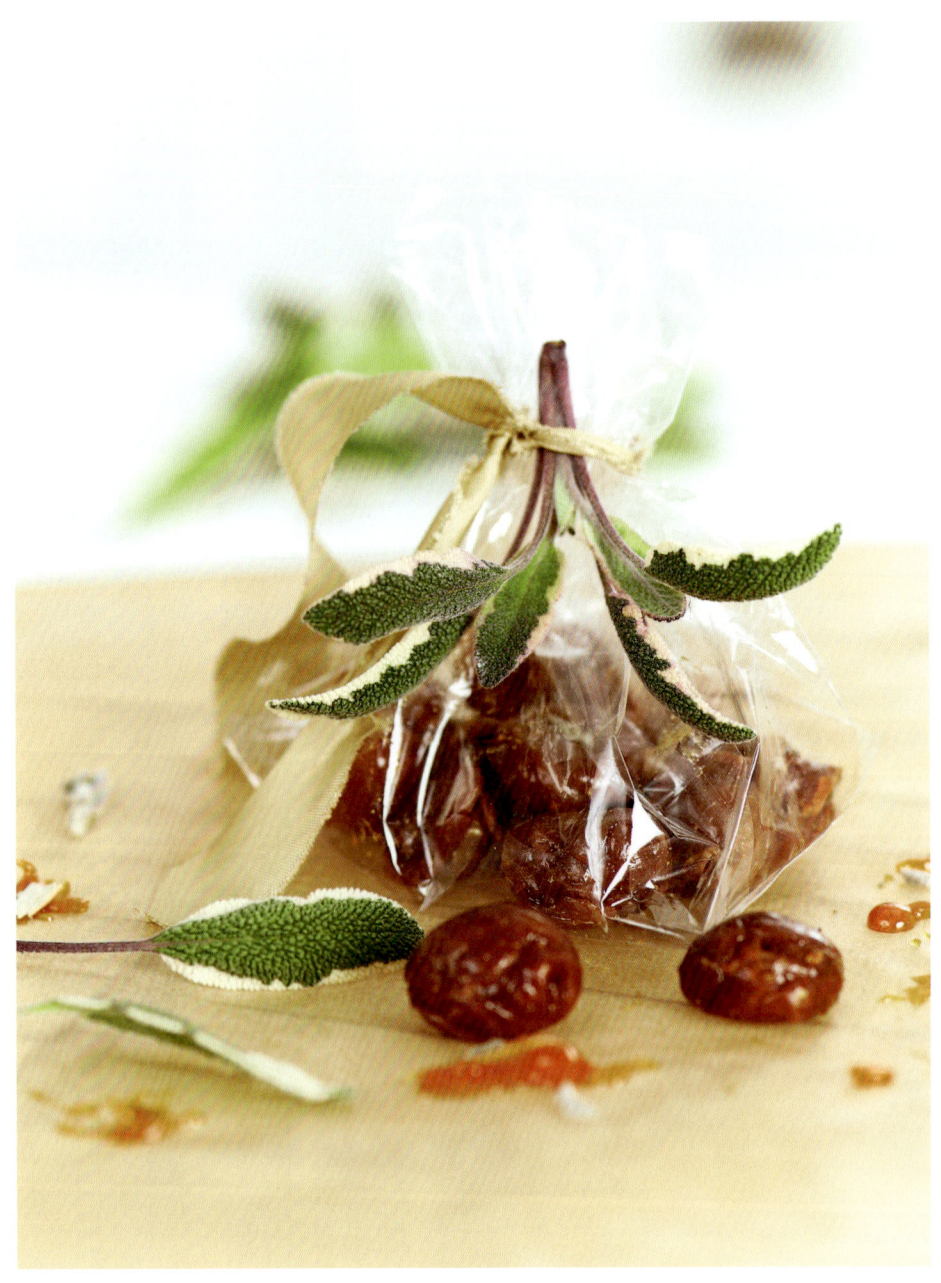

Salbei ist die klassische Heilpflanze gegen Halsweh und Entzündungen am Zahnfleisch, im Mund oder im Rachenraum. Er bekämpft die Krankheitserreger und lindert schnell den Schmerz.

WO HILFT'S?
Bei Halsschmerzen.

DAS BRAUCHEN SIE
ca. 10 Zweige frischer Salbei (10 g;
    ersatzweise 5 g getrockneter Salbei)
100 g Zucker
1 scharfes Messer
1 Schneidebrett
1 kleiner Topf
1 Kochlöffel
1 Backblech
1 Backpapier
evtl. Mörser

SO WIRD'S GEMACHT
1. Brausen Sie den Salbei kurz unter kaltem Wasser ab und tupfen Sie ihn dann mit Küchenkrepp leicht trocken. Zupfen Sie anschließend die Blättchen ab und schneiden Sie sie so fein wie möglich. Wenn Sie getrockneten Salbei verwenden, zerstoßen Sie ihn am besten im Mörser zu Pulver.

2. Geben Sie den Zucker in einen kleinen Topf und bringen Sie ihn unter stetigem Rühren auf kleiner Flamme langsam zum Schmelzen. Weiterrühren, bis der Zucker ganz leicht braun wird.

3. Rühren Sie nun den Salbei in den Zucker. Vorsicht: Das Wasser in frischen Salbeiblättern lässt die Masse zischen, brodeln und nach oben »schießen«. Bonbons machen ist deshalb leider nichts für Kinder.

4. Nehmen Sie den Topf vom Herd und lassen Sie mithilfe des Kochlöffels bonbongroße Portionen der Kräuter-Zucker-Masse auf ein Backblech mit Backpapier tropfen. Vorsicht, die Zuckermasse ist heißer als kochendes Wasser!

5. Wenn Sie mit dem Aussehen der Bonbons nicht zufrieden sind, lösen Sie die »Tropfen«, sobald sie etwas abgekühlt sind, vom Backpapier und rollen sie zwischen den Händen in Form.

ANWENDUNG UND HALTBARKEIT
• Bei Halsweh mehrmals täglich ein Salbeibonbon lutschen.
• Luftdicht verschlossen halten die Bonbons mindestens 1 Jahr.

ENTSPRECHENDES »FERTIGPRÄPARAT«
Salbeibonbons aus dem Drogeriemarkt oder der Apotheke (zum Beispiel von Ricola).

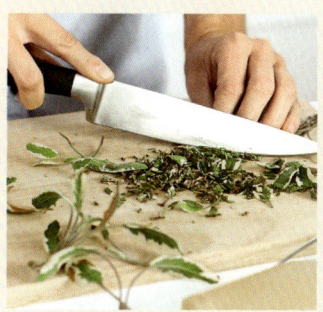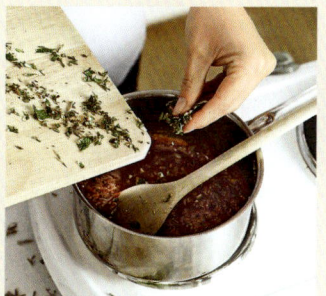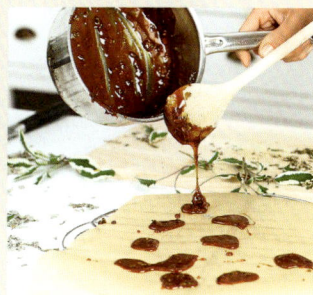

1. Salbei möglichst klein hacken.   2. Salbei in den geschmolzenen Zucker rühren.
3. Masse mit dem Löffel auf Backpapier träufeln.

FRANZBRANNTWEIN

•

Dass Fichtennadeln allein bereits die Durchblutung anregen, zeigt schon
der Badezusatz auf Seite 58. Für diese Essenz wird ihre Wirkung zusätzlich
mit der von Latschenkiefer, Kampfer und Rosmarin ergänzt. Eine Massage
bringt schnell Erleichterung und es duftet herrlich nach Wald.

WO HILFT'S?

Bei Muskelkater, Zerrungen und Prellungen, aber
auch zum Einreiben schmerzender Gelenke.

DAS BRAUCHEN SIE

20 ml 95-prozentiger Alkohol (aus der Apotheke)
30 Tropfen ätherisches Latschenkieferöl
30 Tropfen ätherisches Fichtennadelöl
30 Tropfen ätherisches Kampferöl
50 Tropfen ätherisches Rosmarinöl
80 ml Korn
1 Trichter
1 dunkle Flasche (mind. 100 ml)

SO WIRD'S GEMACHT

1. Gießen Sie mithilfe eines Trichters den Apothe-
kenalkohol in eine dunkle Flasche. Fügen Sie erst
die ätherischen Öle, dann den Korn hinzu.
2. Verschließen Sie die Flasche und schütteln Sie
sie kräftig. Der Inhalt ist nun milchig, denn die
ätherischen Öle verbinden sich mit dem niedrig-
prozentigeren Alkohol und bilden eine Emulsion.
3. Um die ätherischen Öle, die sich trotzdem an
der Oberfläche ansammeln, einzubinden, schütteln
Sie die Flasche vor jedem Gebrauch einmal kräftig.

ANWENDUNG UND HALTBARKEIT

• Träufeln Sie sich etwas Franzbranntwein in die
hohle Hand oder direkt auf den schmerzenden
Körperteil und reiben beziehungsweise massieren
Sie ihn sanft ein.
• Da Franzbranntwein die Haut austrocknet, sollten
Sie die Anwendung nicht länger als 1 Woche am
Stück durchführen. Aber bis dahin ist der Muskel-
kater sowieso verschwunden.
• Die Flasche hält sich im Kühlschrank circa 1 Jahr.

ENTSPRECHENDES »FERTIGPRÄPARAT«

Franzbranntwein aus dem Drogeriemarkt oder der
Apotheke (zum Beispiel von MCM Klosterfrau).

> Reiben Sie die Haut nie vor einem
> Sonnenbad mit Franzbranntwein ein,
> weil sie sonst empfindlicher auf die
> UV-Strahlung reagiert. Achten Sie
> außerdem darauf, dass der Franz-
> branntwein nur mit intakter Haut in
> Kontakt kommt. Schon bei kleinen
> Wunden kann er stark brennen.

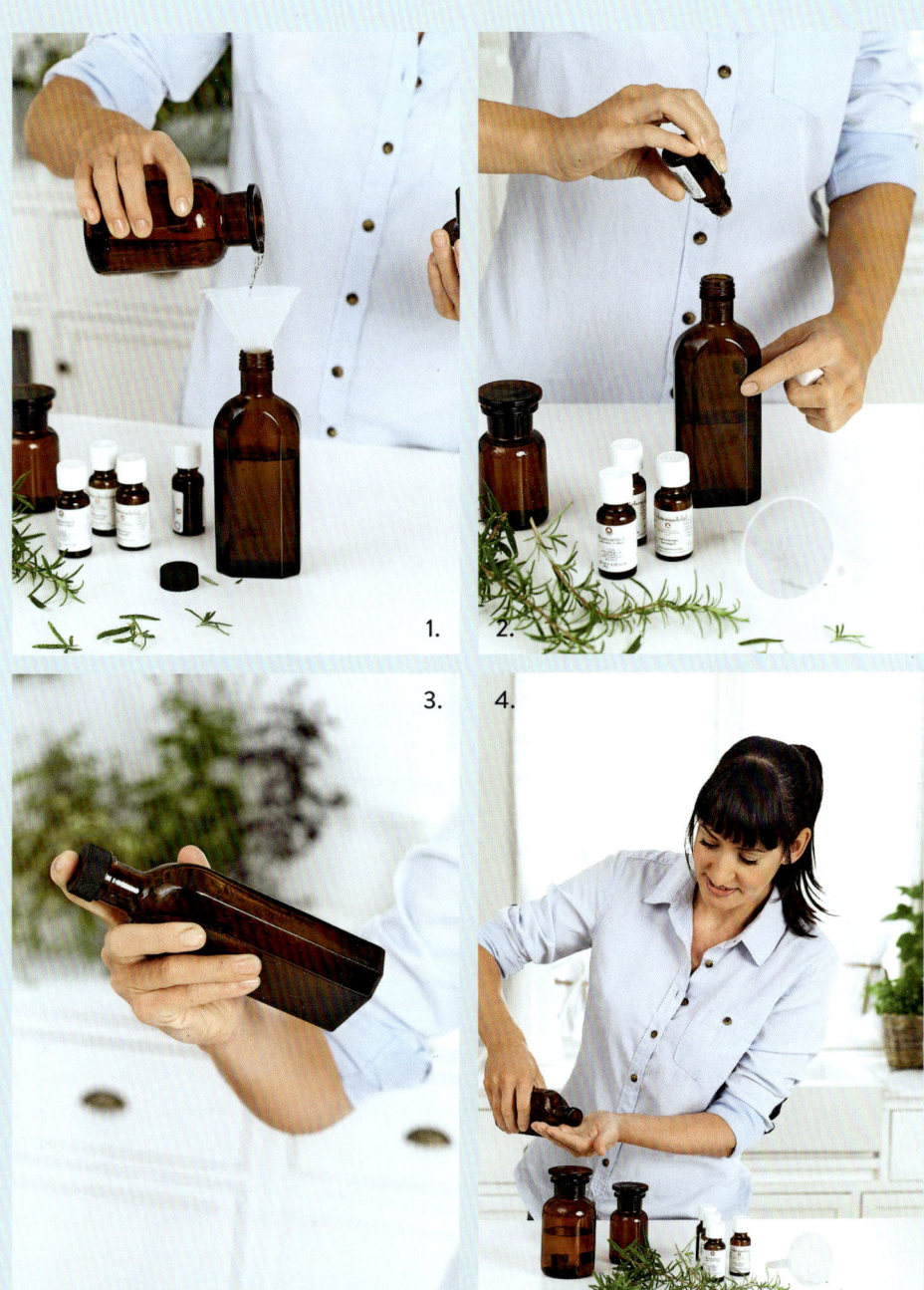

1. Alkohol in eine dunkle Flasche füllen.   2. Ätherische Öle zugeben.   3. Alles gut schütteln.
4. Franzbranntwein in die hohle Hand geben, mit der anderen verreiben – und auftragen.

FICHTENNADEL-BADESALZ

·

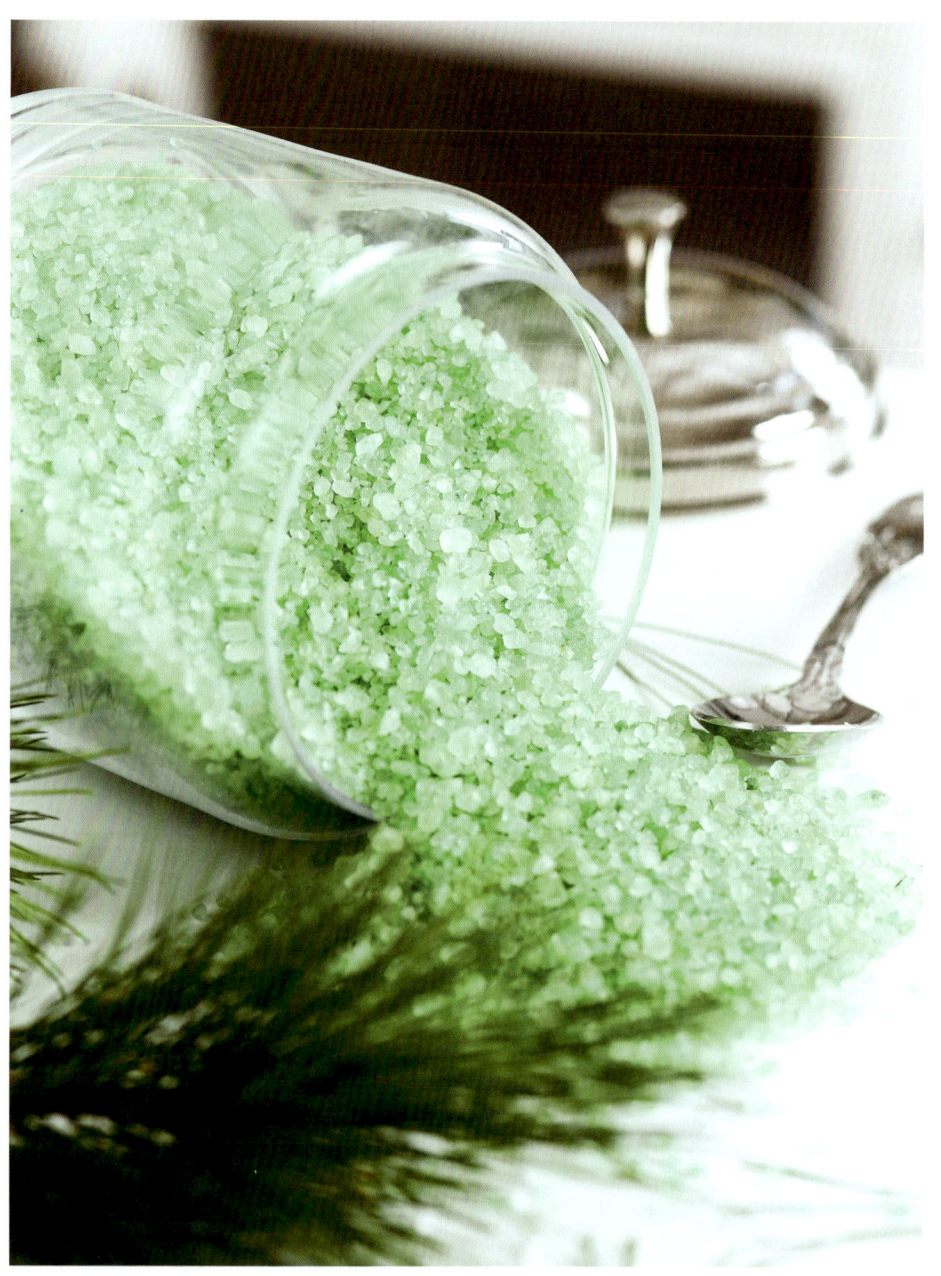

In der Naturapotheke werden nur die zarten, jungen Triebe der Fichte verwendet. Ein Extrakt daraus hilft innerlich angewandt zur Schleimlösung bei Husten; äußerliche Anwendungen regen dagegen die Durchblutung an. Bei einem Fichtennadel-Badesalz wird dieser Effekt durch das warme Wasser noch verstärkt. Schöne Nebenwirkung: Das Bad riecht herrlich nach Wald ...

WO HILFT'S?
Bei Wachstumsschmerzen und muskulären Verspannungen.

DAS BRAUCHEN SIE
750 g Meersalz
ca. 25 ml ätherisches Fichtennadelöl (je nach gewünschter Intensität)
ca. 15 ml hochprozentiger Alkohol (Schnaps oder Korn)
1 Msp. grüne Lebensmittelfarbe (die ist gesundheitlich völlig unbedenklich und färbt das Salz hübsch ein)
1 dekoratives verschließbares Glasgefäß (1000 ml)
1 Trichter

SO WIRD'S GEMACHT
1. Füllen Sie mithilfe des Trichters erst das Meersalz, dann das Fichtennadelöl, den Alkohol und zum Schluss die Lebensmittelfarbe in ein großes Glas.
2. Verschließen Sie das Glas, fassen Sie es mit beiden Händen und schütteln Sie es kräftig hin und her, als würden Sie einen Cocktail mixen.

ANWENDUNG UND HALTBARKEIT
• Geben Sie für ein Vollbad ungefähr 2 Esslöffel Badesalz ins warme Wasser.
• Bewährt hat sich ein Bad abends vor dem Schlafengehen, weil Wachstumsschmerzen vorwiegend abends oder nachts auftreten.
• Trocken aufbewahrt hält sich das Badesalz 1 Jahr.

ENTSPRECHENDES »FERTIGPRÄPARAT«
Badezusatz aus dem Drogeriemarkt oder der Apotheke (zum Beispiel Kneipp).

> Fichtennadelöl darf erst ab dem dritten Lebensjahr angewendet werden, da es bei jüngeren Kindern zu Atembeschwerden führen kann. Das Badesalz ist zudem nichts für asthmatische Kinder.

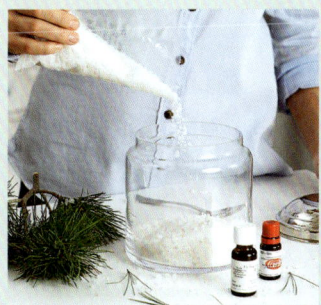 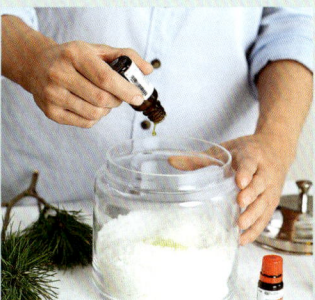 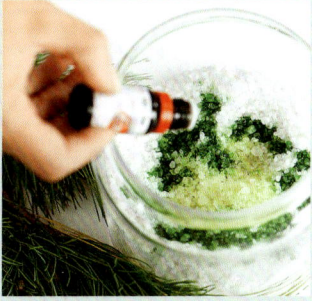

1. Meersalz ins Glas füllen. 2. Ätherisches Öl zugeben. 3. Badesalz mit grüner Speisefarbe färben.

HUSTEN,
SCHNUPFEN,
HEISERKEIT

•

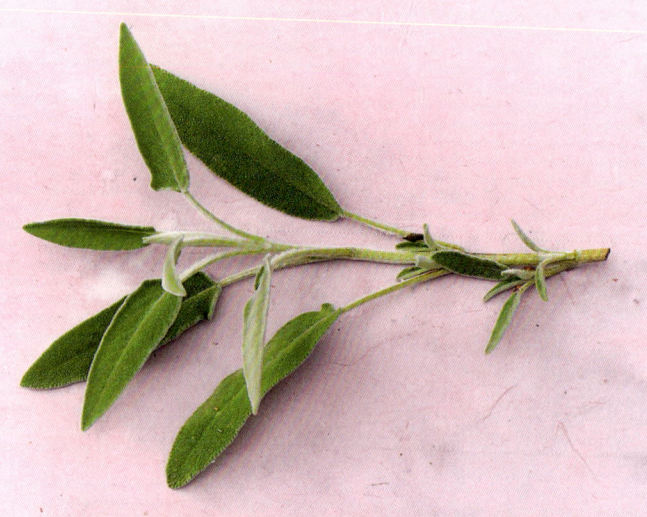

Irgendwann im Lauf des Winters kommt sie – und die Leute reden ständig darüber, wer sie schon hatte, wer noch nicht, und wer sie gerade durchmacht: die »Grippe«. Fieber, Husten und Schmerzen, Schüttelfrost, Rücken- und Muskelschmerzen, Atemnot und Erschöpfung lassen uns dann kaputt daniedersinken und legen uns nicht selten gleich für mehrere Tage flach. Zum Glück handelt es sich in den meisten Fällen gar nicht um die echte Grippe (oder Influenza, wie der Fachmann sagt), wenn es uns schlecht geht. Viel öfter ist ein grippaler Infekt, also eine starke Erkältung, die Ursache des Übels.

Doch was nützt dieses Wissen? Leider ist es ja doch so, dass wir tun können, was wir wollen: Irgendwann erwischen uns die Erkältungsviren doch. Und haben sie sich erst einmal in den Schleimhäuten eingenistet, verfolgen sie keinen anderen Plan mehr, als sich zu vermehren.

HILFE AUS DER NATUR

Sie haben es sich mittlerweile wahrscheinlich schon gedacht: Die Natur hält gegen die akute Entzündung der oberen Atemwege eine Fülle an Heilpflanzen bereit. Und so lassen sich Schnupfen, Halsweh, Husten und Co auf ebenso sanfte wie wirkungsvolle Art bekämpfen. »Trotzdem«, werden Sie jetzt vielleicht sagen, »wenn es mich erwischt, geh ich in die Apotheke oder in die Drogerie.« Ich empfehle Ihnen dagegen: Gehen Sie doch einfach mal in die Küche! Dort finden Sie Hustensaft und Schnupfenspray im Gemüsefach und Küchenschrank. Na ja, noch nicht gebrauchsfertig, aber der Weg ist nicht weit. Und während Sie in aller Ruhe eine Gurgellösung mischen oder sich einfach eine Tasse Grippetee aufgießen, tun Sie schon wieder etwas für die Gesundheit. Denn in der Ruhe liegt die Kraft – und tatsächlich schwächt Stress das körpereigene Abwehrsystem und bietet Krankheitserregen so neue Angriffsfläche, sich zu vermehren. Und irgendwann im Lauf des Genusses von Grippetee verschwindet sie dann auch wieder, die Erkältung …

MEINE LIEBLINGSREZEPTE GEGEN ERKÄLTUNGSKRANKHEITEN

Aus der Fülle an Kräutern, die gegen Erkältungskrankheiten wirken, habe ich Ihnen die absoluten Wirkstoffknüller ausgewählt. Und die verwandeln Sie ohne Mühe zu Hustensaft und Co.

Meerrettich-Hustensaft

Meerrettich schmeckt lecker auf Tafelspitz und Räucherlachs. Aber wussten Sie, dass er auch ein wahrer Bakterien- und Virenkiller ist? Der Hustensaft, den ich Ihnen auf Seite 62 vorstelle, ist zwar hübsch scharf (und damit nicht für Kinder geeignet), aber er befreit die Bronchien wirksam von Schleim.

Fenchelhonig

Die sanftere Anti-Husten-Variante, empfohlen für Kinder und Weicheier (Rezept Seite 65).

Meersalz-Schnupfenspray

»Normale« Nasensprays wirken zwar rasch, trocknen die Schleimhäute aber auch aus. Vor allem aber gewöhnt sich der Körper recht schnell an sie, und man hat dann ständig das Gefühl, keine Luft zu bekommen. Viel sanfter ist das Meersalz Spray von Seite 66. Untersützend können Sie sich dazu noch die Majoransalbe von Seite 33 unter die Nase reiben.

Mischung zum Inhalieren

Zum Durchpusten der Atemorgane eignet sich ein Dampfbad wunderbar. Noch mehr, wenn Sie dazu die Mischung von Seite 67 aus Eukalyptus-, Latschenkiefer- und Cajeputöl verwenden.

Gurgellösung

Halsschmerzen und Schluckbeschwerden sind auch deshalb so lästig, weil man sich tief im Rachen partout nicht kratzen kann. Was aber für Linderung sorgt, ist eine Mischung aus Salbeitee, Apfelessig und Teebaumöl. Das Rezept finden Sie auf Seite 68.

Grippetee

Mädesüß enthält entzündungshemmende Salicylsäure, also genau den Stoff, der sich synthetisch hergestellt auch in Aspirin® findet. Muss ich mehr dazu sagen? Das Rezept von Seite 70 sei also wärmstens empfohlen.

Schleimlösertee

Ach, den Tee von Seite 71 hätte ich anders nennen sollen. Königskerzentee klingt doch einfach eine Klasse hübscher. Andererseits weiß man nun gleich, was der Tee kann.

Reizhustentee

So nervig Reizhusten auch ist: In Zukunft hat er nicht einmal mehr im Theater oder bei der Orchesteraufführung eine Chance. Vorausgesetzt, Sie trinken ein Stündchen vorher den Tee von Seite 72.

Nebenhöhlentee

Noch ein bisschen ausgebuffter kommt die Teemischung von Seite 73 daher. Darin finden sich neben Mädesüß, Holunder und Linde auch Majoran, Myrte, Pfefferminze und Sonnenhut. Und siehe da: Nasenatmung ist doch was Feines!

Zitronenwickel

Bloß nix mit Zitronen! Die sind viel zu sauer! Aber bestimmt nicht als Wickel. In dieser Form macht noch die sauerste Zitrone wieder lustig, wenn Halsschmerzen und Schluckbeschwerden dies gerade akut behindern. Wie es geht, lesen Sie auf Seite 74.

Thymiancreme

Thymian darf in der Erkältungskräuter-Hitliste wegen seiner schleim- und krampflösenden Wirkung nicht fehlen. Reiben Sie die Creme von Seite 77 auf die Brust, schließen Sie die Augen, denken Sie ans Meer und atmen Sie sich frei.

MEERRETTICH-HUSTENSAFT

•

Die scharfen Senföle sind des Meerrettichs Wunderwaffe. Sie töten Bakterien, Pilze und Viren ab. Sein Saft löst Schleim und steigert die Abwehrkräfte. Wegen dieser günstigen Wirkungen und des etwas derb-deftigen Geschmacks der scharfen Pflanze wird sie auch als »Antibiotikum der Bauern« bezeichnet.

⤳ *Ein Hustensaftrezept, das sich auch für Kinder eignet, finden Sie auf Seite 65.*

WO HILFT'S?
Bei Husten, Erkältung und Bronchitis.

DAS BRAUCHEN SIE
1 Stück Meerrettichwurzel (ca. 20 g, vom Markt oder Gemüsehändler)
150 g Bio-Honig
1 Sparschäler
1 Gemüsereibe
1 Schraubglas (250 ml)
1 dunkle Flasche (250 ml)
1 Teesieb (ersatzweise Küchensieb und Stoffwindel)

SO WIRD'S GEMACHT
1. Schälen Sie die Meerrettichwurzel und raspeln Sie sie grob.
2. Füllen Sie die geraspelte Wurzel in ein Schraubglas und geben Sie den Honig dazu. Verschließen Sie das Glas und stellen Sie es über Nacht an einen warmen Ort.

3. Am nächsten Tag gießen Sie den Honigsaft durch ein Teesieb oder in ein mit einer Stoffwindel ausgelegtes Küchensieb in eine dunkle Flasche. Was im Sieb zurückbleibt, können Sie entsorgen. Die Flasche wandert jetzt in den Kühlschrank und wartet dort auf ihren Einsatz.

ANWENDUNG UND HALTBARKEIT
• Nehmen Sie dreimal täglich je 1 Teelöffel Meerrettich-Hustensaft.
• Wenn Sie den Saft im Kühlschrank aufheben, hält er bis zu 6 Tage.

ENTSPRECHENDES »FERTIGPRÄPARAT«
Angocin® (Repha) aus der Apotheke.

> Weil er sehr scharf ist, eignet sich dieser Hustensaft nicht für Kinder. Davon abgesehen dürfen Sie Meerrettich nicht anwenden, wenn Sie an einem Magen- oder Darmgeschwür leiden.

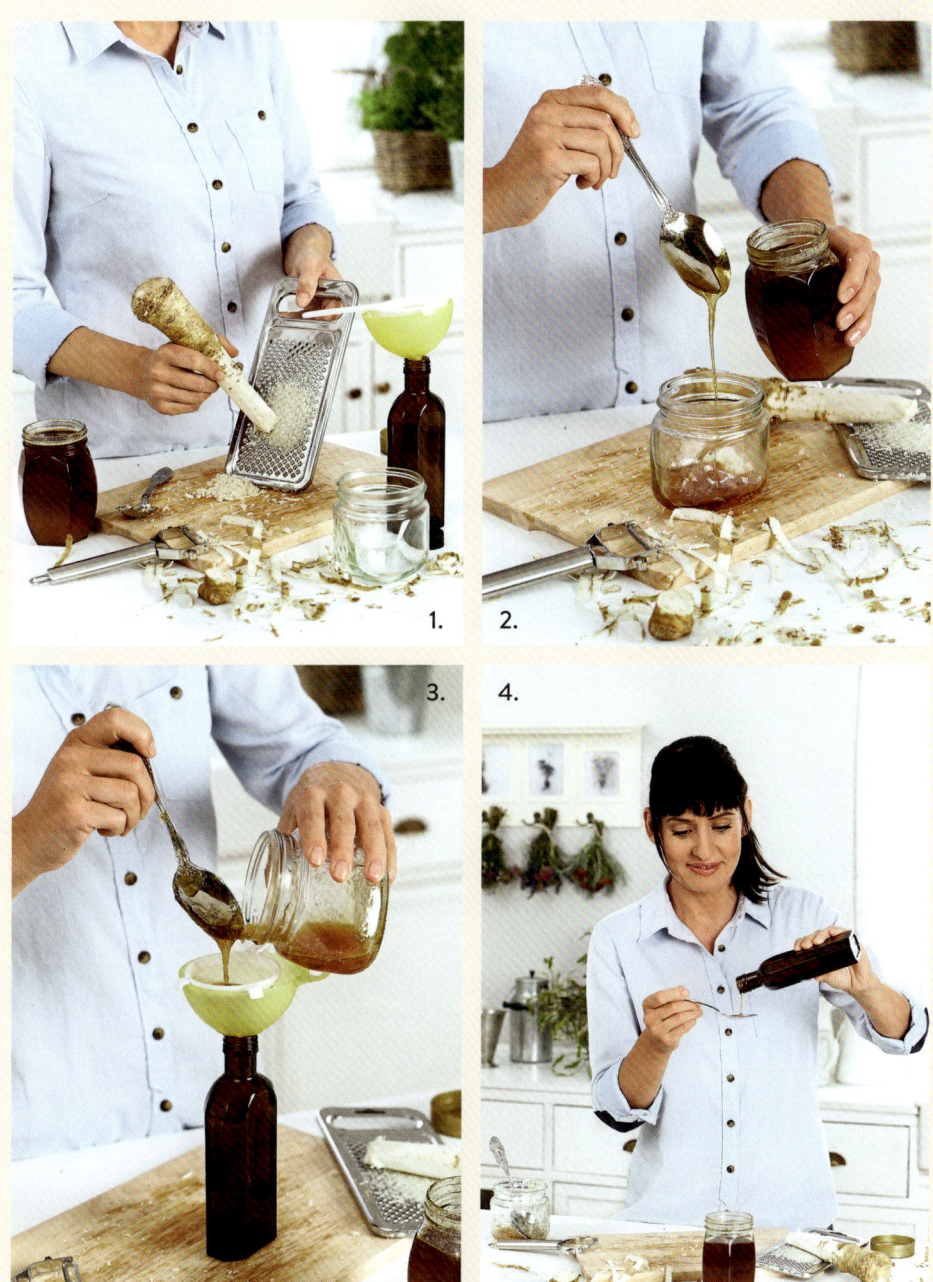

1. Meerrettich reiben.   2. Meerrettich und Honig in einem Glas mischen.
3. Am nächsten Tag in eine dunkle Flasche umfüllen.   4. Dreimal täglich einen Teelöffel Saft einnehmen.

FENCHELHONIG

•

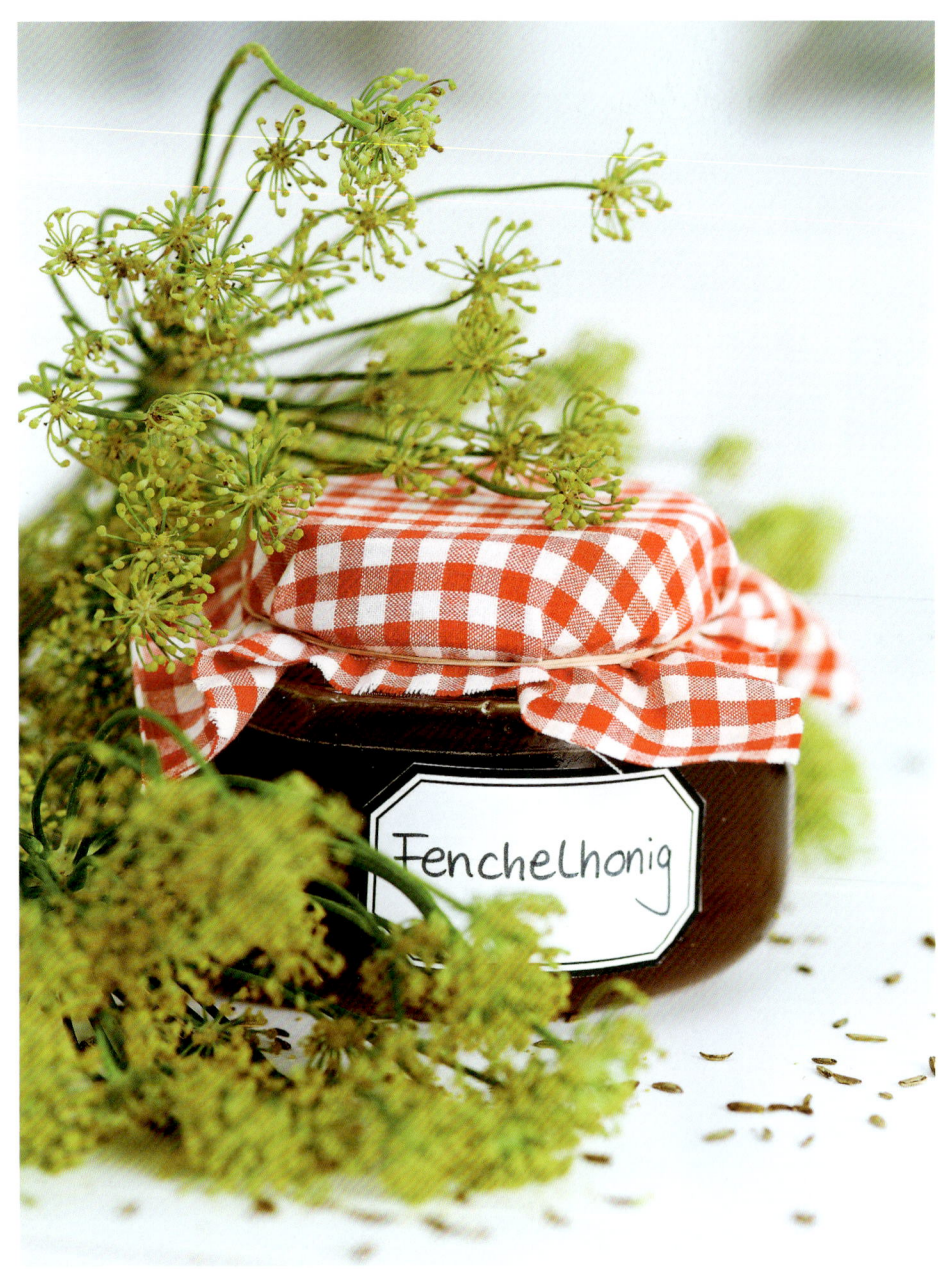

Die Wirkstoffe des Fenchels können zähen Schleim verdünnen. Wegen ihrer antibakteriellen und krampflösenden Wirkung lindert die Pflanze zudem Verdauungsbeschwerden und wird daher gerne auch eingesetzt, um Bauchschmerzen von Babys und Kleinkindern zu lindern.

WO HILFT'S?
Bei Erkältungskrankheiten mit trockenem Husten.

DAS BRAUCHEN SIE
15 g Fenchelsaat
250 g Biohonig
1 Mörser
1 mittelgroßer Topf
1 Teesieb
1 große Tasse oder Kanne
1 Schraubglas (mind. 250 ml)

SO WIRD'S GEMACHT
1. Zerstoßen Sie die Fenchelsaat im Mörser.
2. Geben Sie den zerstoßenen Fenchel in einen Topf, fügen Sie 250 ml Wasser hinzu und lassen Sie alles einmal aufkochen. Gießen Sie dann die Flüssigkeit durch ein Teesieb in eine große Tasse oder Kanne ab.

3. Lassen Sie das Fenchelwasser etwas abkühlen und rühren Sie dann den Honig ein. Ist die Flüssigkeit noch zu heiß, gehen die wertvollen Enzyme des Honigs verloren.
4. Füllen Sie den Fenchelhonig in ein Schraubglas und verschließen Sie dieses gut.

ANWENDUNG UND HALTBARKEIT
• Nehmen Sie bei Husten 3- bis 4-mal am Tag einen Teelöffel Hustensaft zu sich.
• Der Fenchelhonig hält sich im Kühlschrank ungefähr 8 Tage.

ENTSPRECHENDES »FERTIGPRÄPARAT«
Fenchelhonig aus dem Drogeriemarkt (zum Beispiel von Das gesunde Plus).

> Welcher Honig soll es sein? Mein Geheimtipp: Manuka-Honig (über das Internet erhältlich). Er wirkt hoch antibakteriell und ist daher bereits ins Visier der Wissenschaftler geraten. Allerdings stehen weitere Forschungen noch aus.

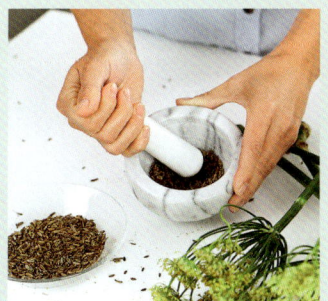 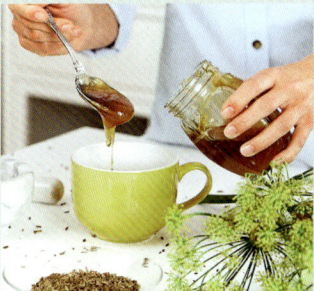 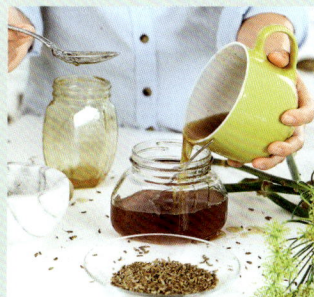

1. Fenchelsaat zerstoßen. 2. Honig in Fenchelwasser auflösen. 3. Mischung in ein Schraubglas füllen.

MEERSALZ-SCHNUPFENSPRAY

•

Eine Lösung aus natürlichem Meersalz (ohne zugesetzte Weißmacher
und Rieselhilfen) befeuchtet bei Schnupfen die Schleimhäute und löst
sanft den Schleim. Die in ihm enthaltene Calendula-Tinktur wirkt gleichzeitig
auf sanfte Art entzündungshemmend und antibakteriell.

WO HILFT'S?
Bei trockener und verstopfter Nase.

DAS BRAUCHEN SIE
4,5 g Meersalz (Bioqualität)
6 Tropfen Calendula-Urtinktur (aus der Apotheke)
1 großer Becher oder 1 großes Glas (500 ml)
1 Löffel
1 kleiner Trichter
1 Nasenspray-Flasche (20 ml)

SO WIRD'S GEMACHT
1. Lösen Sie das Meersalz in 500 ml kochendem
Wasser auf. Sie brauchen zwar weniger Spray, aber
so lassen sich die Zutaten einfacher abwiegen.
Rühren, bis sich alle Salzkristalle aufgelöst haben.

2. Salzlösung in eine Nasenspray-Flasche füllen,
Calendula-Urtinktur hinzugeben, schütteln – fertig.

ANWENDUNG UND HALTBARKEIT
• Bei Bedarf 1–2 Stöße in jedes Nasenloch sprühen.
• Das Spray hält sich circa 1 Woche.

ENTSPRECHENDES »FERTIGPRÄPARAT«
Abschwellendes Nasenspray aus dem Drogeriemarkt (zum Beispiel von Das gesunde Plus).

> Das Nasenspray eignet sich auch für
> Babys. Benutzen Sie dann eine Pipetten-
> flasche (pro Nasenloch 1–2 Tropfen).

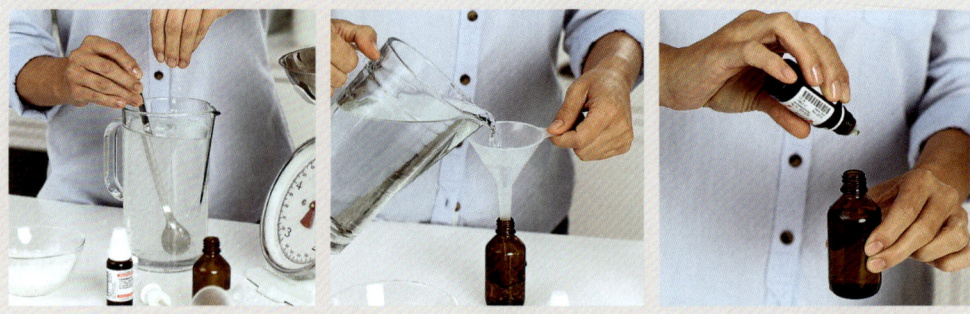

1. Meersalz in kochendem Wasser auflösen. 2. Lösung in Nasenspray-Fläschchen füllen.
3. Calendula-Urtinktur dazuträufeln.

MISCHUNG ZUM INHALIEREN

•

Dass Eukalyptus und Latschenkiefer bei Erkältungen die Atemwege befreien, haben Sie sicher schon gewusst. Aber haben Sie schon einmal von Cajeputöl gehört? Es erinnert nicht nur vom Geruch her an Eukalyptus, sondern enthält auch den gleichen Wirkstoff wie dieser: Cineol. Doppelt hält eben besser!

WO HILFT'S?
Bei allen Erkältungssymptomen, Husten, Schnupfen und verstopfter Nase.

DAS BRAUCHEN SIE
2 ml ätherisches Eukalyptusöl
3 ml ätherisches Latschenkieferöl
5 ml ätherisches Cajeputöl
1 dunkle Pipettenflasche (10 ml)
1 kleiner Messbecher
1 kleiner Trichter
1 Inhalator oder 1 große Schüssel mit Handtuch

SO WIRD'S GEMACHT
1. Füllen Sie alle ätherischen Öle in eine Pipettenflasche. Zuschrauben und einmal kräftig schütteln.

2. Zum Inhalieren geben Sie 1 l kochendes Wasser in eine Plastikschüssel und träufeln je nach Alter (siehe unten) von der Inhalationsmischung dazu.

ANWENDUNG UND HALTBARKEIT
• Zum Inhalieren verwenden Erwachsene 6–8, Kinder ab 4 Jahren 2–3 Tropfen. Für jüngere Kinder ist die Mischung nicht geeignet.
• Inhalieren Sie 1- bis 3-mal täglich 5–10 Minuten.
• Die Mischung eignet sich auch gut für ein Erkältungsbad. Mischen Sie dazu 6–8 Tropfen mit 2 Esslöffel Sahne und geben Sie alles in die heiße Wanne.
• Das Öl hält sich mindestens 1 Jahr.

ENTSPRECHENDES »FERTIGPRÄPARAT«
Babix®-Inhalat (Mickan) aus der Apotheke.

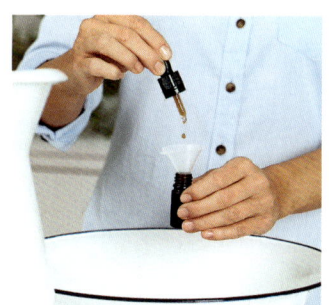 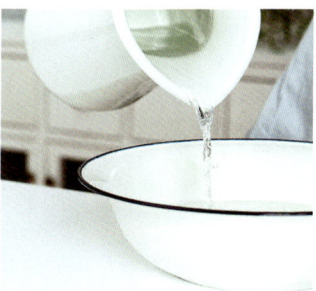 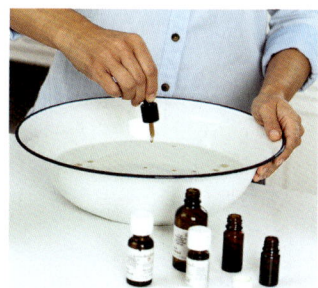

1. Ätherische Öle in ein Fläschchen füllen. 2. Heißes Wasser in eine Schüssel füllen.
3. 2–3 Tropfen Inhaliermischung dazugeben.

GURGELLÖSUNG

•

Wenn der Hals schmerzt oder die Stimme belegt ist, sind meist Bakterien
daran schuld. Am schnellsten hilft dann eine Gurgellösung mit »Bakterien-
Killern«, wie sie zum Beispiel auch im Salbei stecken. Das Ganze schmeckt zwar
auch ein bisschen so, wie es heißt, aber Sie sollen es ja auch nicht schlucken.

WO HILFT'S?
Bei Halsschmerzen und Heiserkeit.

DAS BRAUCHEN SIE
200 ml Apfelessig
300 ml abgekühlter Salbeitee (aus frischem oder
    getrocknetem Salbei aufgebrüht)
10 Tropfen ätherisches Teebaumöl
Karaffe, Kanne oder Messbecher (mind. 500 ml)

SO WIRD'S GEMACHT
1. Füllen Sie den Apfelessig und den Salbeitee in
eine Karaffe, eine Kanne oder einen Messbecher.
2. Geben Sie das ätherische Teebaumöl dazu und
rühren Sie mehrmals kräftig um.

ANWENDUNG UND HALTBARKEIT
• Damit der Schmerz rasch nachlässt, sollten Sie
stündlich mit der Lösung gurgeln.
• Sie können die Gurgellösung im Kühlschrank
2 Tage aufbewahren.

ENTSPRECHENDES »FERTIGPRÄPARAT«
Alternativ mit Salbeitee (zum Beispiel von Sidroga)
aus dem Drogeriemarkt oder der Apotheke gurgeln.

Warum hilft Gurgeln eigentlich gegen
Halsschmerzen? Mit dem Gurgeln erreichen Sie zwei Dinge: Erstens werden
Mund- und Rachenraum desinfiziert,
was Bakterien in die Flucht schlägt.
Zweitens beruhigen sich die Schleimhäute und schwellen ab, was wiederum
den Schmerz lindert. Besonders effektiv
ist es, wenn Sie den Bakterien im Hals
gleichzeitig von innen und außen zu
Leibe rücken. Ich empfehle Ihnen
daher wärmstens, zusätzlich den Zitronenwickel von Seite 74 zuzubereiten.

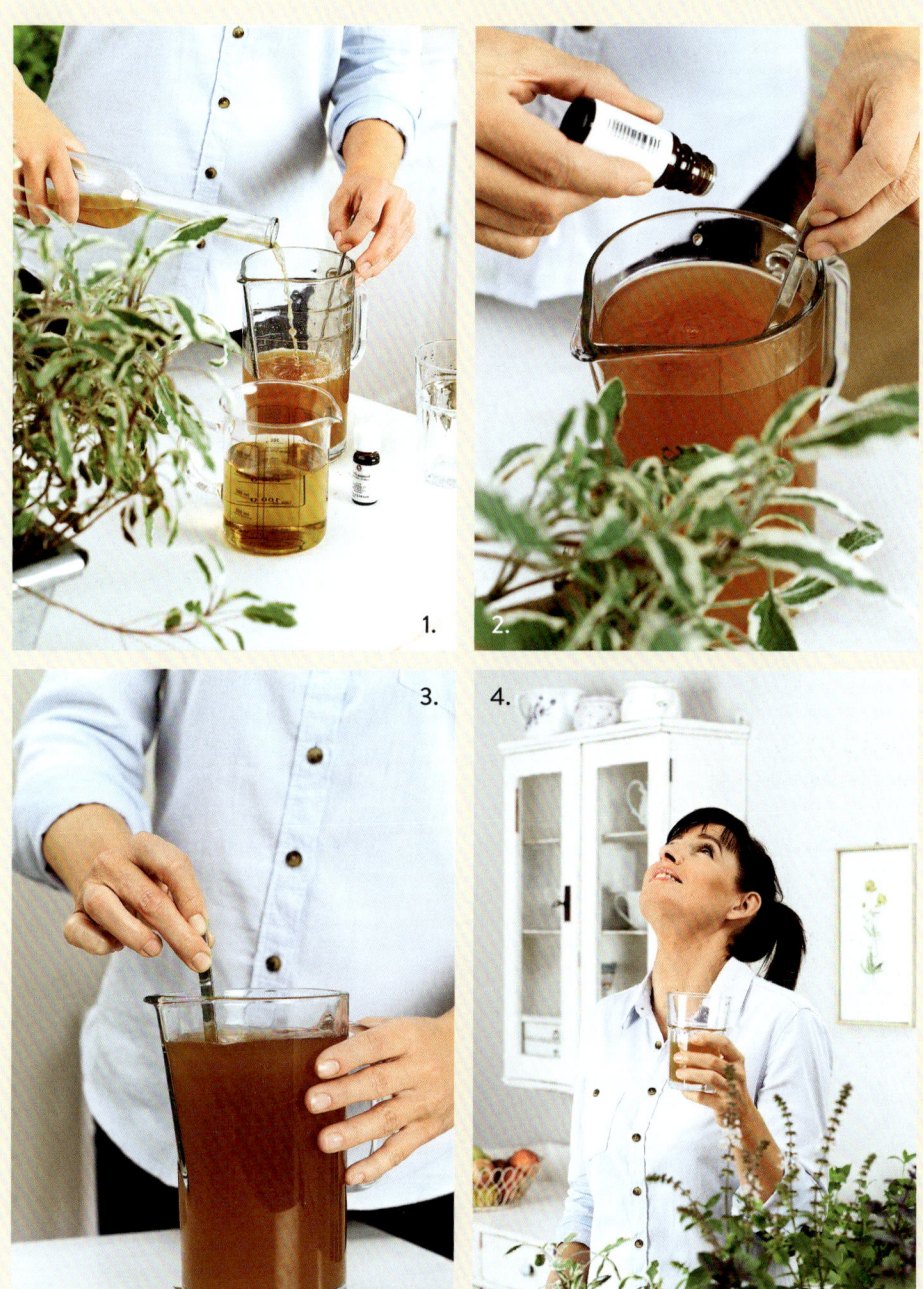

1. *Apfelessig und Salbeitee in eine Karaffe füllen.*   2. *Teebaumöl dazuträufeln.*
3. *Gut verrühren.*   4. *Bei Bedarf gurgeln, gerne jede Stunde.*

GRIPPETEE

•

Weil Mädesüß Salicylsäure enthält, bezeichnet man es auch als »pflanzliches Aspirin«. Es senkt Fieber und lindert Kopf- und Gliederschmerzen. Linden- und Holunderblüten unterstützen und ergänzen diesen Effekt. Das Beste aber: Der Tee riecht schon so wunderbar, dass Sie sich allein dadurch besser fühlen.

WO HILFT'S?
Bei fieberhaften Erkältungen, Grippe und Gliederschmerzen.

DAS BRAUCHEN SIE
50 g getrocknetes Mädesüß
50 g getrocknete Holunderblüten
50 g getrocknete Lindenblüten
1 Teedose
1 Teesieb
1 Thermoskanne

SO WIRD'S GEMACHT
1. Geben Sie die getrockneten Kräuter in eine Teedose, verschließen Sie diese und schütteln Sie alles einmal kräftig durch.

2. Teesieb mit 1 TL Kräutermischung in einer Tasse mit kochendem Wasser übergießen. 10 Minuten ziehen lassen. Alternativ 2 EL Kräuter in einer Kanne mit 1 l Wasser überbrühen. Nach dem Ziehen durch ein Sieb in eine Thermoskanne umfüllen.

ANWENDUNG UND HALTBARKEIT
• Trinken Sie über den Tag verteilt mehrere Tassen.
• Gut verschlossen hält die Teemischung circa 1 Jahr.

> Nicht trinken, wenn Sie allergisch auf Salicylsäure (Aspirin®) reagieren.

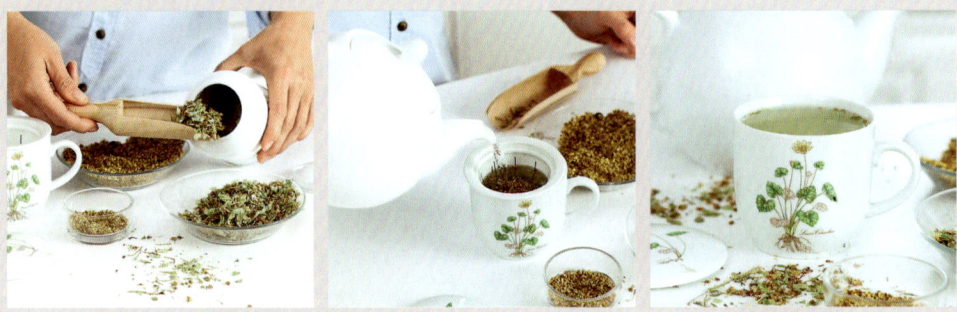

1. Kräuter in einer Dose mischen.   *2. Mit Wasser übergießen.*   *3. Mehrere Tassen am Tag trinken.*

SCHLEIMLÖSERTEE

•

Quendel, der »wilde Bruder« des Thymians, löst den Schleim und sorgt dafür,
dass er abgehustet werden kann. Gleichzeitig tötet er Bakterien und Viren ab.
Schlüsselblume, Königskerze und Anis, die ebenfalls den Schleim flüssiger und
den Abtransport leichter machen, helfen, die Atemwege zu entspannen.

WO HILFT'S?
Bei festsitzendem Husten mit zähem Schleim, der
nicht oder nur schwer abgehustet werden kann.

DAS BRAUCHEN SIE
20 g Anissamen
40 g getrocknetes Quendelkraut
30 g getrocknete Schlüsselblume
10 g getrocknete Königskerze
1 Mörser
1 Teedose
1 Teetasse
1 Teesieb

SO WIRD'S GEMACHT
1. Zerstoßen Sie die Anissamen in einem Mörser
und geben Sie sie anschließend mit den anderen
Kräutern in eine Teedose. Dose verschließen, kräftig durchschütteln – fertig ist die Mischung.
2. Brühen Sie 1 Teelöffel Teemischung mit einer
Tasse kochendem Wasser auf und lassen Sie den
Tee 10 Minuten zugedeckt ziehen.

ANWENDUNG UND HALTBARKEIT
• Trinken Sie über den Tag verteilt bis zu 4 Tassen.
• Die Teemischung hält sich circa 1 Jahr.

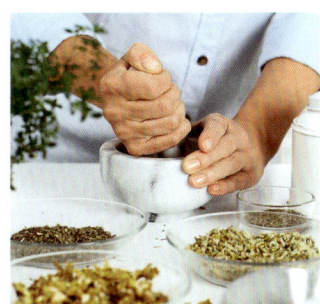 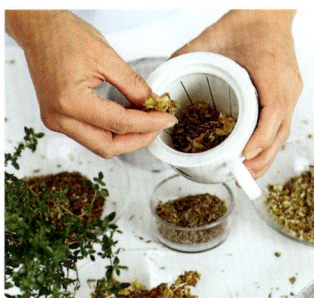 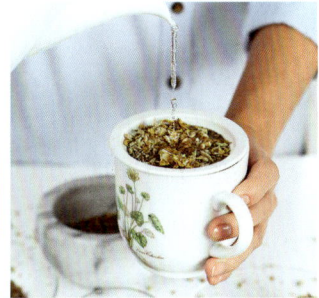

1. Anissamen mörsern.   2. Mischung ins Teesieb füllen.   3. Mit kochendem Wasser aufgießen.

REIZHUSTENTEE

•

Diese Kräutermischung beruhigt die gereizten Atemwege, ohne dabei den Hustenreflex zu unterdrücken. Weil der Tee nicht nur äußerst wirksam, sondern auch sehr mild ist, eignet er sich schon für Säuglinge. Die meisten Kinder mögen den süßlichen Geschmack, Sie können aber auch mit Honig »nachbessern«.

WO HILFT'S?
Bei trockenem Reizhusten.

DAS BRAUCHEN SIE
10 g Fenchelsamen
20 g getrockneter Thymian
25 g getrocknete Eibischwurzel
15 g getrockneter Spitzwegerich
10 g getrocknetes Isländisch Moos
10 g getrocknete Süßholzwurzel
10 g getrocknete Veilchen
1 Mörser
1 Teedose
1 Teetasse
1 Teesieb

SO WIRD'S GEMACHT
1. Zerstoßen Sie die Fenchelsamen in einem Mörser.
2. Füllen Sie die zerstoßenen Samen anschließend mit den restlichen Kräutern in eine Teedose. Diese verschließen und alles kräftig schütteln.
3. Brühen Sie 1 TL Teemischung mit 200 ml kochendem Wasser auf und lassen Sie den Tee 10 Minuten bei geschlossenem Deckel ziehen.

ANWENDUNG UND HALTBARKEIT
• Erwachsene können bis zu 4 Tassen Reizhustentee am Tag trinken, Kinder bis zu 2 Jahren ungefähr 30 ml (mit der Babyflasche abmessen) täglich.
• Die Teemischung hält sich luftdicht verschlossen mindestens 1 Jahr.

ENTSPRECHENDES »FERTIGPRÄPARAT«
Bronchipret® (Bionorica) aus der Apotheke.

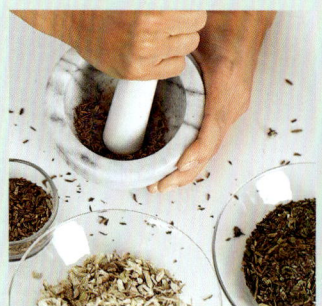 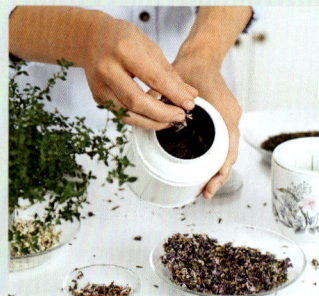 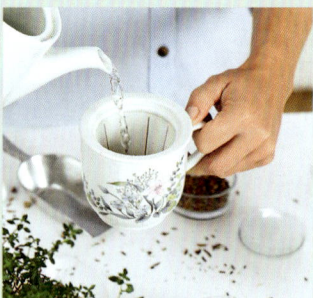

1. Fenchelsamen zerstoßen.   *2. Mit den restlichen Kräutern mischen.*   *3. Mit heißem Wasser überbrühen.*

NEBENHÖHLENTEE

·

Die Kräutermischung für diesen Tee fördert das Abschwellen der Schleimhäute, verflüssigt den Schleim, wirkt entzündungshemmend und stärkt das Immunsystem. Um die Wirkung noch zu intensivieren, können Sie zusätzlich mit einem Aufguss inhalieren (was Sie dafür brauchen, erfahren Sie auf Seite 22).

WO HILFT'S?
Bei Nasennebenhöhlen- oder Stirnhöhlenentzündung sowie sehr hartnäckig verstopfter Nase.

DAS BRAUCHEN SIE
20 g getrocknete Lindenblüten
20 g getrockneter Majoran
20 g getrocknete Myrte
10 g getrocknetes Mädesüß
10 g getrocknete Holunderblüten
10 g getrockneter Sonnenhut
10 g getrocknete Pfefferminze
1 Teedose

SO WIRD'S GEMACHT
1. Mischen Sie alle Kräuter in einer Teedose.

2. Geben Sie 1 Esslöffel der Mischung in eine Tasse, gießen Sie mit 200 ml kochendem Wasser auf und lassen Sie alles zugedeckt 10–15 Minuten ziehen.

ANWENDUNG UND HALTBARKEIT
• Trinken Sie maximal 4 Tassen am Tag.
• Die fertige Teemischung hält circa 1 Jahr.

ENTSPRECHENDES »FERTIGPRÄPARAT«
Sinupret® (Bionorica) aus der Apotheke.

> Vorsicht: Da diese Teemischung Salicyl-säure enthält (Mädesüß), darf sie bei einer Allergie gegen diesen Wirkstoff (Aspirin®) nicht angewendet werden.

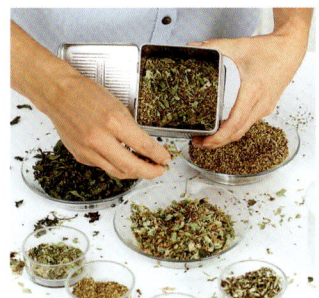 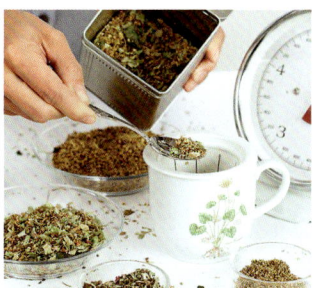 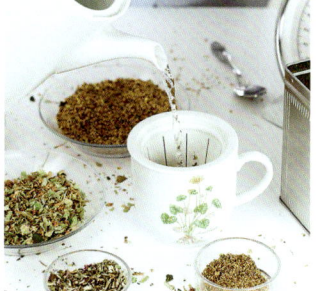

1. Kräutermischung zubereiten.   2. Tasse befüllen (1 TL).   3. Mit kochendem Wasser aufgießen.

ZITRONENWICKEL

•

Zitronen enthalten nicht nur viel Vitamin C, sondern sind auch reich an Kalium.
Dieser Mineralstoff wirkt antibakteriell und entzündungshemmend – genau
das Richtige also bei Halsweh. Dazu noch eine Tasse heiße Zitrone (Rezept
siehe Seite 228), dann fühlen Sie sich bestimmt bald wieder besser.

WO HILFT'S?
Bei Halsschmerzen.

DAS BRAUCHEN SIE
1 Bio-Zitrone
1 scharfes Messer
1 Schneidbrett
1 Küchenhandtuch
1 Schal

SO WIRD'S GEMACHT
1. Schneiden Sie die Zitrone in etwa 0,5 cm dicke
Scheiben.
2. Breiten Sie ein Küchenhandtuch quer vor sich
auf der Arbeitsfläche aus und legen Sie die Zitronenscheiben mittig in einer Querreihe darauf.
3. Schlagen Sie nun die Seiten des Tuches ein,
sodass ein schmales, langes Päckchen entsteht.
4. Drücken Sie mit der Hand auf den Wickel, damit
der Saft aus den Zitronen das Tuch anfeuchtet.
5. Legen Sie den Zitronenwickel um den Hals und
fixieren Sie ihn mit einem Schal. Und dann ab mit
Ihnen aufs Sofa!

ANWENDUNG UND HALTBARKEIT
• Der Halswickel muss stets frisch zubereitet werden und lässt sich nur einmal verwenden.
• Lassen Sie den Wickel etwa 1 Stunde wirken.
In dieser Zeit sollten Sie sich ausruhen. Entfernen
Sie dann den Wickel (Zitronenscheiben wegwerfen)
und wickeln Sie für 1–2 weitere Stunden einen
dünnen (Seiden-)Schal um den Hals, um diesen
vor Zugluft und Kälte zu schützen.

ENTSPRECHENDES »FERTIGPRÄPARAT«
Alternativ mit Salbeitee (zum Beispiel von Sidroga)
aus dem Drogeriemarkt oder der Apotheke gurgeln.

Wenn Sie einen starken Juckreiz auf
der Haut verspüren, sollten Sie den
Zitronenwickel sofort entfernen und
die betroffene Partie mit reichlich
klarem, kaltem Wasser abwaschen.

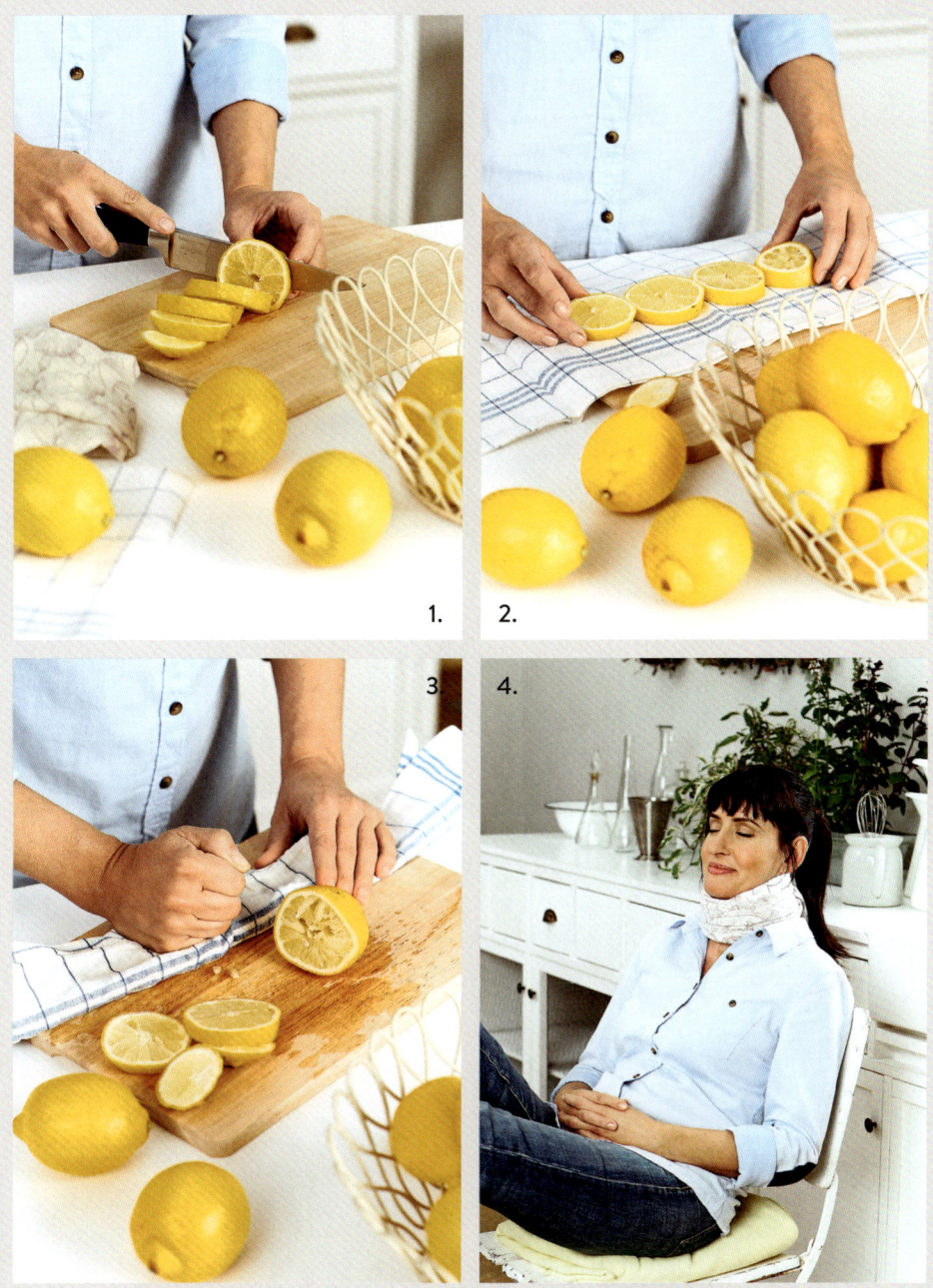

1. 2.

3. 4.

1. Zitronen in Scheiben schneiden. 2. Auf dem Tuch verteilen.

3. Tuch umschlagen und Saft herausdrücken. 4. Wickel um den Hals legen und ausruhen.

THYMIANCREME

·

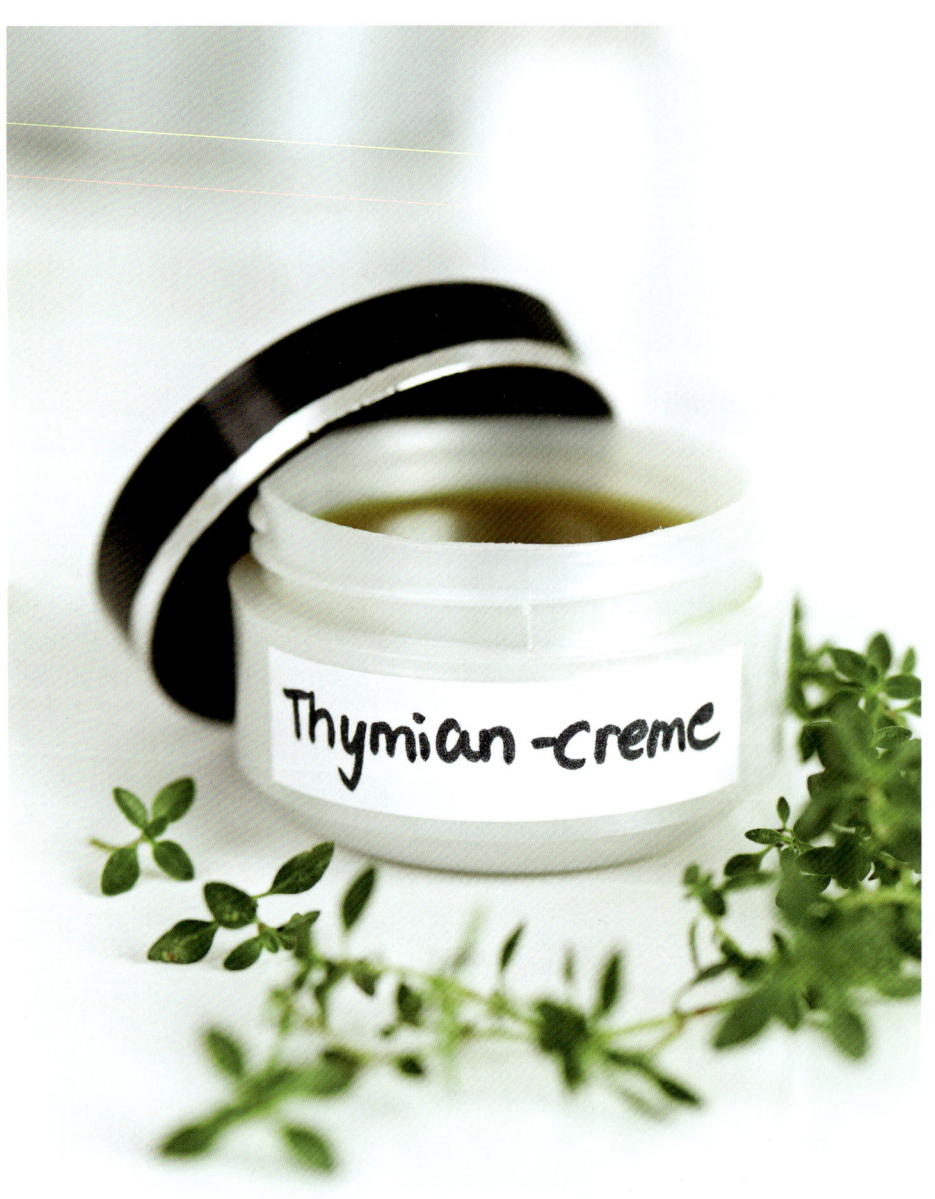

Thymian wirkt desinfizierend, krampf- und schleim-lösend. Das Kraut wird deshalb schon seit der Antike bei Asthma, Bronchitis und Keuchhusten eingesetzt. Auch auf die Verdauung wirkt es beruhigend.

WO HILFT'S?
Bei akuter oder chronischer Bronchitis, krampfartigem Husten und asthmatischer Atmung.

DAS BRAUCHEN SIE
1 großes Bund frischer Thymian
250 g Melkfett
1 scharfes Messer
1 Schneidebrett
1 Topf
1 Kochlöffel
1 Sieb
1 Stoffwindel oder Mulltuch
1 Cremedose
1 Thermometer

SO WIRD'S GEMACHT
1. Zerkleinern Sie den Thymian möglichst fein und geben Sie die Stücke in einen Topf. Fügen Sie das Melkfett hinzu und erhitzen Sie alles auf 40 Grad.
2. Ist die Temperatur erreicht, nehmen Sie den Topf vom Herd und lassen alles wieder abkühlen.

3. In den folgenden 7 Tagen erwärmen Sie die Masse im Topf täglich aufs Neue bis auf 40 Grad und lassen sie anschließend wieder abkühlen.
4. Am 8. Tag gießen Sie die Flüssigkeit nach dem Erwärmen durch ein mit einem Mulltuch oder einer Stoffwindel ausgelegtes Sieb in eine Cremedose ab.

ANWENDUNG UND HALTBARKEIT
• Reiben Sie Brust und Rücken morgens und vor dem Schlafengehen sanft mit Thymiancreme ein.
• Die Creme hält sich im Kühlschrank 6 Monate.

ENTSPRECHENDES »FERTIGPRÄPARAT«
Bronchialbalsam (Weleda) aus der Apotheke.

Wenn Sie sich in homöopathischer Behandlung befinden, sind starke ätherische Öle wie Pfefferminze oder Eukalyptus, die normalerweise in Erkältungscremes zum Einreiben der Brust stecken, tabu. Denn sie beeinträchtigen die Wirkung des Arzneimittels. Die Thymiancreme jedoch können Sie begleitend zu einer homöopathischen Behandlung ohne Probleme anwenden.

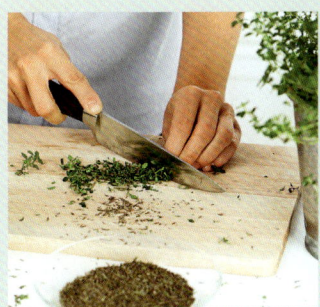 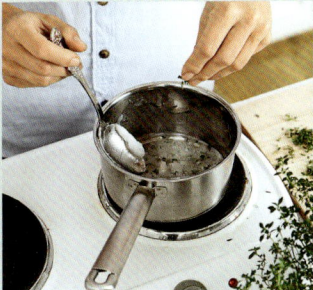 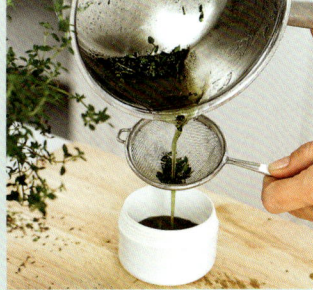

1. Thymian möglichst fein hacken.   *2. Melkfett erhitzen, Thymian einrühren.*   *3. Durch ein Sieb abfüllen.*

STRESS LASS NACH!

•

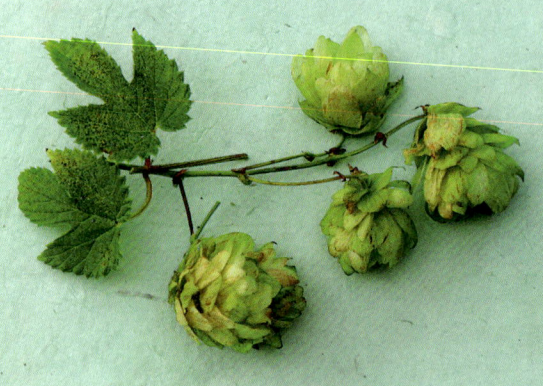

Klarer Fall: Wenn man im Meer schwimmt, plötzlich alle panikartig das Wasser verlassen und die Leute am Strand wie bekloppt winken, dann ist das eindeutig eine Stresssituation. Man braucht aber im Grunde keine Anleihen beim Gruselklassiker »Der weiße Hai« zu nehmen, um das Phänomen Stress zu erklären. Denn Stress kennt jeder. Er gehört zu unserem Leben wie das tägliche Brot. Wenn man es auf die Spitze treiben will, könnte man sogar sagen: Wer keinen Stress hat, ist tot.

WAS IST EIGENTLICH STRESS?

Dabei ist Stress im Grunde nur die Bezeichnung dafür, was in unserem Körper passiert, wenn wir außergewöhnlichen Anforderungen ausgesetzt sind. Wenn es hart auf hart kommt, sind wir in der Lage, unglaubliche Kräfte freizusetzen. Und das gilt nicht nur für den Fall, wenn wir vor einer aus dem Wasser aufragenden Haifischflosse flüchten müssen.

Die Stressreaktionen des Körpers an sich sind auch nicht gesundheitsschädigend. Und wahrscheinlich auch ein Grund, warum es unsere Art überhaupt so weit gebracht hat. Standen unsere Urzeitahnen einem Säbelzahntiger oder einer feindlichen Sippe gegenüber, konzentrierte sich nämlich der ganze Organismus darauf, dieses Problem zu bewältigen. Dazu schüttet das Gehirn eine Anzahl an Hormonen aus, zum Beispiel Kortisol und Adrenalin. Gleichzeitig stellt sich der Körper auf maximale Leistungsfähigkeit ein: die Muskeln werden besser durchblutet, der Blutzuckerwert steigt, wir hören und sehen besser und vieles mehr.

Doch während Stress früher ein relativ kurzfristiger Zustand war – Kampf oder Flucht (also Bewegung) sorgten dafür, dass der Hormonspiegel rasch wieder sank –, laufen wir heute oftmals im Hamsterrad. Wenn der Stress anhält oder wir zwischendurch nicht genug Zeit haben, uns zu erholen, schlagen Körper und Geist irgendwann Alarm und reagieren auf die Dauerbelastung mit »Stresskrankheiten«.

Dabei hat jeder Körper seine eigenen Vorlieben. Der eine schickt seinen Besitzer ständig zum Örtchen, der andere tritt dagegen in den Verdauungsstreik. »Beliebt« sind auch Spannungskopfschmerzen in allen Ausprägungen, andauernde Müdigkeit, Schlaflosigkeit, Herz-Kreislauf-Probleme und Ähnliches. Richtig ernst wird es, wenn es nicht mehr nur um alltäglichen Stress geht, sondern großkalibrige Stressfaktoren wie der Tod eines nahen Angehörigen, eine Scheidung oder ein Unfall tief greifende Belastungsstörungen hinterlassen. Hier ist der Weg zum Arzt unerlässlich.

Meistens haben wir es aber zum Glück nur mit jenen Ausprägungen und Formen von Stress zu tun, die das normale Leben eben so mit sich bringt. Allerdings wird auch erwartet, dass wir diese Situationen ohne großes Theater bewältigen. Ich persönlich finde es da nur mehr als legitim, sich »Unterstützung« zu holen. Schließlich lassen sich mit dem ein oder anderen Naturheilmittel Belastungsspitzen abfangen. Andere helfen, neue Energie zu entwickeln.

MEINE LIEBELINGSREZEPTE GEGEN STRESS

Wenn Sie sich in stressigen Zeiten nicht nur mit dem Gedanken an bessere Tage begnügen wollen, sondern diese in absehbarer Zeit auch wieder erleben wollen, lege ich Ihnen die Rezepte auf den folgenden Seiten ans gestresste Herz. Ihre Zubereitung ist absolut stressfrei! Ach ja, sollten Sie beim Durchlesen den allseits beliebten und ebenso altbewährten Melissengeist vermissen: Sie finden das Rezept im Kapitel »Alles Mist« auf Seite 90. Er schützt vor Reizüberflutung – und auch Magen und Darm reizen Sie dann nicht mehr.

Herz-Nerven-Tonikum

Die Ingredienzien dieser Mischung lesen sich wie das Who's who der Beruhigungskräuter: Baldrian, Hopfen, Melisse, Johanniskraut. Kein Wunder, dass das Rezept von Seite 80 sich selbst in härtesten Stressphasen bewährt hat, in denen ich sonst kein Auge zumachen kann.

Heilessig

Wenn Ihnen der Stress eher auf den Magen drückt und Sie zu den von Sodbrennen geplagten Typen zählen, empfehle ich Ihnen das Rezept von Seite 81. Die Bitterkräuter in diesem Heilessig sind wahre Magenmedizin. Und weil ich Apfelessig verwende, schützt er nicht nur die gesunde Darmflora, sondern reguliert auch den Blutdruck, der ja bei Stress bekanntlich auch gerne einmal unkontrolliert in die Höhe schießt.

Rosen-Riechpulver

Der liebliche Duft der Königin der Blumen und depressive Verstimmung: Das passt für viele auf den ersten Blick nicht zusammen. Doch das eine vertreibt das andere. Die positive Wirkung von Rosenduft auf das vegetative Nervensystem und den Hormonstatus der Frau lässt sich sogar wissenschaftlich nachweisen. Und so wirkt auch das Riechpulver von Seite 82 auf das Wohlbefinden wie ein ganzer Schrank voll nagelneuer Designer-High-Heels, und verglichen damit ist es dann gar nicht einmal so teuer.

Anti-Stress-Tee

Lavendel klar, Hopfen okay, aber haben Sie schon einmal von Tulsi gehört? Sie gilt den Hindus seit Jahrhunderten als eine der heiligsten Pflanzen und ist daher ein wichtiger Bestandteil ayurvedischer Medizin. Tatsächlich ist die Liste ihrer positiven Eigenschaften auf die Gesundheit und das Wohlbefinden lang. Und so verwundert es nicht, dass die exotische Pflanze sogar von der modernen Wissenschaft als wahrer Stresskiller anerkannt wird. Das Rezept für dieses ausgleichende Getränk finden Sie auf Seite 84.

Bockshornklee-Auszug

Durch die in ihm enthaltenen Schleimstoffe regt Bockshornklee den Appetit an – und das ist wichtig für all jene, die vor lauter Stress kaum einen Bissen herunterbekommen. Denn wenn Sie Ihren Körper nicht ausreichend mit Energie versorgen, schwächt ihn dies zusätzlich. Das Rezept von Seite 85 hilft.

HERZ-NERVEN-TONIKUM

•

Für dieses Rezept werden Kräuter verwendet, die sich in ihrer angstlösenden, entspannenden und schlaffördernden Wirkung wunderbar ergänzen. Es sind allesamt heimische Pflanzen, die nicht nur altbewährt sind, sondern deren Wirksamkeit auch durch eine Vielzahl wissenschaftlicher Studien bewiesen ist.

WO HILFT'S?

Bei Unruhezuständen, nervösen Herzbeschwerden, Nervosität und Reizdarm.

DAS BRAUCHEN SIE

50 g getrocknete Passionsblume
    (oder die doppelte Menge frische Blüten)
35 g getrocknete Baldrianwurzel
35 g getrocknete Hopfenzapfen
25 g getrocknetes Johanniskraut
25 g getrocknete Melissenblätter
    (oder die doppelte Menge frischer Blätter)
1 l Obstbrand (70 Prozent Alkohol)
1 großes Einmachglas (1500 ml)
1 Flasche (1000 ml)
1 Trichter
1 Teesieb

SO WIRD'S GEMACHT

1. Schichten Sie alle Kräuter in ein großes Einmachglas. Gießen Sie den Obstbrand darüber, verschließen Sie das Glas und stellen Sie es an einen Platz, an dem es viel Sonne abbekommt.
2. Schütteln Sie das Glas in den nächsten 2 Wochen jeden Tag einmal kräftig durch. Fassen Sie es dazu wie einen Cocktailshaker fest mit beiden Händen.
3. Am 15. Tag füllen Sie das Tonikum mithilfe eines Trichters durch ein Teesieb in eine Flasche.

ANWENDUNG UND HALTBARKEIT

• Trinken Sie bei Bedarf 1 Glas am Tag.
• Das Tonikum hält sich im Kühlschrank 6 Monate.

ENTSPRECHENDES »FERTIGPRÄPARAT«

Allunapret® (Bionorica) oder Gastrovegetalin® (VERLA-Pharm) aus der Apotheke.

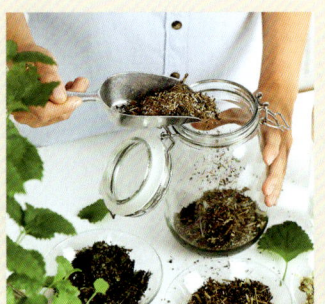 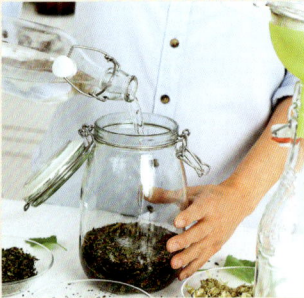 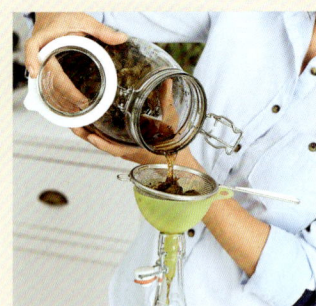

1. Kräuter in ein großes Glas geben.   *2. Mit Obstbrand auffüllen.*   *3. Nach 14 Tagen in eine Flasche umfüllen.*

HEILESSIG

•

Ich verwende gerne Essig als Basis für ein Kräuterrezept. Apfelessig
zum Beispiel ist an sich schon sehr gesund. Wenn Sie dann auch noch
Heilkräuter hinzufügen, die ihre Wirkstoffe an den Essig abgeben, wird er zu
einem echten Allround-Talent gegen alle möglichen Beschwerden!

WO HILFT'S?

Bei Sodbrennen, Magendruck, Völlegefühl. Darüber
hinaus unterstützt Heilessig die Entgiftung, stimu-
liert das Immunsystem, reguliert den Säure-Basen-
Haushalt, wirkt antibakteriell und regt den Stoffwechsel an.

DAS BRAUCHEN SIE

700 ml naturtrüber Apfelessig (Bioqualität)
50 g getrockneter gelber Enzian
50 g getrocknetes Tausengüldenkraut
2 dunkle Flaschen (à 1000 ml)
1 Trichter
1 Teesieb

SO WIRD'S GEMACHT

1. Füllen Sie die Kräuter mithilfe eines Trichters in
eine Flasche und gießen Sie mit Apfelessig auf.

2. Verschließen Sie die Flasche und stellen Sie sie
für etwa 3 Wochen an einen sonnigen Platz.
3. Ist die Zeit vorüber, füllen Sie den Essig durch
ein Sieb in eine frische Flasche um.

ANWENDUNG UND HALTBARKEIT

• Um die Verdauung anzuregen, trinken Sie morgens auf nüchternen Magen 1–2 Teelöffel Heilessig
in einem Glas lauwarmen Wasser.
• Der Essig hält sich im Kühlschrank 3 Monate.

> Der Heilessig ist wegen des Enzians
> nicht für Schwangere geeignet!

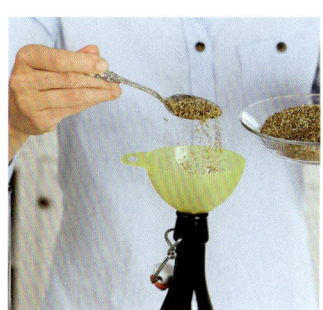 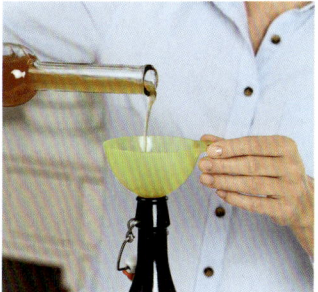 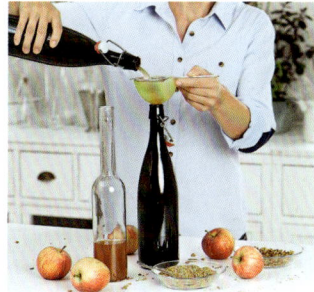

1. Kräuter in eine Flasche füllen.   2. Apfelessig dazugeben.   3. Nach dem Ziehen abfiltern.

ROSEN-RIECHPULVER

•

Die Rose hat einen festen Platz in der Aromatherapie. Ihr aromatischer Duft
hilft gegen Traurigkeit, Angstzustände, Müdigkeit und Stress. Und er
verbessert, wie Forscher der Uni Lübeck kürzlich herausfanden, sogar die
Gedächtnisleistung und erleichtert so das Lernen.

WO HILFT'S?

Bei innerer Unruhe und zur Verbesserung der
Konzentration; wirkt in Stresssituationen beruhigend
und entspannend.

DAS BRAUCHEN SIE

15 g getrocknete Rosenblütenblätter
5 g getrocknete Salbeiblätter
1 Mörser
1 Cremedose oder 1 kleines Schraubglas

SO WIRD'S GEMACHT

1. Reiben Sie die Rosenblüten und Salbeiblätter in
einem Mörser möglichst fein.
2. Füllen Sie das Pulver vorsichtig in die bereit ge-
stellte Dose. Jetzt schnell den Deckel darauf, damit
das Aroma nicht entweicht. Fertig!

ANWENDUNG UND HALTBARKEIT

• Tragen Sie eine kleine Dose mit dem Riechpulver
immer bei sich. Riechen Sie am Inhalt, sobald Sie
in eine Stresssituation geraten oder sich besser
konzentrieren möchten.
• Wie alle Düfte verflüchtigt sich auch das Aroma
dieser Kräuter irgendwann. Mit der Zeit müssen
Sie daher das Pulver gegen eine frisch hergestellte
Mischung auswechseln.

Sie haben noch getrocknete Rosen-
blätter übrig? Dann machen Sie sich
doch ein Entspannungsbad. Im warmen
Wasser werden die ätherischen Öle ge-
löst und verbreiten ihren herrlichen
Duft. Auch zu zweit bei Kerzenschein
sammelt man mit einem Rosenbad
beim Partner Romantik-Pluspunkte.

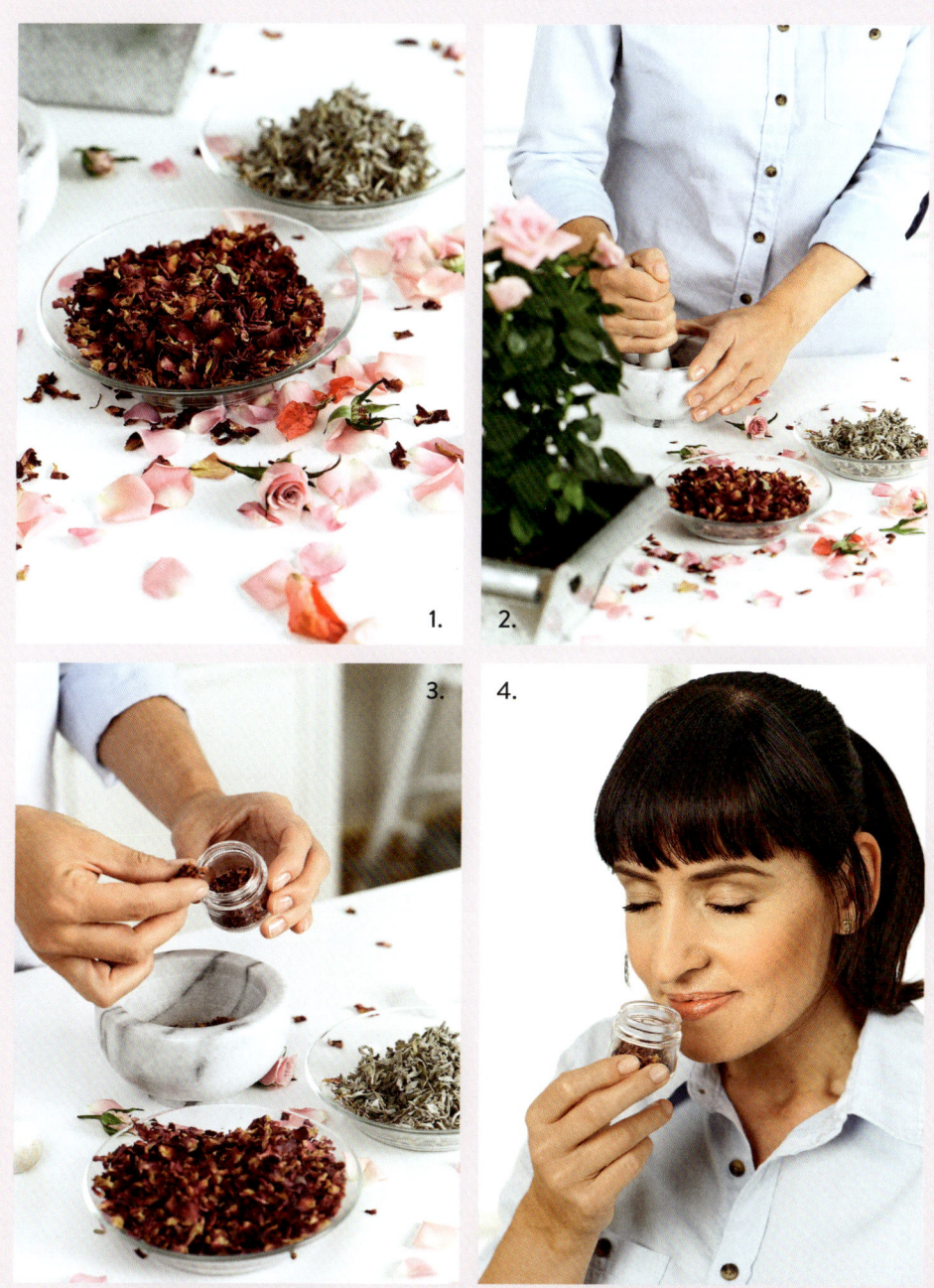

1. Hochwertige Zutaten: Rosenblüten und Salbeiblätter.   2. Blüten und Blätter im Mörser zerreiben.
3. Das Pulver in ein kleines Gläschen füllen.   4. In Stresssituationen: kräftig schnuppern.

ANTI-STRESS-TEE

•

Tulsi, die Hindus nennen sie die »Unvergleichliche«, ist eine wichtige Heilpflanze in der ayurvedischen Medizin. Auch die Wissenschaft ist auf sie aufmerksam geworden. Denn Studien zeigen, dass Tulsi Stresssymptome, innere Unruhe, Verdauungs- und Herzbeschwerden lindern kann und schmerzstillend wirkt.

WO HILFT'S?
Wirkt ausgleichend und stresslindernd.

DAS BRAUCHEN SIE
1 EL getrocknete Tulsi-Blätter
   (aus dem Tee-Fachhandel)
1 Teekanne
1 Teesieb

SO WIRD'S GEMACHT
1. Überbrühen Sie die Tulsi-Blätter in einer Teekanne mit 1 l kochendem Wasser.
2. Lassen Sie den Tee 10 Minuten ziehen.
3. Füllen Sie anschließend den Tee durch ein Teesieb in eine Thermoskanne.

ANWENDUNG UND HALTBARKEIT
• Trinken Sie im akuten Fall über den Tag verteilt mehrere Tassen Tulsi-Tee.
• In einer Dose halten sich Tulsi-Blätter 6 Monate.

Dieser Tee ist nicht für Schwangere geeignet, weil noch keine wissenschaftlichen Erkenntnisse vorliegen.

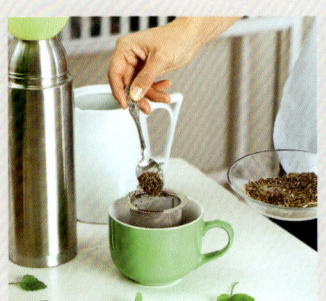 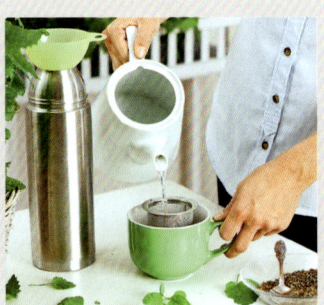

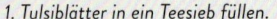

1. Tulsiblätter in ein Teesieb füllen.   *2. Mit kochendem Wasser aufgießen.*

BOCKSHORNKLEE-AUSZUG

•

Lange wurde Bockshornklee vor allem bei der Behandlung von Brandwunden eingesetzt. Heute schätzt man ihn wegen seiner kräftigenden Wirkung, zum Beispiel nach einer langwierigen, schwächenden Krankheit. Er regt den Appetit an und unterstützt den gesamten Organismus beim »Wiederaufbau«.

WO HILFT'S?

Bei Appetitlosigkeit.

DAS BRAUCHEN SIE

2 EL Bockshornklee
1 Mörser
2 Teekannen oder Karaffen
1 Teesieb

SO WIRD'S GEMACHT

1. Zerstoßen Sie zunächst die Bockshornklee-samen in einem Mörser.
2. Geben Sie die gemörserten Samen in eine Teekanne oder Karaffe und füllen Sie mit 500 ml kaltem Wasser auf.
3. Lassen Sie den Kaltauszug 2–3 Stunden ziehen. Filtern Sie ihn dann durch ein Teesieb in ein zweites Gefäß ab.

ANWENDUNG UND HALTBARKEIT

• Um die kräftigende Wirkung zu nutzen, trinken Sie über 2–3 Wochen täglich 3 Tassen des Kalt-auszugs. Noch ein Wort zum Geschmack: Wirksame Medizin kann bitter schmecken, Bockshornklee ist der beste Beweis dafür.
• Der fertige Auszug hält sich im Kühlschrank bis zu 2 Tage.

> Bockshornklee regt die Milchproduktion bei stillenden Müttern an. Trinken Sie eine Tasse des Auszugs, wenn zu wenig Milch gebildet wird und Ihr Baby nach dem Stillen immer noch hungrig ist.

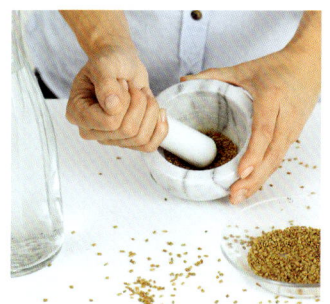 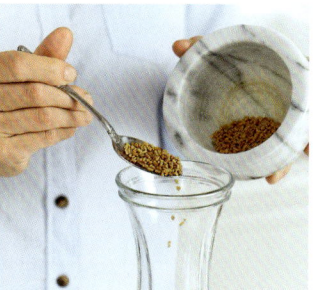 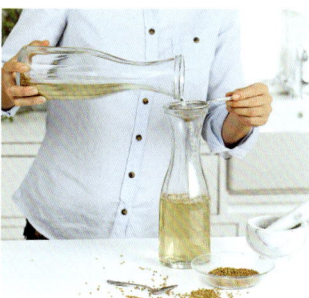

1. Bockshornklee im Mörser zerreiben.   2. In eine Karaffe mit kaltem Wasser füllen.   3. Abseihen.

ALLES MIST!

•

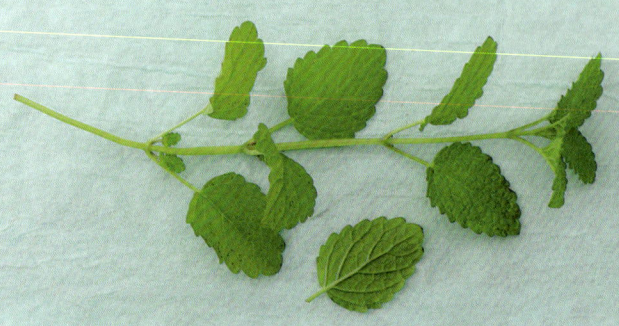

Wir alle erleben Phasen, in denen das Leben an uns vorbeizugehen scheint, die Freuden rar sind und eben einfach »alles Mist« ist. Ob vorübergehendes Stimmungstief oder echte Seelenkrise: Ohne Hilfe kommt man nur schwer raus. Bei psychischen Problemen in pathologischer Dimension wie Depressionen oder Burnout kommt man dabei mit Melissengeist und Ohrmassage leider nicht sehr weit. Aber durch die kleineren grauen Wölkchen schaut nach Anwendung meiner Heilkräuterrezepte dann doch recht schnell wieder ein Sonnenstrahl.

FÜR ALLE »LEICHTEN« FÄLLE

Wenn die Stimmung mal wieder vorübergehend den Tiefpunkt erreicht, Sie müde, matt und niedergeschlagen sind und sich zu nichts aufraffen können, ist das also noch lang kein Grund, zu Tabletten zu greifen. Denn gerade für diesen Fall gibt es tolle Pflanzen, die eine echte Alternative sind. Sie werden in der Regel gut vertragen, haben keine Nebenwirkungen und machen nicht abhängig. Vielleicht wirken sie nicht ganz so schnell wie chemische Arz-

neimittel. Aber wenn Sie Tees, Tinkturen und Öle regelmäßig anwenden, steigt das Stimmungsbarometer bald wieder auf normale Höhe.

MEINE LIEBLINGSREZEPTE GEGEN STIMMUNGSTIEFS

»Es gibt nichts, was du nicht mit Melissengeist heilen könntest«, pflegte meine Großmutter zu sagen. Natürlich wusste sie um den angreifbaren Wahrheitswert der Aussage, aber darum ging es ja auch gar nicht. Was Oma sagen wollte: Eine positive Einstellung, Zuversicht und eine Prise »Stell-dich-nicht-so-an-es-gibt-für-alles-eine-Lösung« sind für das Wohlbefinden und fürs Gesundwerden am wichtigsten. Der Satz war also genauso Teil der Therapie wie der Melissengeist selbst. Rieche ich diesen heute, überkommt mich sofort dieses wohlige »Alles-wird-gut«-Gefühl aus Kindertagen.

Johanniskraut-Tinktur
Bei mieser Laune und depressiver Verstimmung empfehlen viele Ärzte ihren Patienten Präparate aus Johanniskraut – und sie tun gut daran. Denn Wis-

senschaftler haben bewiesen, dass diese Pflanze synthetischen Antidepressiva in nichts nachsteht. Als Alternative zu Tees und Extrakten in Tabletten oder Kapselform empfehle ich Ihnen meine Tinktur von Seite 89.

Melissengeist
Großmutters Melissengeist kann wirklich eine ganze Menge: Er hilft bei Migräne, Magen- und Darmbeschwerden, bei Menstruations- und nervösen Herzbeschwerden, Spannungskopfschmerz und Erkältungskrankheiten. Und er hilft uns, die angespannte Seele endlich wieder ein wenig baumeln zu lassen. Klingt super, oder? Jetzt brauchen Sie nur noch das Rezept! Und das finden Sie auf Seite 90.

Frühlingstee
Quälen Sie sich auch Jahr für Jahr aus dem Winterschlaf? Dann sollten Sie das nächste Mal auf den Frühjahrstee von Seite 91 setzen. Die Mischung aus Schlüsselblumenblüten, Löwenzahn, Brennnessel, Veilchen, Ehrenpreis und Birke klingt nämlich nicht nur so, als ob der Sommer nicht mehr weit wäre, sie ist auch äußerst wirkungsvoll. Übrigens: Die belebende Wirkung dieses Tees wurde auch schon zu anderen Jahreszeiten beobachtet.

Lavendelöl
Ähnliche Wirkung wie die Johanniskrauttinktur hat auch das Lavendelöl von Seite 93. Verantwortlich dafür ist die Substanz Linalylacetat, die in den ätherischen Ölen der Lavendelblüten enthalten ist und besänftigend auf unser zentrales Nervensystem wirkt. Lavendelöl ist also ein echter Stimmungsaufheller. Eine Nase voll färbt mindestens jedes zweite Wölkchen rosa. Gute Laune »to go«!

Anti-Kater-Tee
Bei uns in Köln ist die »fünfte Jahreszeit« im Jahreslauf fest verwurzelt. Wenn das wilde Treiben vorbei ist, habe ich mein persönliches Geheimrezept, um mich wieder daran zu gewöhnen, dass ich im wahren Leben gar keine roten Zöpfe habe und auch

nicht Pippilotta heiße: Pu-Erh-Tee. Geht fast genauso schnell, wie eine Sprudeltablette in einem Glas Wasser aufzulösen (siehe Seite 94).

Hallo-Wach-Öl
Die Aromatherapie setzt viele Kräuter- beziehungsweise Fruchtöle ein, weil ihr Duft eine positive Wirkung auf das seelische Befinden hat. Die spritzige, duftende Mischung von Seite 95 vertreibt Mattheit und Lustlosigkeit mit einem knalligen Aromafeuerwerk aus Zypresse, Rosmarin, Grapefruit und Lemongras. Das macht selbst den Müdesten unter Ihnen wieder munter.

RAUS AUS DEM TIEF

Bewegung an der frischen Luft zählt mit Sicherheit zu den besten Maßnahmen gegen seelische Tiefs. Denn sie kurbelt die Bildung von körpereigenen Glücks- (Endorphine) und Antistresshormonen wie Noradrenalin an. Keine Angst, Sie müssen deshalb nicht zum Spitzensportler mutieren. Schon eine halbe Stunde zügiges Spazierengehen, leichtes Walken oder Radfahren am Tag genügen, um von diesem positiven Effekt zu profitieren. Zusätzliches Plus der »Freilufttherapie«: Sie tanken dabei jede Menge natürliches Licht. Das regt die Ausschüttung eines weiteren Glückhormons an: Serotonin. Gleichzeitig hemmt Licht die Produktion des Schlafhormons Melatonin. Das ist übrigens auch der Grund dafür, dass viele Menschen gerade im Winter oft schlapp und deprimiert sind. Denn in diesen Monaten bekommen wir einfach nicht genug natürliches Licht ab. Was dagegen hilft, ist eine »Lichttherapie« mit speziellen Tageslichtlampen (die gibt es mittlerweile in jedem Kaufhaus).

JOHANNISKRAUT-TINKTUR

·

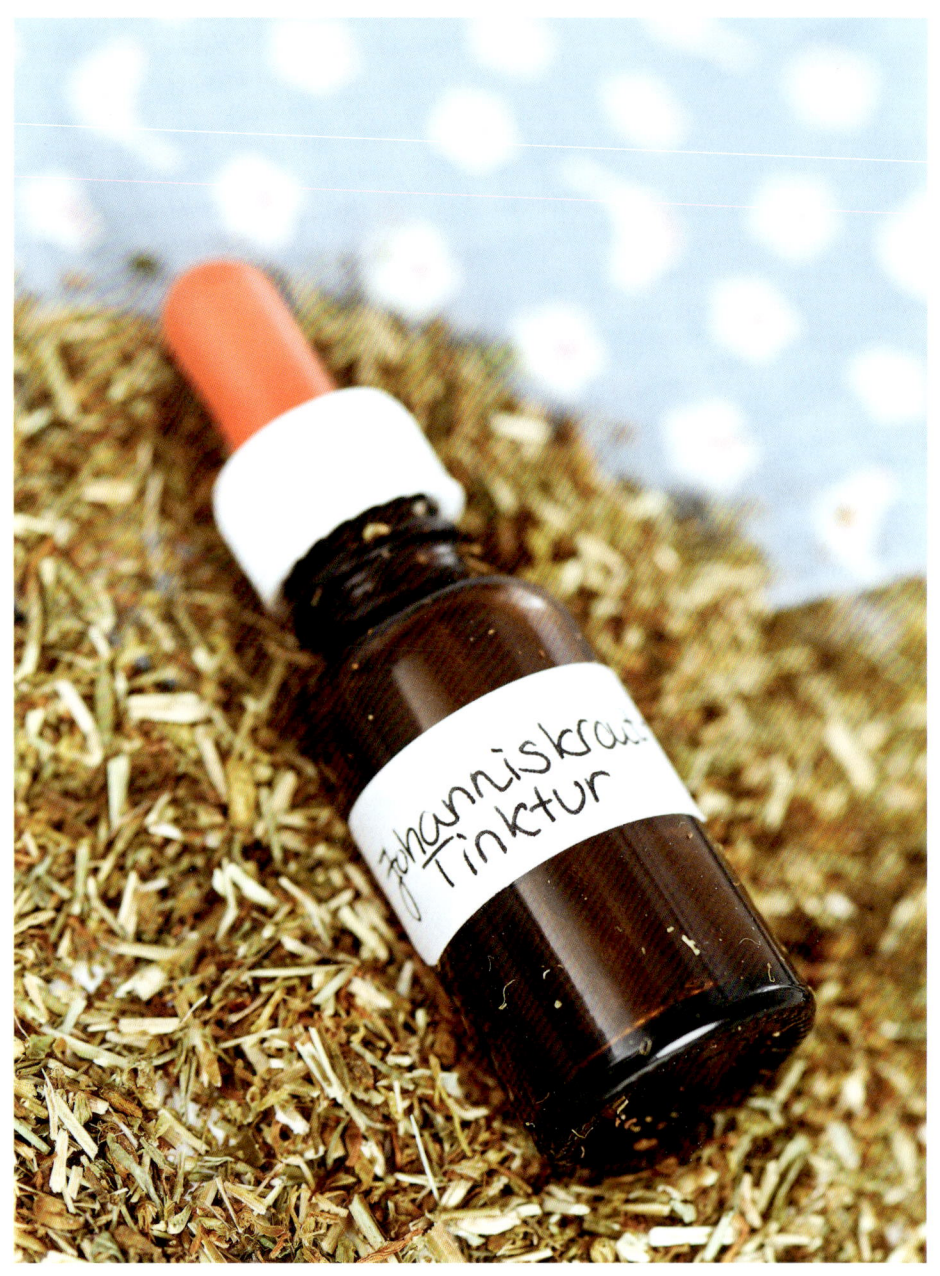

Johanniskraut ist das am häufigsten verwendete Phytotherapeutikum. Das liegt auch daran, dass der positive Einfluss seines Wirkstoffs Hyperforin auf Botenstoffe des Gehirns auch schulmedizinisch nachgewiesen ist.

WO HILFT'S?
Bei depressiver Verstimmung und Ängsten.

DAS BRAUCHEN SIE
60 g frische Johanniskrautblüten
    (oder 30 g getrocknete Blüten)
200 ml Korn (oder ähnlich Hochprozentiges)
1 Einmachglas (250 ml)
1 Sieb
1 Schüssel
1 kleiner Trichter
1 dunkle Flasche mit Pipette (250 ml)

SO WIRD'S GEMACHT
1. Füllen Sie die frischen Johanniskrautblüten in ein Einmachglas und gießen Sie den Alkohol dazu. Die Blüten müssen vollständig mit Alkohol bedeckt sein, damit sie nicht schimmeln.
2. Verschließen Sie das Glas und stellen Sie es für 4–6 Wochen an einen warmen, sonnigen Platz. Zwischendurch immer wieder kräftig schütteln.

Seihen Sie die Flüssigkeit erst durch ein Sieb ab und füllen Sie sie dann mithilfe eines Trichters in eine Pipettenflasche. Datum drauf und fertig!

ANWENDUNG UND HALTBARKEIT
• Nehmen Sie im akuten Fall 1-mal täglich 20–40 Tropfen der Tinktur in etwas Wasser ein. Oder machen Sie eine Kur über mehrere Monate (dann jeweils 1 Glas mit 20–40 Tropfen am Tag).
• In manchen Fällen kann es mehrere Wochen dauern, bis die Tinktur ihre Wirkung entfaltet. Bleiben Sie dran!
• Die Tropfen halten sich circa 1 Jahr.

ENTSPRECHENDES »FERTIGPRÄPARAT«
Sedariston® (Steiner & Co) aus der Apotheke.

Johanniskraut steigert die Lichtempfindlichkeit der Haut, nehmen Sie die Tinktur daher nicht vor einem Sonnenbad ein. Es kann zudem zu Wechselwirkungen mit anderen Arzneimitteln kommen. Sprechen Sie daher Ihren Arzt an, wenn Sie regelmäßig Medikamente einnehmen.

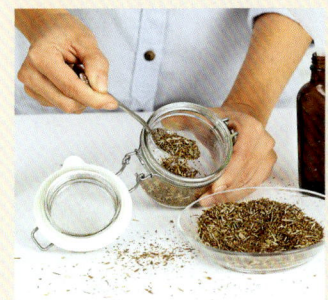 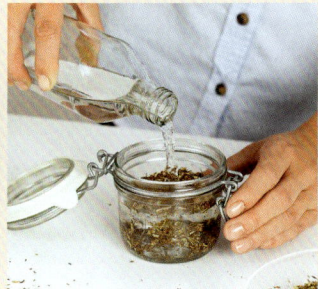 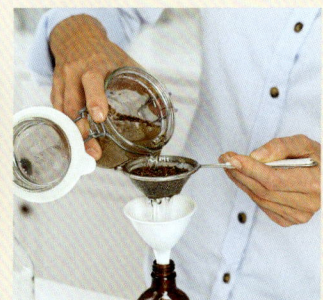

1. Johanniskrautblüten in ein Glas füllen.   *2. Korn darübergießen.*   *3. In eine dunkle Flasche umfüllen.*

MELISSENGEIST

•

Die Melisse ist vielerorts eine der bekanntesten und beliebtesten Heilkräuter. Das liegt an dem breiten Wirkungsspektrum ihrer ätherischen Öle. Auf den Punkt gebracht heißt das: Melisse wirkt rundum beruhigend – und zwar sowohl auf den Magen und die Verdauung als auch auf Herz und Nerven.

WO HILFT'S?

Innerlich bei nervösen Magen- und Herzbeschwerden, Einschlafschwierigkeiten, bei Erkältungen und zur allgemeinen Beruhigung; äußerlich bei Muskelkater, Kopfschmerzen, Gicht und Rheuma.

DAS BRAUCHEN SIE

200 g frische Melissenblätter
    (oder 10 g getrocknete Blätter)
1 l medizinischer Alkohol (60 Prozent, Apotheke)
1 Schraubglas
1 Teesieb
1 Trichter
1 dunkle Flasche (1000 ml)

SO WIRD'S GEMACHT

1. Gießen Sie die Melissenblätter in einem Schraubglas vollständig mit Alkohol auf.

2. Stellen Sie das verschlossene Glas 10 Tage an einem warmen Ort. Schütteln Sie es ab und zu.
3. Am 11. Tag sieben Sie die Flüssigkeit ab und füllen sie mithilfe eines Trichters in eine dunkle Flasche.

ANWENDUNG UND HALTBARKEIT

• Innerlich: 1- bis 3-mal täglich 5 ml Melissengeist in warmem Tee oder Wasser oder auf 1 TL Zucker.
• Äußerlich: Unverdünnt auf die Haut auftragen.
• Hält sich im Kühlschrank mindestens 1 Jahr.

ENTSPRECHENDES »FERTIGPRÄPARAT«

Melissengeist aus dem Drogeriemarkt oder der Apotheke (zum Beispiel Klosterfrau Melissengeist von MCM Klosterfrau).

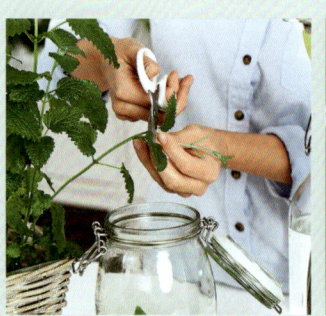 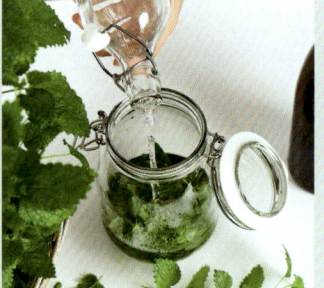 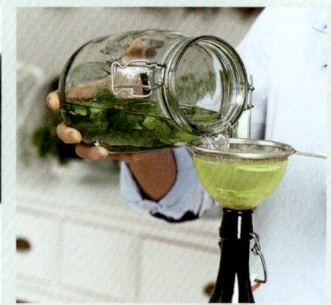

1. Melissenblätter abschneiden.   *2. In ein Glas geben und mit Alkohol bedecken.*   *3. Nach 10 Tagen abfiltern.*

FRÜHLINGSTEE

•

Sobald die ersten wärmenden Sonnenstrahlen wohlig das blasse Gesicht streicheln, möchte man Wintermelancholie und Winterspeck loswerden. Dabei helfen all jene Pflanzen, die in der Natur gerade sprießen. Sie strotzen nur so vor Vitaminen, kurbeln den Stoffwechsel an und helfen dem Körper zu entgiften.

WO HILFT'S?
Gegen Frühjahrsmüdigkeit.

DAS BRAUCHEN SIE
15 g getrocknete Löwenzahnblätter
15 g getrocknete Brennnesselblätter
15 g getrocknete Veilchenblüten
15 g getrocknete Ehrenpreisblätter
15 g getrocknete Schlüsselblumenblüten
15 g getrocknete Birkenblätter
1 Teedose
1 Teetasse
1 Teesieb

SO WIRD'S GEMACHT
1. Füllen Sie alle Kräuter in eine Teedose. Dose schließen, einmal kräftig schütteln – und schon ist die Teemischung fertig.

2. Übergießen Sie 1 TL der Mischung mit 200 ml kochendem Wasser und lassen Sie den Tee zugedeckt 10 Minuten ziehen.

ANWENDUNG UND HALTBARKEIT
• Sinnvoll ist eine Frühjahrskur, bei der Sie täglich morgens und abends 1 Tasse Tee trinken.
• In der Teedose hält die Teemischung gut 1 Jahr.

> Da die Wirkstoffe dieses Tees den Körper entgiften und entschlacken, eignet er sich hervorragend als Begleitung während einer Fastenkur.

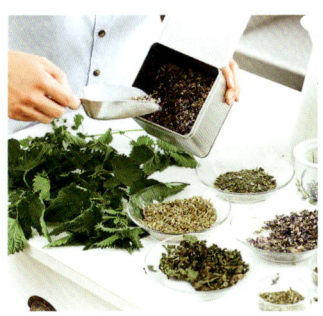 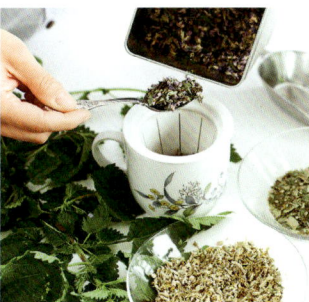 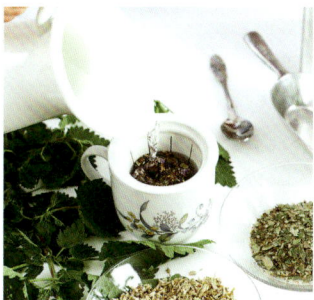

1. Kräuter mischen.   2. Teemischung in eine Tasse geben.   3. Mit kochendem Wasser aufgießen.

LAVENDELÖL

•

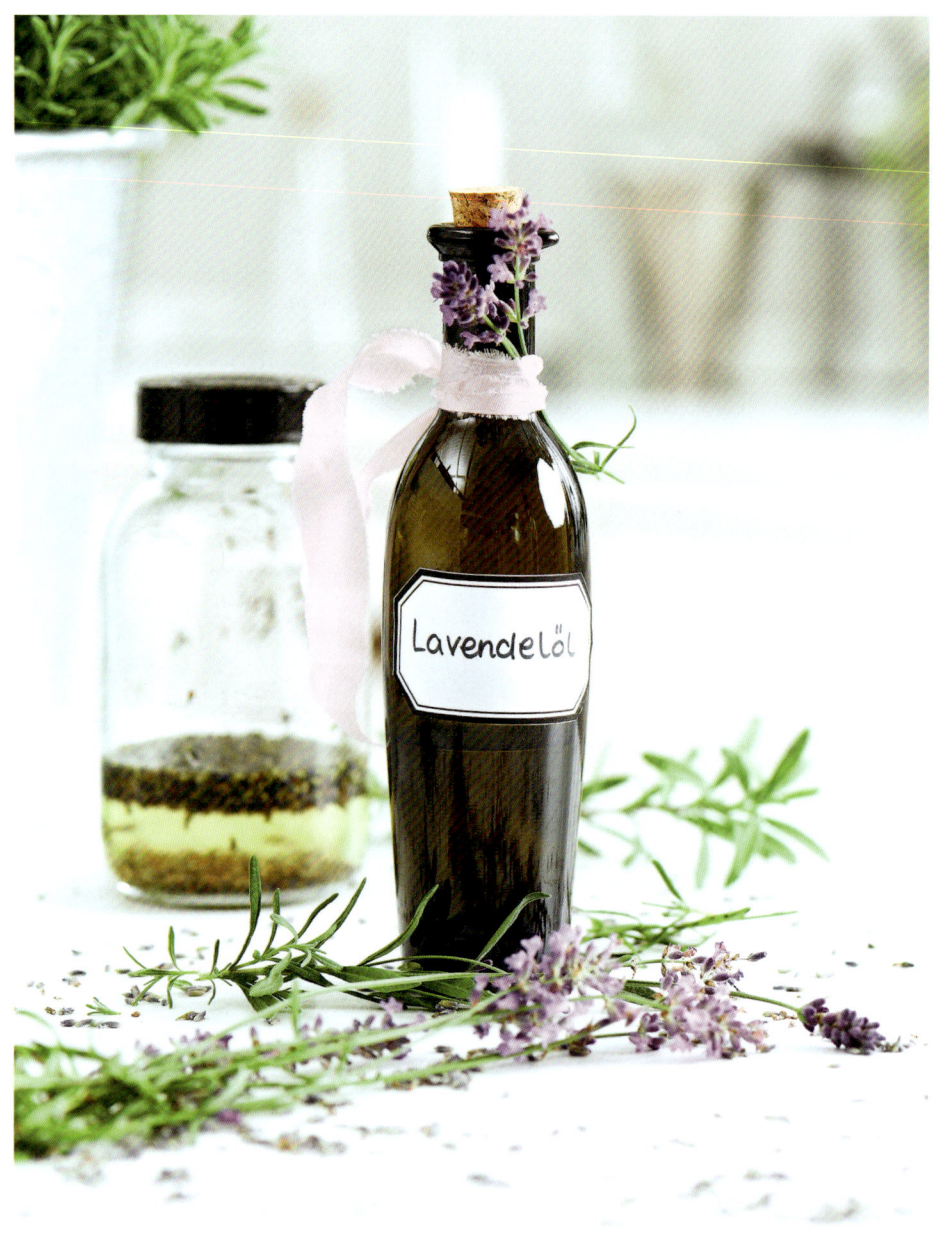

Lavendel – die einen denken bei diesem Wort an ein wogendes Blütenmeer in der Provence, die anderen an das Wäschesäckchen ihrer Oma. Aber alle erinnern den gleichen Duft. Er bewirkt, dass unser Gehirn vermehrt das »Glückshormon« Serotonin ausschüttet, dass wir uns entspannen und die »Alles-Mist«-Stimmung ganz einfach verduftet.

WO HILFT'S?

Bei Einschlafschwierigkeiten, Stimmungstiefs und emotionaler Anspannung.

DAS BRAUCHEN SIE

2 Hände voll frische Lavendelblüten
   (oder ca. 100 g getrocknete Blüten)
200 ml Mandel- oder Distelöl
1 großes Schraubglas
1 Sieb
1 Schüssel
1 Trichter
1 dunkle Flasche (250 ml)

SO WIRD'S GEMACHT

1. Zupfen Sie die einzelnen Lavendelblüten in ein Schraubglas und bedecken Sie sie mit dem Öl.
2. Schließen Sie das Gefäß und stellen Sie es für 6–8 Wochen an einen warmen, sonnigen Platz.

3. Schütten Sie das Öl durch ein Sieb, pressen Sie die Blüten noch einmal aus und füllen Sie das fertige Öl anschließend mithilfe eines Trichters in eine dunkle Flasche.

ANWENDUNG UND HALTBARKEIT

• Wenn Sie den Alltagsstress hinter sich lassen und sich das Einschlafen erleichtern wollen, empfehle ich ein Lavendelbad. Verrühren Sie dazu 10 Tropfen Lavendelöl und 2 Esslöffel Sahne (dadurch verbindet sich das Lavendelöl mit dem Wasser und die Sahne pflegt auch noch toll die Haut) und geben Sie diese Mischung ins warme Wasser.
• Reiben Sie bei Husten oder Bronchitis die Brust mit Lavendelöl ein.
• Als Stimmungsaufheller für zwischendurch riechen Sie bei Bedarf einfach an der Flasche. Sie können auch ein Taschentuch mit Lavendelöl beträufeln und hin und wieder daran schnuppern.
• Ein paar Tropfen in der Duftlampe erfüllen den Raum mit beruhigendem und betörendem Duft.
• Das Öl hält sich mindestens 1 Jahr.

ENTSPRECHENDES »FERTIGPRÄPARAT«

Lavendel Entspannungsöl (Weleda) aus dem Drogeriemarkt oder der Apotheke.

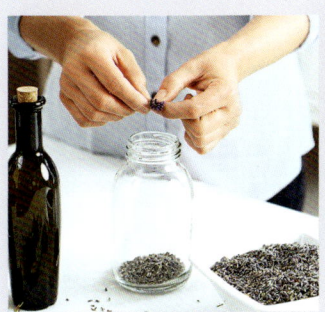 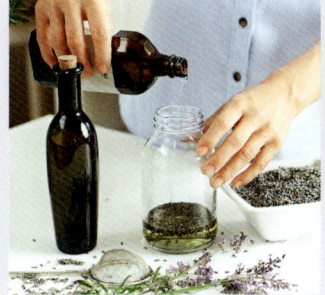 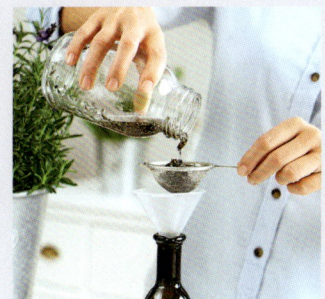

1. Einzelne Blüten abzupfen.   2. In ein Glas geben und mit Öl bedecken.   3. In eine dunkle Flasche umfüllen.

ANTI-KATER-TEE

•

Man sagt Pu-Erh, einem sehr alten, traditionellen chinesischen Tee, viele positive gesundheitliche Eigenschaften nach; ich persönlich kann ihn vor allem gegen die typischen Begleiterscheinungen einer durchfeierten Nacht empfehlen.
Und so begleitet er mich alle Jahre wieder durch die Kölner Karnevalszeit.

WO HILFT'S?
Gegen »Kater«-Symptome nach zu ausgiebigem
Alkoholgenuss.

DAS BRAUCHEN SIE
1 TL Pu-Erh-Tee (in Bioqualität)
1 Teetasse
1 Tee-Ei oder Teesieb

SO WIRD'S GEMACHT
1. Geben Sie den Pu-Erh-Tee in ein Tee-Ei oder Teesieb, hängen Sie dieses in eine Tasse und gießen
Sie mit 200 ml kochendem Wasser auf.
2. Lassen Sie den Tee je nach Geschmack zwischen
3 und 5 Minuten ziehen.

ANWENDUNG UND HALTBARKEIT
• Sie können den Tee bis zu 3-mal neu aufgießen.
• Wegen des enthaltenen Koffeins sollten Sie nicht
mehr als 3 Tassen Pu-Erh-Tee am Tag trinken.
• In einer Teedose hält Pu-Erh mindestens 1 Jahr.

Untersuchungen haben ergeben, dass
viele handelsüblichen Pu-Erh-Tees
einen zu hohen Pflanzenschutzmittel-
Rückstand aufweisen. Greifen Sie daher
unbedingt auf Bio-Ware zurück.

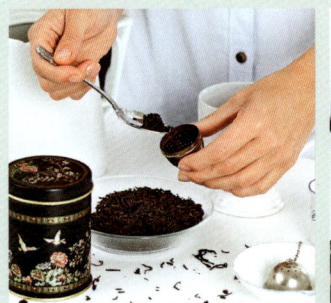 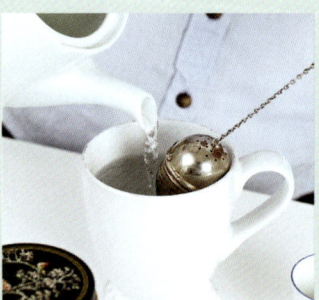 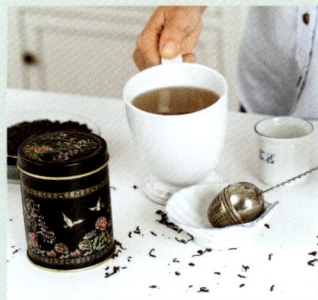

1. Tee in ein Tee-Ei füllen.   *2. Mit kochendem Wasser überbrühen.*   *3. Nach 3–5 Minuten ist der Tee fertig.*

HALLO-WACH-ÖL

•

Mit diesem Rezept können Sie gleich zwei Effekte nutzen: Durch die über die Nase aufgenommenen ätherischen Öle schaltet das Gehirn im Nu auf hellwach. Und die Ohrmassage aktiviert jene Reflexpunkte, die unsere Konzentration steigern. So haben Sie, wenn es darauf ankommt, alle Sinne beisammen.

WO HILFT'S?
Bei Konzentrationsschwäche.

DAS BRAUCHEN SIE
2 ml ätherisches Zypressen-Öl
1 ml ätherisches Rosmarin-Öl
3 ml ätherisches Grapefruit-Öl
2 ml ätherisches Lemongras-Öl
1 kleine dunkle Pipettenflasche (10 ml)
1 kleiner Messbecher
1 kleiner Trichter

SO WIRD'S GEMACHT
1. Füllen Sie nacheinander alle Öle in eine dunkle Pipettenflasche.
2. Verschließen Sie die Flasche und schütteln Sie sie mehrmals kräftig, damit sich die Öle verbinden.

ANWENDUNG UND HALTBARKEIT
• Für eine Ohrmassage beträufeln Sie Mittel-, Zeigefinger und Daumen mit etwas Öl. Beginnen Sie nun, das Ohrläppchen zu kneten, bis es sich warm und gut durchblutet anfühlt. Arbeiten Sie sich langsam knetend am äußeren Ohrrand nach oben. Insgesamt reicht schon 1 Minute aus, damit Ihr Ohr warm und Ihr Geist wieder rege ist.
• Sie können auch einfach nur an der Ölmischung riechen. Oder Sie geben 2–3 Tropfen in eine Duftlampe. Der Effekt ist weniger stark, aber der Duft ist sehr erfrischend.
• Die Ölmischung hält sich ungefähr 1 Jahr.

ENTSPRECHENDES »FERTIGPRÄPARAT«
Citrus Erfrischungsöl (Weleda) aus dem Drogeriemarkt oder der Apotheke.

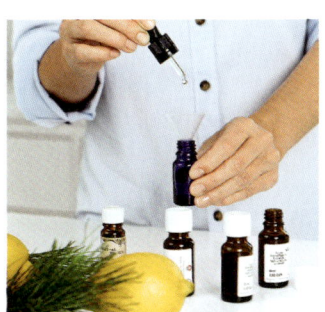 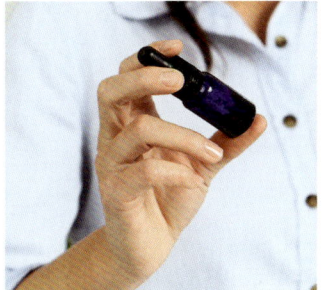 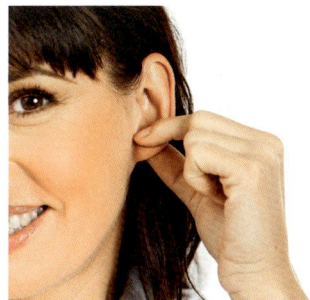

1. Ätherische Öle mischen.   2. Fläschchen kräftig schütteln.   3. Schnelle Entspannung: Ohrmassage.

FRAUENSACHEN

•

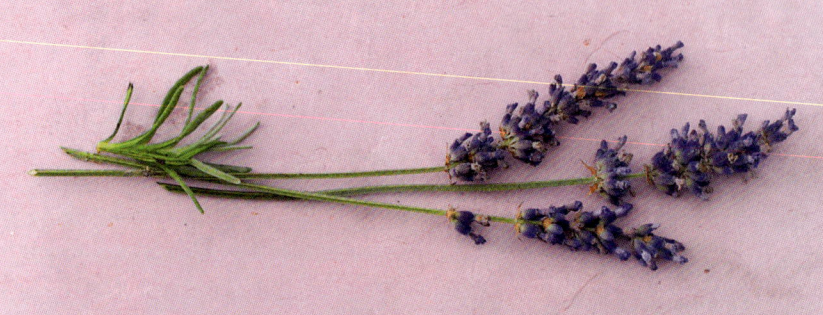

Naturmedizin und Frauenheilkunde, das gehört für mich einfach irgendwie zusammen. Und zwar nicht erst, seit man erkannt hat, dass Phytopharmaka in den Wechseljahren weitaus verträglicher sind als die lange Zeit im Gießkannensystem verschriebenen Hormontherapien. Schließlich verließen sich viele Jahrhunderte Generationen von Frauen auf das Wissen heilpflanzenkundiger Geschlechtsgenossinnen.

SPEZIELL FÜR »SIE«

Eine Umfrage des Institutes für Demoskopie Allensbach aus dem Jahr 2010 ergab, dass Frauen sehr viel öfter auf Naturheilmittel zurückgreifen als Männer. Allein diese Meldung ist es wert, sich einmal genauer anzuschauen, welche Heilpflanzen gerade für Frauen interessant sind.

MEINE LIEBLINGSREZEPTE FÜR FRAUEN

Frauen und Männer sind einfach nicht aus dem selben Holz geschnitzt. Und daher habe ich mir für Sie ein paar ganz spezielle »weibliche« Rezepte überlegt. Wenn Sie auf der Suche nach Heilmitteln für

die Schwangerschaft sind: Die finden Sie in einem Extrakapitel ab Seite 106.

Lavendel-Roll-on

Frauen leiden häufiger als Männer an Kopfschmerzen und Migräne. Verantwortlich dafür sind wahrscheinlich neben natürlichen Hormonschwankungen auch die weiblichen Geschlechtshormone, die Einfluss auf die Verarbeitung schmerzhafter Reize haben sollen. Nicht zuletzt können Veränderungen im Hormonhaushalt dazu führen, dass wir Stresssituationen stärker wahrnehmen und darauf auch mit Schmerzen reagieren.
Zum Glück bietet die Natur eine Fülle an Pflanzen, die in so einem Fall helfen, sodass man nicht immer gleich zur Tablette greifen muss. Eine davon ist der Lavendel. Mit dem Roll-on von Seite 98 sind Sie gut gegen jede Art von Kopfschmerzen gewappnet.

Bärentraubenblätter-Tee

Auch die wärmste Strumpfhose verhindert manchmal nicht, dass man den neuen Minirock mit einer Blasenentzündung bezahlt. Genauso rächt es sich, wenn Sie im Sommer am Strand oder im Freibad zu lange mit nassem Badeanzug herumlaufen. Manche Frauen leiden sogar unabhängig von derartigen »Sünden« unter einer Blasenentzündung, manche gleich mehrmals im Jahr. Neben viel Wärme hilft es dann, viel Bärentraubenblättertee zu trinken. Das spült die Harnwege, und die in diesem Kraut enthaltenen Wirkstoffe bekämpfen zugleich noch Bakterien in Harnleiter, Blase und Harnröhre. Das Rezept für den Tee finden Sie auf Seite 99.

Goji-Beeren-Muffins

Wir Frauen wollen doch alle möglichst lang schlank und jung aussehen – und solange man sich nicht mit unrealistischen Vorbildern abquält, ist dieses Ziel doch auch gar nicht so verwerflich. Dass gutes Aussehen auch toll schmecken kann, beweise ich Ihnen mit dem Muffinrezept von Seite 100. In ihnen steckt das absolute Vitalstoffwunder der Natur: die Goji-Beere. Die in dieser Frucht nachgewiesenen Vitamine, Mineralien und Spurenelemente sind schier unzählbar; Vitamin C, Vitamin A, Vitamin B_1 und B_2, Eisen, Kupfer, Nickel, Chrom, Magnesium, Kalzium, Natrium, Kalium und Aminosäuren sind nur ein kurzer Auszug aus der Liste.

Warum die Goji-Beeren im Kapitel »Frauensachen« auftauchen und nicht etwa bei der »Generation 50 plus«? Nun, die Herren werden dieses Kapitel hier meiden wie warmes Bier. Und so bleiben die Beauty-Geheimnisse, wo sie hingehören: unter uns.

Mönchspfeffer-Heilessig

Das Frauenthema schlechthin: die monatliche Periode. Bei Regelschmerzen und jenem besonderen Unwohlsein, das die Fachfrau PMS (Prämenstruelles Syndrom) nennt, hat sich der Mönchspfeffer-Heilessig von Seite 102 bestens bewährt. Er hilft auch allgemein ein gestörtes hormonelles Gleichgewicht wieder in Balance zu bringen. Doch Vorsicht: Auf Dauer kann Mönchspfeffer für sexuelle Unlust sorgen (eine von Mönchen früher hoch geschätzte Wirkung). Nehmen Sie den Heilessig daher nicht länger als drei Monate am Stück ein.

Schlanköl

Cellulite, gemeinhin auch als Orangenhaut bekannt, ist zwar kein rein weibliches Problem. Aber unser Bindegewebe ist aufgrund seiner gitterartigen Struktur nun mal besonders anfällig für die unschönen Dellen an Po und Oberschenkeln. Wenn Sie deswegen schlechte Laune bekommen, hilft nur eins: massieren, massieren, massieren. Unterstützend helfen die Wirkstoffe von Efeu, Gundermann und Schöllkraut, die im Schlanköl von Seite 103 stecken.

.... **TIPP** ....

Für eine effektive Massage brauchen Sie keine Bürsten oder spezielle Roller, im Gegenteil: Viele Frauen empfinden diese als unangenehm. Bilden Sie einfach eine Faust und lassen Sie die Fingerknöchel dann in kreisenden Bewegungen und mit leichtem Druck über die Haut gleiten. Auch gut: Ein Stückchen Haut zwischen Daumen, Zeige- und Mittelfinger nach oben ziehen und gleich wieder loslassen, so als würden Sie sich selbst kneifen. Auf diese Weise kreisförmig die ganze betroffene Partie behandeln.

....

Traubensilberkerzen-Tinktur

Über die Hormonersatztherapie in den Wechseljahren hört man viel Widersprüchliches, und leider auch Beunruhigendes. Schon deshalb sollten Sie dem Thema kritisch gegnüberstehen und mit Ihrem Gynäkologen nach der individuell besten Lösung suchen. Der Einsatz von Phytohormonen, also pflanzlichen Hormonen wie der Traubensilberkerze, hat sich dabei als Alternative gut bewährt. Zwar ist die regulative Wirkung auf den Hormonhaushalt schwächer, dafür greifen die Phytohormone nicht so stark in die natürlichen Abläufe ein, sondern wirken eher ausgleichend. Wie gut Sie mit Phytohormonen zurechtkommen, können Sie mit der Traubensilberkerzen-Tinktur von Seite 104 im Allgemeinen bedenkenlos austesten. Bei Brustkrebs erst beim Arzt nachfragen, weil die Pflanze in den Hormonspiegel eingreift, was in diesem Fall nicht immer förderlich ist.

LAVENDEL-ROLL-ON

·

Lavendel, das wissen Sie bereits aus dem Kapitel »Alles Mist«, kann über seinen Duft Glückshormone im Körper »freisetzen«. Er hilft außerdem sehr effektiv gegen Kopfschmerzen und Mückenstiche. Besonders praktisch: In einem Roll-on passt er als Erste-Hilfe-Set in jede Handtasche.

WO HILFT'S?
Bei Migräne, Kopfschmerz und zur Verbesserung der Konzentration.

DAS BRAUCHEN SIE
10 ml ätherisches Lavendelöl (aus dem Handel oder nach Rezept von Seite 93)
1 Roll-on-Gefäß (10 ml)

SO WIRD'S GEMACHT
Füllen Sie das Lavendelöl in das Roll-on-Gefäß und verschließen Sie dieses. Schon ist das Ganze fertig zum Gebrauch!

ANWENDUNG UND HALTBARKEIT
• Rollen Sie bei Bedarf mit dem Roll-on über Stirn und Schläfen oder – wenn Ihnen das zu ölig ist – über den Nacken und die Innenseite der beiden Handgelenke.
• Das Öl hält sich mindestens 1 Jahr.

ENTSPRECHENDES »FERTIGPRÄPARAT«
Chinaöl (zum Beispiel von Bio-Diät-Berlin) aus dem Drogeriemarkt oder der Apotheke.

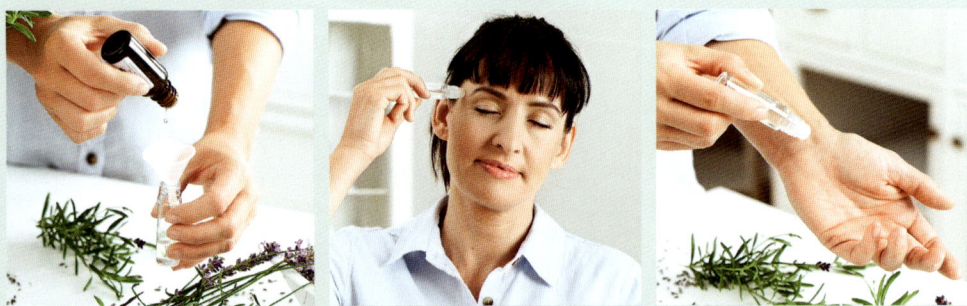

1. Lavendelöl in Roll-on träufeln.   2. + 3. Schläfen oder Handgelenk benetzen.

BÄRENTRAUBEN-
BLÄTTER-TEE

•

Die Inhaltsstoffe der Bärentraube wirken auf die Harnwege stark antibakteriell.
Damit der Magen nicht zu sehr gereizt wird, empfiehlt sich ein Kaltauszug.

WO HILFT'S?
Bei Blasenentzündungen.

DAS BRAUCHEN SIE
50 g Bärentraubenblätter-Tee (aus der Apotheke)
2 Teekannen oder Karaffen
1 Teesieb

SO WIRD'S GEMACHT
1. Geben Sie 2 Teelöffel Bärentraubenblätter in
eine Teekanne oder eine Karaffe und füllen Sie mit
500 ml kalten Wasser auf. Lassen Sie den Auszug
12 Stunden ziehen und seihen Sie ihn dann in ein
zweites Gefäß ab. Jetzt ist er fertig zum Trinken.
2. Wenn Sie schnelle Hilfe benötigen, setzen Sie
den Kaltauszug wie beschrieben an und bereiten
Sie zugleich mit kochendem Wasser Bärentraubenblätter-Tee auf »normale« Art zu. Lassen Sie diesen

10 Minuten abgedeckt ziehen und trinken Sie den
Tee dann in kleinen Schlucken. Wenn der Kaltauszug fertig ist, steigen Sie darauf um.

ANWENDUNG UND HALTBARKEIT
• Bei einer unkomplizierten Blasenentzündung mit
dem typischen Brennen beim Wasserlassen trinken
Sie 3-mal täglich 1 Tasse Bärentraubenblätter-Tee.
• Da die Wirkstoffkombination sehr stark ist, dürfen
Sie den Tee nicht länger als 1 Woche am Stück und
nicht öfter als 5-mal im Jahr anwenden. Eine Über-
dosierung kann die Leber schädigen.
• Für Kinder unter 12 Jahren, Schwangere und
Stillende ist der Tee nicht geeignet.
• Gut verschlossen hält der Tee etwa 1 Jahr.

ENTSPRECHENDES »FERTIGPRÄPARAT«
Cystinol® (Schaper & Brümmer) aus der Apotheke.

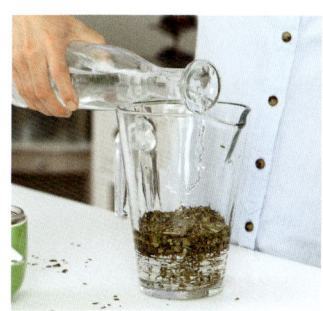 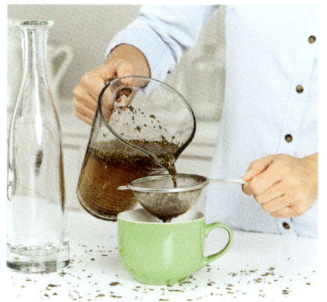 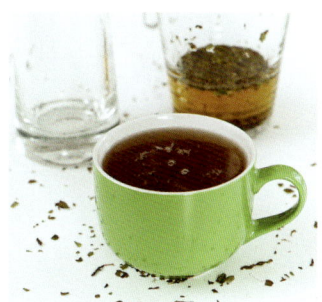

1. Bärentraubenblätter mit kaltem Wasser ansetzen.   2. Auszug abfiltern.   3. Bis zu 3 Tassen am Tag trinken.

GOJI-BEEREN-MUFFINS

•

Goji-Beeren, auch Chinesische Bocksdornfrüchte genannt, gelten als die
heimlichen Stars unter den Anti-Aging-Pflanzen. Spätestens seit zu lesen war,
dass sie das »mit Abstand größte Potenzial an gesundheitsfördernden Vitalstoffen« enthielten, ist ihr Siegeszug nicht mehr aufzuhalten.

WO HILFT'S?

Bei hohem Blutdruck, zur Unterstützung des Immunsystems und bei Augenproblemen; die Beeren sollen
zudem eine günstige Wirkung auf den Alterungsprozess haben.

DAS BRAUCHEN SIE

(Für 16 Muffins)
200 g Dinkelmehl
60 g Haferflocken
1 TL Backpulver
½ Teelöffel Natron
2 Bio-Eier (Größe M)
180 g Rohrzucker
1 Päckchen Vanillezucker
150 g weiche Butter
300 g saure Sahne
200 g Goji-Beeren
2 Schüsseln
1 Rührgerät
1 Löffel
Muffin-Papierförmchen
Muffinblech

SO WIRD'S GEMACHT

1. Mischen Sie in einer Schüssel das Dinkelmehl
mit den Haferflocken, dem Backpulver und dem
Natron.
2. Rühren Sie in einer anderen Schüssel die Eier
schaumig. Geben Sie unter weiterem Rühren nach
und nach erst Zucker, Vanillezucker und Butter,
dann die Mehlmischung und die saure Sahne hinzu. Ganz zum Schluss heben Sie vorsichtig die
Goji-Beeren unter.
3. Stecken Sie Papierförmchen in die Vertiefungen
des Muffinblechs, füllen Sie den Teig ein und schie-
ben Sie das Blech in den vorgeheizten Backofen
(180 Grad).
4. Nach 20 bis 25 Minuten kommen die Muffins
aus dem Ofen. Lassen Sie sie noch kurz in der
Form und anschließend auf einem Kuchengitter
völlig auskühlen. Den restlichen Teig ebenso zu
Muffins backen.

ANWENDUNG UND HALTBARKEIT

• Am besten schmecken die Muffins natürlich
frisch, aber auch am 2. Tag kann man sie noch gut
essen.
• Goji-Bereen selbst halten kühl und trocken gelagert etwa 1 Jahr.

ENTSPRECHENDES »FERTIGPRÄPARAT«

Goji-Beeren pur aus dem Drogeriemarkt oder der
Apotheke (zum Beispiel von VitaNatura).

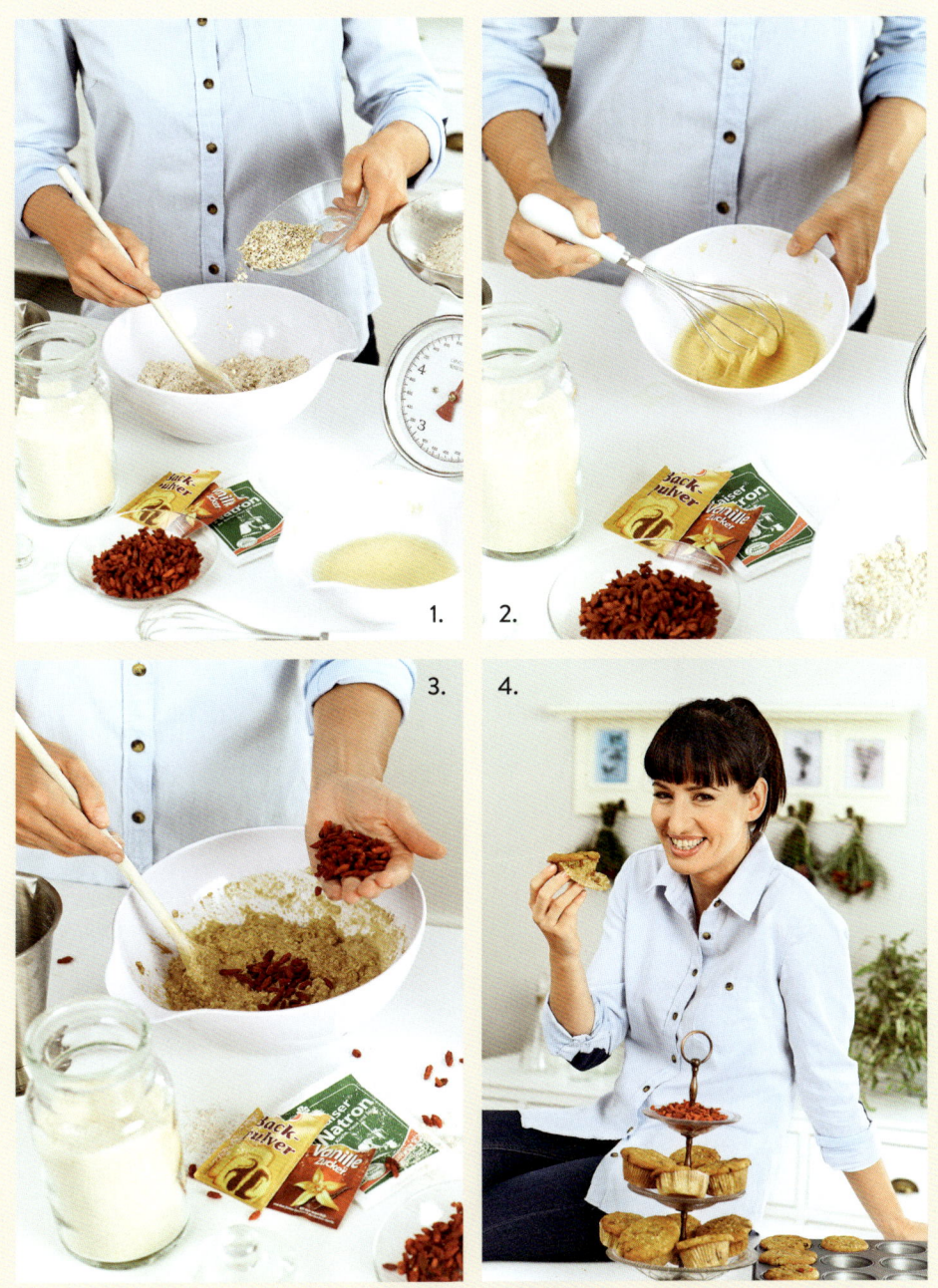

1. *Trockene Zutaten mischen.* 2. *Eier schaumig rühren.*
3. *Goji-Beeren unterheben.* 4. *Gesundheit, die schmeckt – lecker!*

MÖNCHSPFEFFER-
HEILESSIG

•

Mönchspfeffer hilft bei »Frauenleiden«. Er wird in diesem Rezept unterstützt
von Frauenmantel und Scharfgarbe, die entkrampfend und beruhigend wirken.

WO HILFT'S?
Bei Regelschmerzen und Prämenstruellem
Syndrom (PMS).

DAS BRAUCHEN SIE
200 ml Apfelessig (Bioqualität)
50 g frische Mönchspfefferbeeren
    (oder 25 g getrocknete Beeren)
2 EL getrocknete Schafgarbe
2 EL getrockneter Frauenmantel
1 Schraubglas (mind. 250 ml)
1 dunkle Flasche (250 ml)
1 Trichter
1 Teesieb

SO WIRD'S GEMACHT
1. Geben Sie die Kräuter in ein Schraubglas und
gießen Sie den Apfelessig darüber.

2. Schrauben Sie das Glas zu und lassen Sie alles
2 Wochen an einem warmen Ort ziehen. Schütteln
Sie das Glas dabei hin und wieder kräftig.
3. Nach 14 Tagen füllen Sie den Essig mithilfe eines
Teesiebs und eines Trichters in eine dunkle Flasche
um. Drücken Sie dabei die Kräuter dabei noch einmal kräftig aus.

ANWENDUNG UND HALTBARKEIT:
• Nehmen Sie täglich 1 Teelöffel Heilessig zu sich –
entweder pur (Achtung: sauer!) oder in etwas lau-
warmem Wasser aufgelöst und, wenn es sein
muss, mit etwas Honig gesüßt.
• Der Essig hält sich an einem dunklen, kühlen Ort
aufbewahrt 6 Monate.

ENTSPRECHENDES »FERTIGPRÄPARAT«
Agnolyt® (Madaus) aus der Apotheke.

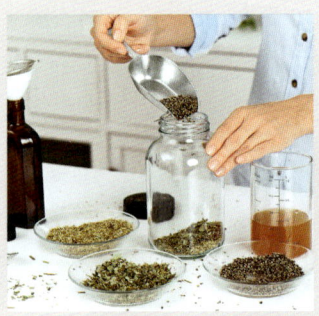 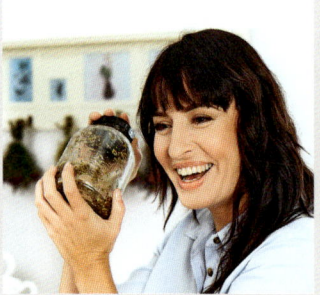 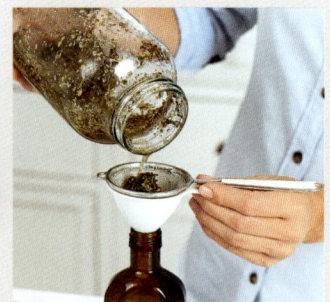

1. Kräuter mischen.   2. Wenn der Apfelessig drin ist, kräftig schütteln.   3. Durch ein Sieb abfiltern.

SCHLANKÖL

•

Efeu, Gundermann und Schöllkraut aktivieren – äußerlich angewandt – den Hautstoffwechsel, fördern den Abtransport von Schlacken und straffen und glätten die Haut. Ein Öl aus diesen Kräutern ist zwar kein Wundermittel gegen überflüssige Pfunde, strafft aber die Haut, wenn Sie eine Diät machen.

WO HILFT'S?
Bei Cellulite und zur Straffung des Hautbilds.

DAS BRAUCHEN SIE
40 g getrocknete Efeublätter
40 g getrocknetes Gundermann-Kraut
20 g getrocknetes Schöllkraut
100 ml Rapsöl (oder ein anderes Pflanzenöl)
5 Tropfen ätherisches Rosmarinöl
1 Schraubglas (mind. 500 ml)
1 Topf
1 Teesieb oder Kaffeefilter, Trichter
1 dunkle Flasche (mind. 100 ml)

SO WIRD'S GEMACHT
1. Kräuter in ein Schraubglas füllen und mit Rapsöl übergießen.

2. Das fest verschlossene Glas 15 Minuten in einen Topf mit kochendem Wasser stellen.
3. Das Glas mit der heißen Kräuter-Öl-Mischung vorsichtig aus dem Topf heben und für 3 Tage an einen warmen Ort stellen. Regelmäßig schütteln.
4. Nach 3 Tagen das Öl durch ein Teesieb oder einen Kaffeefilter in eine dunkle Flasche füllen. Rosmarinöl zufügen und nochmals schütteln. Fertig!

ANWENDUNG UND HALTBARKEIT
• Massieren Sie Ihre Problemzonen 1- bis 2-mal am Tag kräftig knetend mit dem Öl.
• Das Schlanköl hält sich mindestens 1 Jahr.

ENTSPRECHENDES »FERTIGPRÄPARAT«
Birken Cellulite-Öl (Weleda) aus dem Drogeriemarkt oder der Apotheke.

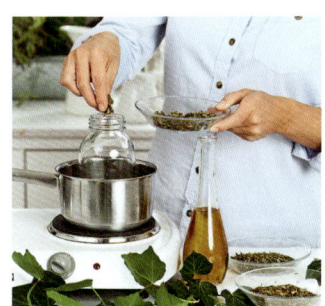 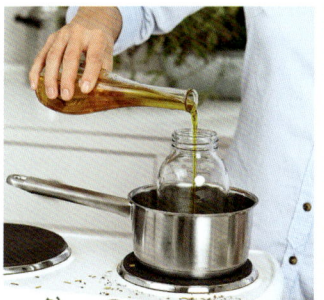 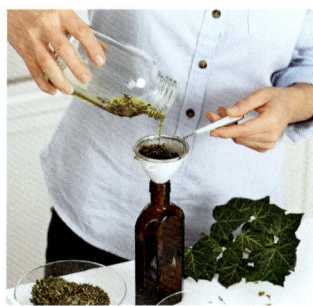

1. Kräuter in Glas geben.   2. Mit Öl begießen und im Wasserbad erhitzen.   3. In eine Flasche füllen.

TRAUBENSILBERKERZEN-TINKTUR

•

Die Traubensilberkerze wirkt auf den Körper ähnlich wie das weibliche Hormon Östrogen und schwächt typische Klimateriumsbeschwerden.

WO HILFT'S

Bei Wechseljahrbeschwerden wie Hitzewallungen, Schweißausbrüchen, Schlafstörungen, Nervosität und Depression.

DAS BRAUCHEN SIE

30 g getrocknete Traubensilberkerzen-Wurzel
1 Flasche Wodka oder Doppelkorn
1 großes Schraubglas (1000 ml)
1 dunkle Flasche (1000 ml)
1 Teesieb
1 Trichter

SO WIRD'S GEMACHT

1. Geben Sie die Traubensilberkerzen-Wurzel in ein Schraubglas und füllen Sie so viel Alkohol auf, bis alle Wurzelteile bedeckt sind.
2. Schließen Sie das Glas und lassen Sie es die nächsten 4–6 Wochen an einem warmen Ort stehen. Zwischendurch kräftig schütteln.
3. Ist die Tinktur lange genug gezogen, füllen Sie sie mithilfe eines Teesiebs und eines Trichters in eine dunkle Flasche.

ANWENDUNG UND HALTBARKEIT

• Nehmen Sie über einen Zeitraum von 8 Wochen 1- bis 2-mal täglich je 10–30 Tropfen in etwas Wasser zu sich. Die Wirkung der Traubensilberkerze baut sich langsam auf.
• Um unerwünschte Nebenwirkungen beziehungsweise einen Gewöhnungseffekt zu vermeiden, sollten Sie nach 8 Wochen eine zweimonatige Pause einlegen und auf einen Tee mit ähnlicher Wirkung wechseln (zum Beispiel Mönchspfeffer-Tee aus der Apotheke). Danach können Sie die Traubensilberkerzen-Tinktur wieder einsetzen.
• Die Tinktur hält sich gut verschlossen mindestens 6 Monate.

ENTSPRECHENDES »FERTIGPRÄPARAT«

Remifemin® (Schaper & Brümmer) aus der Apotheke.

Beginnen Sie möglichst früh mit der Therapie. Die beste Wirkung erzielen Sie, wenn die Beschwerden noch nicht länger als ein Jahr bestehen. Da Phytohormone in den Hormonspiegel eingreifen, sollte dieser auch kontrolliert werden. Sprechen Sie sich deshalb außerdem vor der Behandlung mit Ihrem Gynäkologen ab.

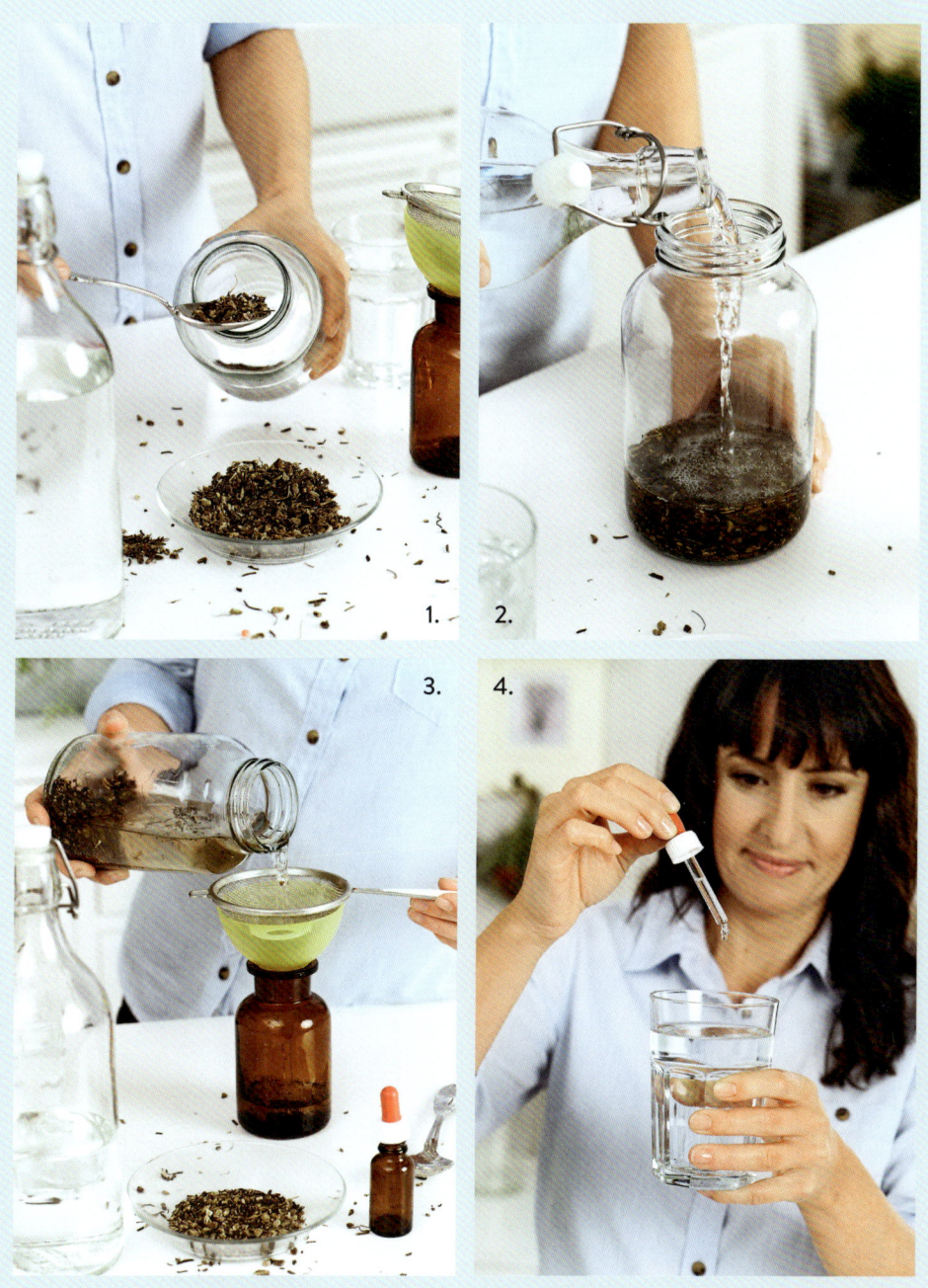

1. Traubensilberkerzen-Wurzel in ein Glas füllen.   2. Mit Alkohol aufgießen.
3. Durch ein Sieb in ein dunkles Gefäß abfüllen.   4. Auf ein Glas Wasser kommen 10–30 Tropfen.

EIN BABY KOMMT!

•

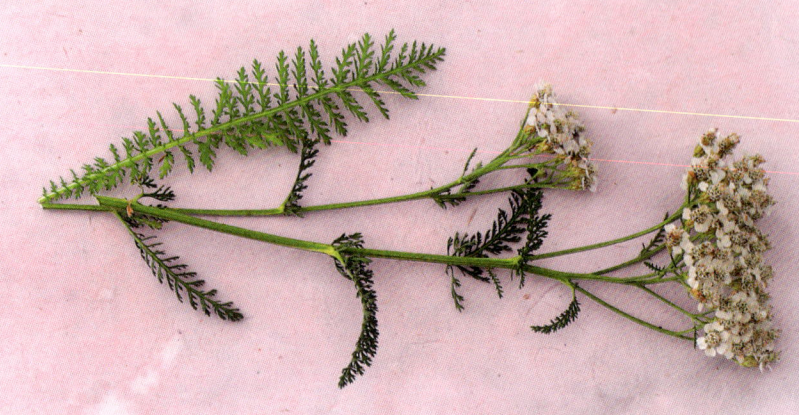

Ein Baby kommt – und damit kommen leider auch Übelkeit, Erbrechen, Hämorrhoiden, Sodbrennen, Dehnungsstreifen und, und, und. Natürlich treten im seltensten Fall tatsächlich alle Beschwerden auf. Und das meiste davon kann man im Hinblick auf das Großartige, das einen mit der Geburt eines Kindes erwartet, ja auch durchstehen. Mit etwas Distanz ist das bisschen Unwohlsein wirklich nicht (mehr) der Rede wert. Im akuten Notfall jedoch spricht auch nichts dagegen, sich die Leiden ein bisschen erträglicher zu machen.

ARZNEIMITTEL IN DER SCHWANGERSCHAFT

Pharmazeutika sind wegen möglicher Nebenwirkungen für das Kind in der Schwangerschaft zum größten Teil tabu. Daher wagen in diesen Monaten auch viele Frauen den Griff in die Naturapotheke, die sich dort sonst eher nicht umtun. Schließlich finden sich dort viele MItte, die den unangenehmen Begleiterscheinungen wirksam Abhilfe schaffen.

Dennoch: Vorsicht ist auch bei der Pflanzenheilkunde geboten. Manche Kräuter haben Wirkungen, die in der Schwangerschaft unerwünscht sind, oder müssen zumindest anders dosiert werden. Beachten Sie daher unbedingt alle speziellen Hinweise (auch bei den anderen Rezepten in diesem Buch).

MEINE LIEBLINGSREZEPTE FÜR WERDENDE MÜTTER

Welchen Problemen können Sie denn nun guten Gewissens zu Leibe rücken? Lesen Sie selbst. Wenn Sie außerdem noch ein Anti-Kopfweh-Mittel ohne Nebenwirkungen suchen, sollten Sie einmal das Lavendelöl von Seite 93 probieren. Auch kühle Tücher auf Stirn und Nacken sowie viel frische Luft helfen.

Ingwerbonbons

MIt dem Ingwer ist es so eine Sache: Zu viel davon kann frühzeitig Wehen auslösen. Andererseits ist er das Mittel der Wahl bei Schwangerschaftsübelkeit. Es gilt eben wie so oft: Die Dosis macht das Gift. Zur rechten Zeit ein Ingwerbonbon nach dem Rezept von Seite 108 zu lutschen, hat noch niemandem geschadet, aber schon vielen geholfen. Und wir wollen ehrlich sein: Auch Anti-Übelkeit-Ingwerbonbons sind eine Süßigkeit und schon deshalb entsprechend maßvoll zu genießen. Das gilt umso mehr in der Schwangerschaft.

Kartoffelsud

Das saure Aufstoßen, das man beim Anblick moderner Kinderwagen verspürt, könnte etwas mit dem horrenden Preis vieler Gefährte zu tun haben. Sehr viel wahrscheinlicher hat es damit zu tun, dass der Verschlussmechanismus zwischen Speiseröhre und Magen beeinträchtigt ist. Denn gerade in der fortgeschrittenen Schwangerschaft ist dieser ringförmige Muskel weicher als sonst. Wenn dann auch noch der Magen von unten auf ihn drückt, gelangt schnell einmal Magensäure in die Speiseröhre.

Gegen die Super-de-luxe-Ausstattungspreise für Babys erste vier Räder können Sie leider nichts ausrichten. Gegen die falsch herum laufende Magensäure umso mehr: Kartoffelsud mit Kümmel trinken (Rezept siehe Seite 110).

Hautöl

Ich persönlich finde ja, dass ein Kind als Erinnerung an die Schwangerschaft völlig ausreicht. Wozu braucht es da noch Schwangerschaftsstreifen? Doch wer fragt schon mich? Und zum Glück haben wir es zumindest zu einem Teil selbst in der Hand, wie viel man später einmal noch von dem unglaublichen Bauchumfang ahnt. Ich empfehle Ihnen daher, die gefährdeten Stellen täglich mit dem Hautöl von Seite 113 einzureiben oder eine kurze Zupfmassage damit zu verbinden. Danach ist die Haut so glitschig, dass sich gar kein Dehnungsstreifen mehr daran halten kann.

Dammöl

Wenn Sie vier bis fünf Wochen vor dem errechneten Geburtstermin beginnen, das Dammgewebe zu massieren, am besten mit einem pflegenden Öl, bereiten Sie diese empfindliche (Sollbruch-)Stelle optimal auf die Strapazen während der Entbindung vor. Auch wenn das Ganze erst einmal ungewohnt erscheint: Auf diese Weise lässt sich ein Dammriss oft verhindern (geschnitten wird zum Glück ohnehin kaum noch). Das Rezept für mein Dammöl finden Sie auf Seite 114.

Stilltee

Wenn das Baby endlich da ist, hat es Hunger. Leider klappt es mit dem Stillen aber nicht immer so gut wie erwartet. So manche frisch gebackene Mama ist schon verzweifelt, weil sie zu wenig Milch hatte. Der psychische Druck, den dieses Problem im Kopf der Frau verursacht, macht das Ganze nur noch schlimmer. Denn Stress hat einen negativen Einfluss auf die Milchproduktion. Zur Anregung des Milchflusses hat sich der Stilltee von Seite 115 bewährt. Bockshornklee, Anis, Fenchel, Melisse und Lavendel lassen die »Tanks« vollaufen. Fazit: Das Baby ist im Schlaraffenland, die Mama erleichtert.

Schafgarbensalbe

Fangen wir mal von hinten an: Ich habe schon von Frauen gehört, die den Wehenschmerz für weniger tragisch hielten als die Sache mit den Hämorrhoiden danach. (Im Vertrauen: Das liegt daran, dass die Natur es so eingerichtet hat, dass man sich an den Wehenschmerz nur noch vage erinnern kann, wenn er denn mal vorbei ist.)

Die kleinen knotenförmigen Gefäßerweiterungen am After sind keine Seltenheit. Denn Schwangerschaftshormone schwächen das Bindegewebe und erweitern die Blutgefäße. Weil dazu auch noch die wachsende Gebärmutter auf die Adern im Enddarm drückt, staut sich das Blut und Hämorrhoiden wachsen. Durch Verstopfung in der Schwangerschaft (harter Stuhl) und Pressen bei der Geburt können die Knötchen dann nach außen gedrückt werden. Neben Eichenrinde hat sich vor allem die Schafgarbe als schmerzlindernd bewährt. Ihre Wirkstoffe sorgen auch in der Salbe von Seite 117 dafür, dass die Hämorrhoiden wieder verschwinden und das gereizte Gewebe nicht mehr schmerzt.

INGWERBONBONS

•

Ingwer stärkt das Immunsystem, regt die Durchblutung an, löst Krämpfe und macht das Blut dünnflüssiger. Nicht zuletzt lindert die Knolle Übelkeit und Erbrechen, was sie zu einem beliebten Mittel gegen Reisekrankheit macht und auch vielen werdenden Müttern in den ersten Schwangerschaftswochen hilft.

WO HILFT'S?
Bei Schwangerschaftsübelkeit und Reisekrankheit, aber auch bei Erkältung, Schnupfen und Halsweh.

DAS BRAUCHEN SIE
1 Stück frische Ingwerwurzel
    (etwa 3–4 cm groß, für schärfere Bonbons
    auch mehr)
100 g Zucker
1 feine Gemüsereibe
1 scharfes Messer
1 kleiner Topf
1 Kochlöffel
1 Backblech
Backpapier

SO WIRD'S GEMACHT
1. Schälen Sie den Ingwer und reiben Sie ihn auf der Gemüsereibe fein. Sie benötigen insgesamt 2 gestrichene Teelöffel Geriebenes.
2. Geben Sie den Zucker in einen kleinen Topf und lassen Sie ihn auf kleiner Flamme und unter ständigem Rühren langsam schmelzen.
3. Sobald der Zucker beginnt ganz leicht braun zu werden, rühren Sie den geriebenen Ingwer unter. Vorsicht: Die Masse kann nach oben spritzen.

4. Nehmen Sie den Topf vom Herd. Legen Sie ein mit Backpapier ausgelegtes Backblech bereit und lassen Sie mithilfe des Kochlöffels bonbongroße Portionen der Ingwer-Zucker-Masse darauf tropfen. Vorsicht, die Zuckermasse ist sehr, sehr heiß.
5. Lösen Sie eventuell die »Tropfen«, sobald sie etwas abgekühlt sind, vom Backpapier und rollen Sie sie zwischen den Händen in Form. Aber Achtung, die Masse ist immer noch ziemlich heiß.
6. Lassen Sie anschließend die Bonbons auf dem Backpapier aushärten.

ANWENDUNG UND HALTBARKEIT
• Lutschen Sie bei aufziehender Übelkeit bis zu 3 Bonbons am Tag. Mehr sollten es nicht sein, denn zu viel Ingwer wirkt wehenfördernd.
• Wenn Sie die Bonbons gegen Reiseübelkeit einsetzen möchten, nehmen Sie sie etwa 30 Minuten vor Beginn der Reise ein, damit sie ihre Wirkung voll entfalten können.
• Die Bonbons halten in einer mit Backpapier ausgelegten Dose etwa 4 Monate.

ENTSPRECHENDES »FERTIGPRÄPARAT«
Ingwerbonbons aus dem Drogeriemarkt oder der Apotheke (zum Beispiel von Arno Knof Pharma).

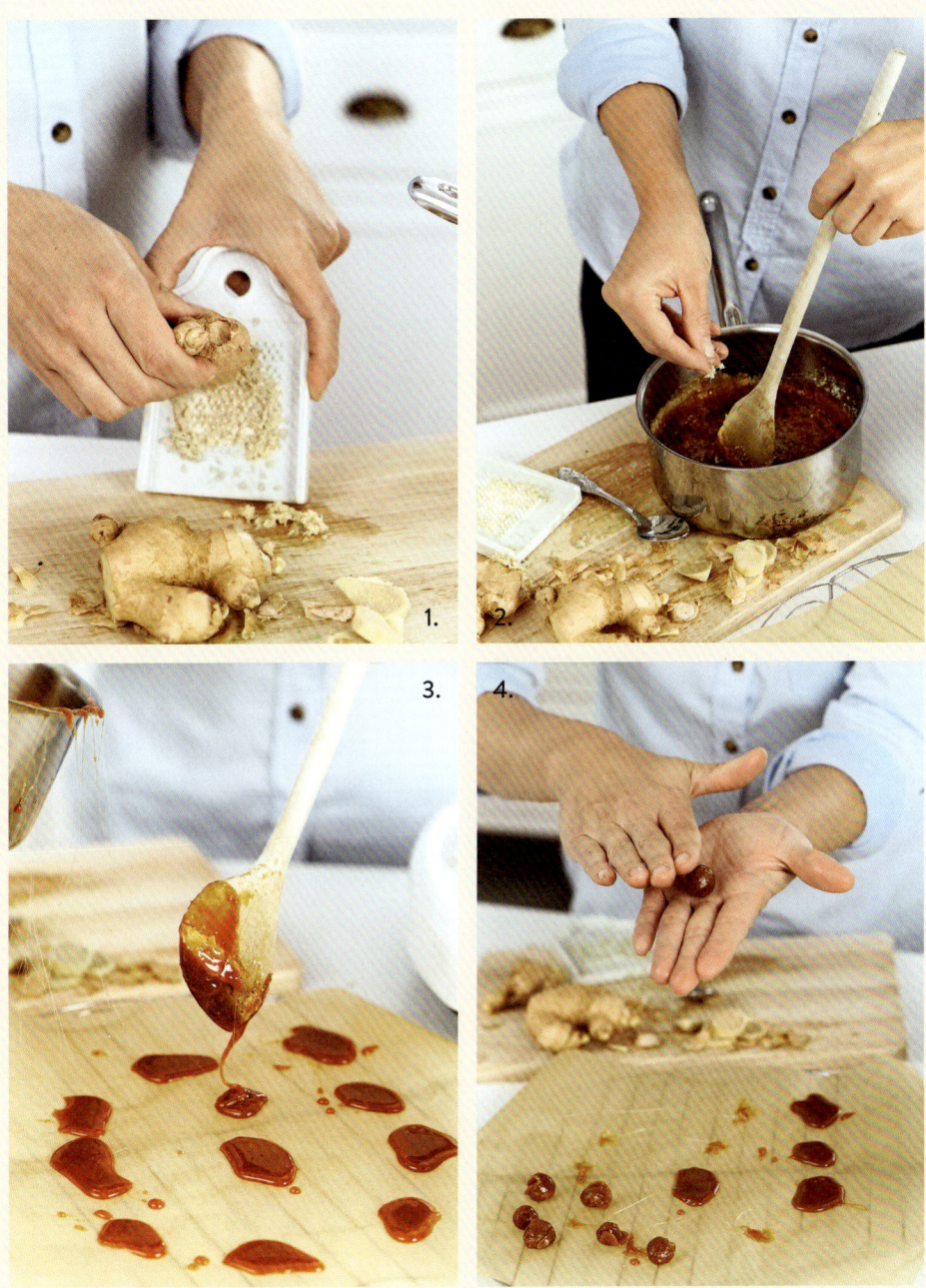

1. Frischen Ingwer fein reiben.   2. Ingwer vorsichtig in geschmolzenen Zucker einrühren.
3. Masse mit einem Löffel auf Backpapier tröpfeln.   4. Den Bonbons den letzten Schliff geben.

KARTOFFELSUD

•

Viele werdende Mütter schwören auf die entsäuernde Wirkung von Kartoffeln.
Denn in der Schwangerschaft drückt das stetig wachsende Kind auf den Magen
und lässt den Schließmuskel »undicht« werden. Dadurch gelangt Magensäure
zurück in die Speiseröhre und führt dort zu brennenden Schmerzen.

WO HILFT'S?
Bei Sodbrennen.

DAS BRAUCHEN SIE
1 kleine Bio-Kartoffel (egal welche Sorte)
2 TL Kümmelsamen
1 TL Leinsamen (nicht gemahlen)
1 Gemüsebürste
1 scharfes Messer
1 Schneidebrett
1 Topf
1 Kanne oder Karaffe
1 Sieb

SO WIRD'S GEMACHT
1. Schrubben Sie die Kartoffel unter fließendem
Wasser gründlich mit der Bürste ab und schneiden
Sie sie dann mit der Schale in kleine Stücke.
2. Geben Sie die Kartoffelstückchen mit den Küm-
mel- und Leinsamen in einen Topf, gießen Sie
1 l kaltes (ungesalzenes!) Wasser auf und lassen
Sie alles bei geschlossenem Deckel 20 Minuten
leise vor sich hin köcheln.
3. Schütten Sie den Sud durch ein Sieb in eine
Kanne oder Karaffe und lassen Sie ihn auf Trinktemperatur abkühlen. Die Kartoffel können Sie
fürs Mittag- oder Abendessen aufheben.

ANWENDUNG UND HALTBARKEIT
• Trinken Sie über den Tag verteilt immer wieder
einige Schlucke Kartoffelsud.
• Wenn Sie gleich die doppelte Menge herstellen,
können Sie eine Hälfte für den nächsten Tag im
Kühlschrank aufbewahren. Länger als 24 Stunden
hält sich der Sud jedoch nicht.

> Weil Kartoffeln sehr viel Vitamin C
> enthalten, nennt man sie auch »Zitro-
> nen des Nordens«. Die Knollen sind
> dazu noch reich an Vitamin B, Kalium,
> Kupfer und der für Schwangeren so
> wichtigen Folsäure. Sie versorgen den
> Körper mit Kohlenhydraten und Bal-
> laststoffen und haben kaum Eiweiß und
> Fett. Kurzum: Kartoffeln sind optimale
> gesunde Sattmacher, wenn Sie sie nicht
> gerade in Form von Pommes frites essen.

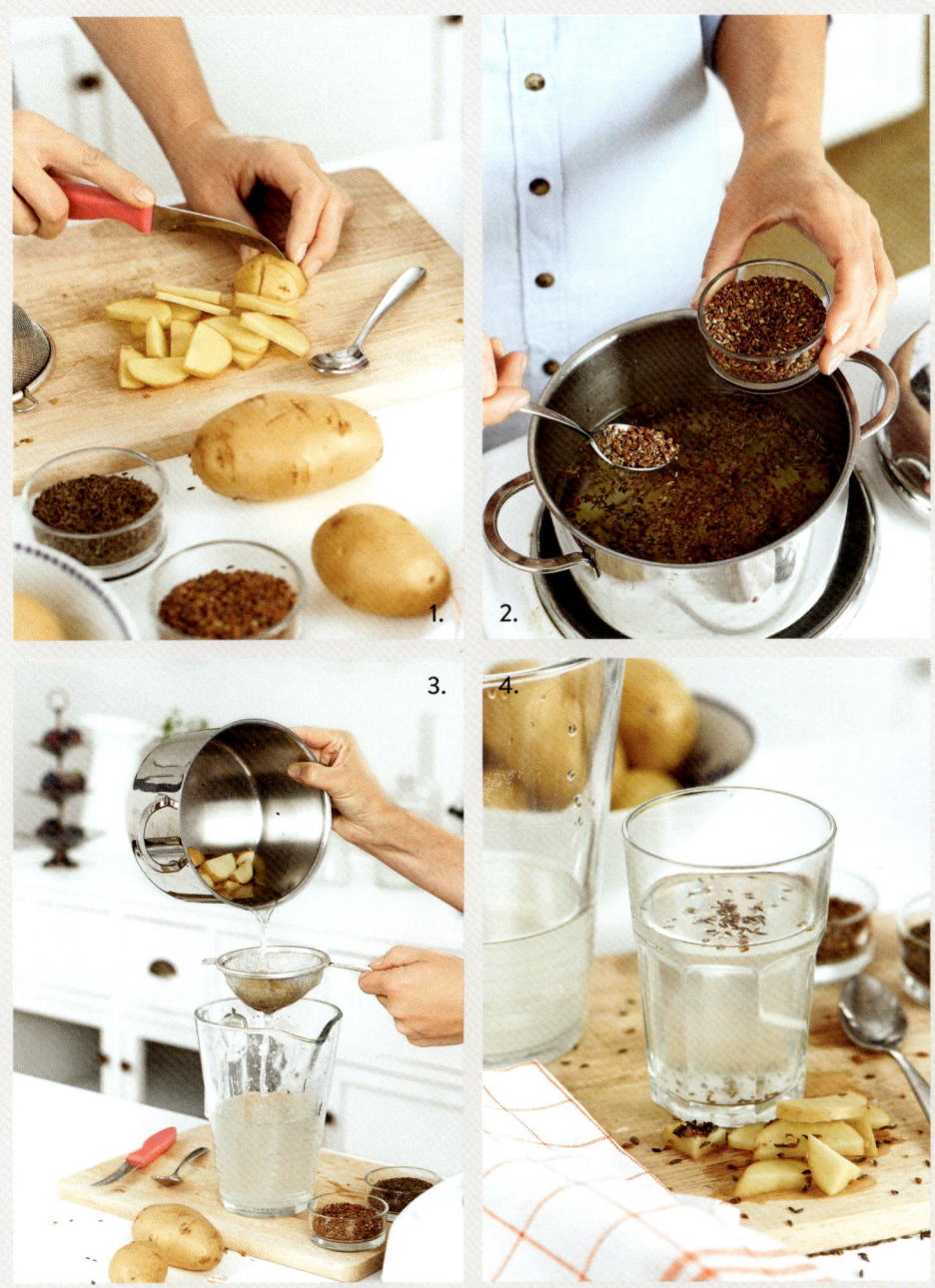

1. Rohe Kartoffel klein schneiden.   2. In einem Topf Wasser mit Kümmel »würzen«.
3. Kartoffelwasser nach dem Garen abfiltern.   4. Abkühlen lassen und schlückchenweise trinken.

HAUTÖL

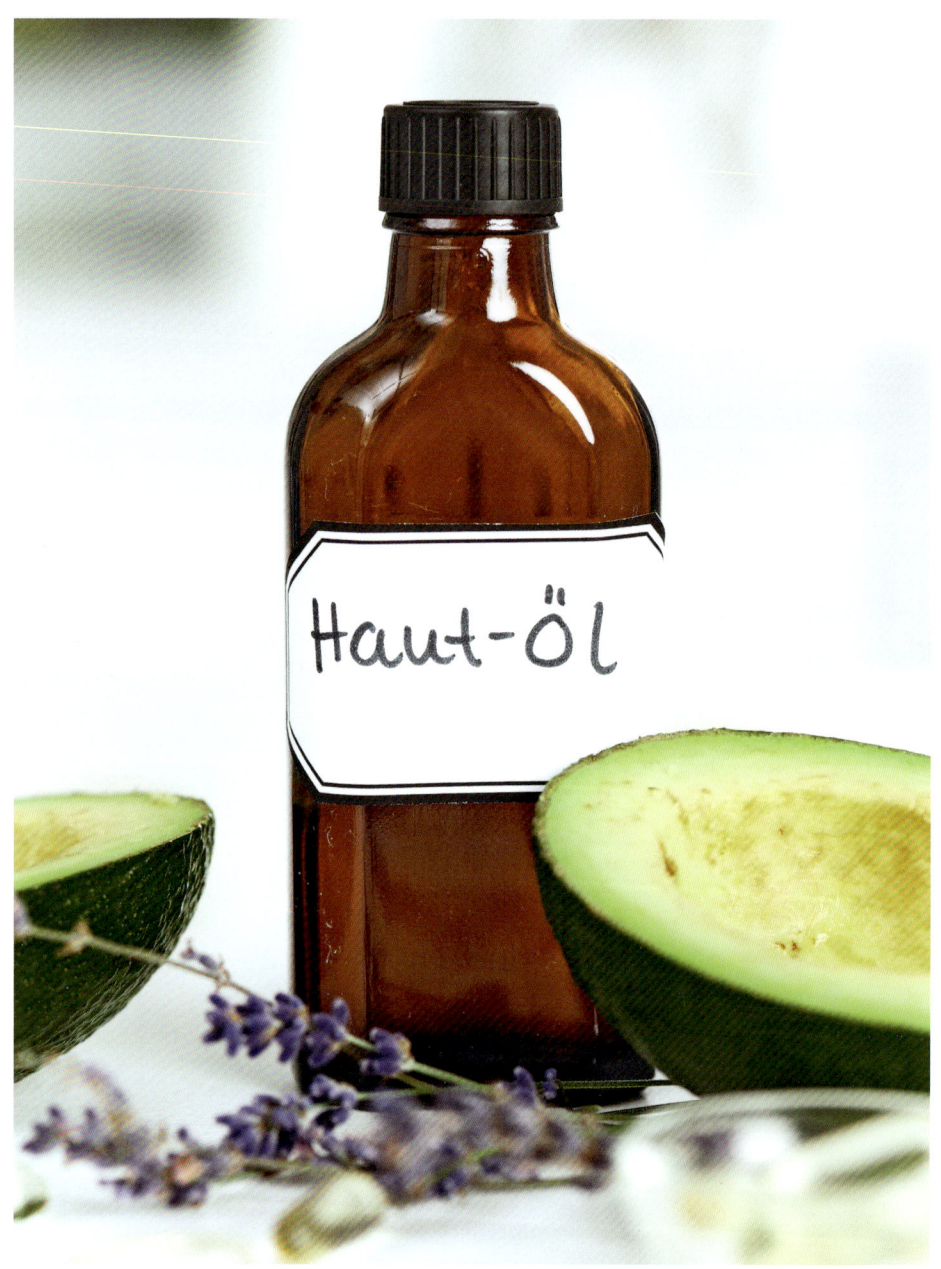

In der Schwangerschaft muss die Haut, vor allem die am Bauch, ganz schön viel mitmachen. Daher braucht sie besondere Pflege: Das reichhaltige Avocadoöl hält die Haut geschmeidig und fördert die Elastizität. Dazu kommt noch eine Extraportion »Hautvitamin« E. Für den betörenden Duft sorgen sanftes Neroliöl und entspannendes Lavendelöl. Eine perfekte Mischung.

WO HILFT'S?
Gegen Schwangerschaftsstreifen.

DAS BRAUCHEN SIE
100 ml Avocadoöl
6 Tropfen ätherisches Neroliöl
10 Tropfen ätherisches Lavendelöl
2 Vitamin-E-Kapseln (aus der Drogerie)
1 dunkle Flasche (100 ml)
1 Trichter
1 Nadel

SO WIRD'S GEMACHT
1. Füllen Sie das Avocadoöl in eine dunkle Flasche. Wenn das Öl ohnehin schon in einer dunklen Flasche verpackt ist, können Sie es gleich darin belassen.
2. Geben Sie nun die beiden ätherischen Öle dazu.

3. Stechen Sie mit einer Nadel oben in die Vitamin-E-Kapseln und drücken Sie den Inhalt ebenfalls in die Flasche. Zuschrauben, schütteln – fertig!

ANWENDUNG UND HALTBARKEIT
• Verreiben Sie etwas Öl zwischen den Händen. Verteilen Sie es dann überall dort auf dem Bauch, wo die Haut spannt, und massieren Sie es ein.
• Das Öl hält sich mindestens 1 Jahr.

ENTSPRECHENDES »FERTIGPRÄPARAT«
Schwangerschaftspflegeöl (Weleda) aus dem Drogeriemarkt oder der Apotheke.

> Schwaches Bindegewebe ist zwar leider Veranlagung. Doch mit diesem Öl können Sie die Elastizität der Haut fördern. Besonders wirkungsvoll ist die Kombination mit einer täglichen Zupfmassage: Fassen Sie dazu eine kleine Hautpartie zwischen Daumen und Zeigefinger, ziehen Sie sie kurz nach oben und lassen Sie sie wieder los. Auf diese Weise bearbeiten Sie alle »spannenden« Stellen.

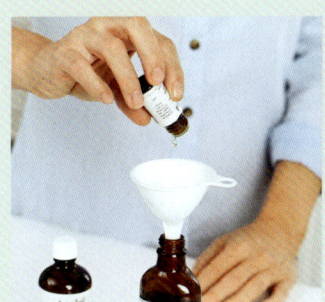 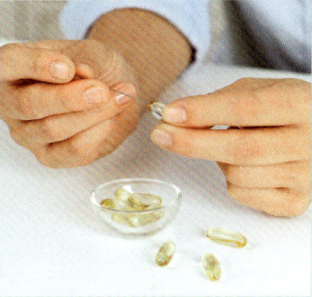 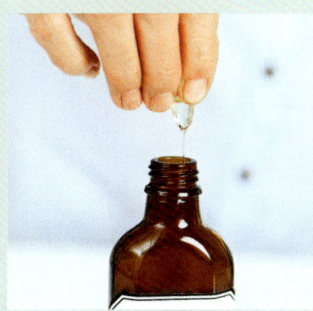

1. Ätherisches Öl zum Avocadoöl geben.   *2. Vitamin-E-Kapsel anpiksen.*   *3. Den Inhalt in die Flasche drücken.*

DAMMÖL

•

Viele werdende Mütter befürchten, dass der Damm den extremen Belastungen einer Geburt nicht standhält. Mit einem guten Dammöl können Sie bereits während der Schwangerschaft viel für die Elastizität des Gewebes tun und so das individuelle Risiko für einen Eingriff oder eine Verletzung minimieren.

WO HILFT'S?
Zur Vorbereitung auf die Geburt, um den Damm elastisch zu machen.

DAS BRAUCHEN SIE
30 ml Johanniskrautöl (entweder gekauft oder selbstgemacht, siehe Seite 49)
20 ml Weizenkeimöl
2 Tropfen ätherisches Muskatellersalbei-Öl (Salvia sclarea)
4 Tropfen ätherisches Rosenöl
1 dunkle Flasche (50 ml)
1 kleiner Trichter

SO WIRD'S GEMACHT
1. Füllen Sie mithilfe eines Trichters Johanniskraut- und Weizenkeimöl in eine dunkle Flasche.

2. Geben Sie nun die ätherischen Öle hinzu, verschließen Sie die Flasche und schütteln Sie alles kräftig durch. Fertig!

ANWENDUNG UND HALTBARKEIT
• Geben Sie etwas Öl auf Ihre Finger und massieren Sie die Dammpartie sanft etwa 10 Minuten.
• Empfohlen wird die tägliche Massage ab der 34. Schwangerschaftswoche.
• Das Öl ist mindestens 1 Jahr haltbar.

ENTSPRECHENDES »FERTIGPRÄPARAT«
Damm-Massageöl (Weleda) aus dem Drogeriemarkt oder der Apotheke.

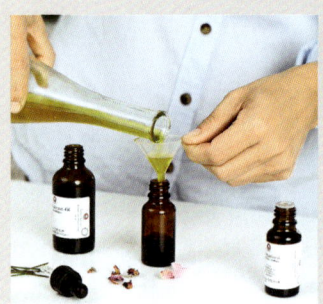 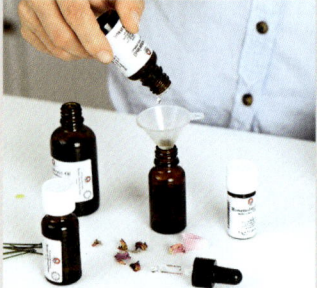 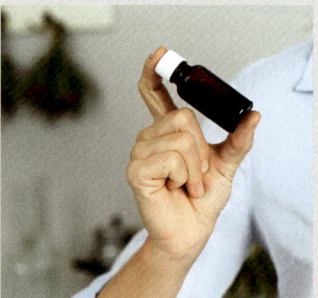

1. Öle in eine dunkle Flasche füllen. 2. Ätherische Öle zugeben. 3. Alles kräftig schütteln.

STILLTEE

•

Bockshornklee haben Sie vielleicht schon im Kapitel »Stress lass nach!« entdeckt, und auch Anis, Fenchel, Melisse und Lavendel sind Sie in diesem Buch an der ein oder anderen Stelle schon begegnet. Aber habe ich schon erwähnt, dass all diese Kräuter bei stillenden Frauen die Milchproduktion ankurbeln?

WO HILFT'S?
Regt den Milchfluss an.

DAS BRAUCHEN SIE
20 g Bockshornklee
20 g getrocknete Anissamen
20 g getrocknete Fenchelsamen
10 g getrocknete Melissenblätter
10 g getrocknete Lavendelblüten
1 Teedose
1 Teetasse
1 Teesieb

SO WIRD'S GEMACHT
1. Füllen Sie alle Kräuter in eine Teedose und schütteln Sie alles einmal kräftig durch.

2. Für eine Tasse Tee überbrühen Sie 1 Teelöffel der Teemischung mit kochendem Wasser und lassen den Tee zugedeckt 10 Minuten ziehen.

ANWENDUNG UND HALTBARKEIT
• Trinken Sie maximal 2 Tassen Stilltee am Tag, am besten eine morgens und eine nachmittags. Denn der Tee wirkt intensiv und Sie laufen sonst über vor Milch.
• Trinken Sie den Tee nur, wenn Sie das Gefühl haben, die Milchproduktion ist wirklich zu gering. Sonst gewöhnt sich Ihr Körper an das »Hilfsmittel«.
• Gut verschlossen in einer Teedose hält sich die Kräutermischung mindestens 1 Jahr.

ENTSPRECHENDES »FERTIGPRÄPARAT«
Stilltee (zum Beispiel von Weleda oder Aurica) aus der Apotheke.

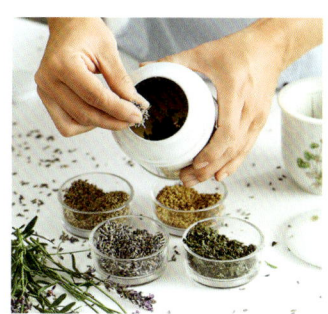 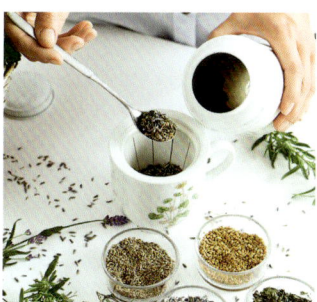 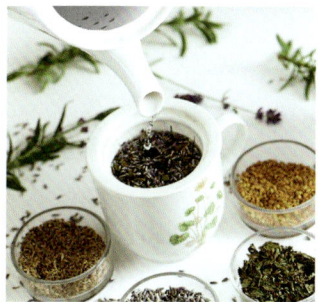

1. Samen und Kräuter mischen.   *2. Mischung in eine Tasse geben.*   *3. Mit kochendem Wasser aufgießen.*

SCHAFGARBENSALBE

·

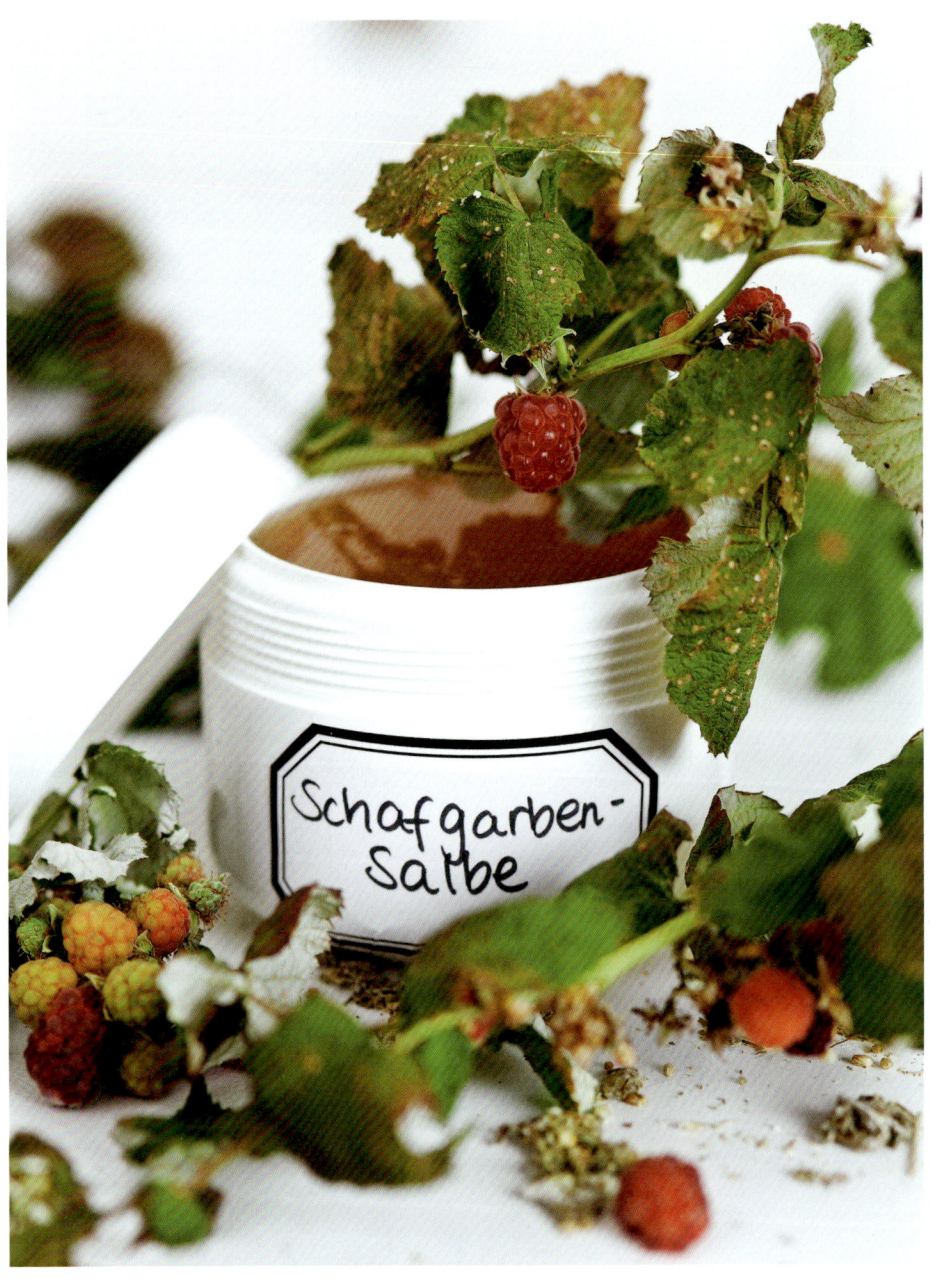

Innerlich hilft Schafgarbe bei den »klassischen« Frauenleiden Ausfluss, Menstruations- und Wechseljahrbeschwerden. Äußerlich angewandt tötet sie bestimmte Bakterien ab, wirkt keim- und entzündungshemmend sowie beruhigend.

WO HILFT'S?
Bei Hämorrhoiden.

DAS BRAUCHEN SIE
90 g Schweineschmalz
15 g frische Schafgarbenblüten
    (oder 8 g getrocknete Blüten)
10 g getrocknete Himbeerblätter
1 Messer
1 Schneidebrett
1 kleiner Topf
1 Kochlöffel
1 Trichter
1 dünnes Leinen- oder Baumwolltuch (Stoffwindel)
1 Cremedose (mind. 100 ml)

SO WIRD'S GEMACHT
1. Erhitzen Sie das Schweineschmalz in einem Topf. Fügen Sie dann die Schafgarbenblüten (frische Blüten vorher klein schneiden) und die Himbeerblätter hinzu.

2. Lassen Sie alles unter Rühren einmal aufkochen und stellen Sie dann den Topf abgedeckt zur Seite.
3. Am nächsten Tag die Masse nochmals erwärmen.
4. Einen Trichter mit einem dünnen Tuch auslegen und das Fett dadurch in ein Cremedöschen füllen. Salbe abkühlen lassen und die Dose schließen.

ANWENDUNG UND HALTBARKEIT
• Tragen Sie die Salbe mehrmals täglich dünn auf die Hämorrhoiden auf. Sie hat einen angenehm kühlenden Effekt und lindert schnell den Juckreiz.
• Damit keine Bakterien in die Salbe gelangen, vor jedem Gebrauch gründlich die Hände waschen.
• Die Salbe hält im Kühlschrank etwa 6 Monate.

ENTSPRECHENDES »FERTIGPRÄPARAT«
Schafgarbensalbe aus der Apotheke (zum Beispiel von Resana).

> Haben Sie gerade keine Schafgarbensalbe zur Hand, können Sie ein Sitzbad mit Schafgarbentee machen (2 Tassen Tee auf 5 Liter Wasser). Hilft ebenfalls gegen Hämorrhoiden sowie bei Menstruationskrämpfen und Arthritis im Knie.

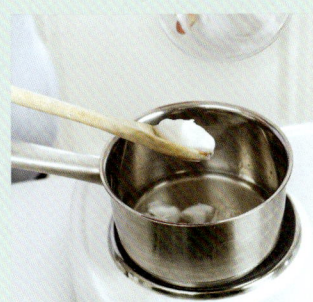 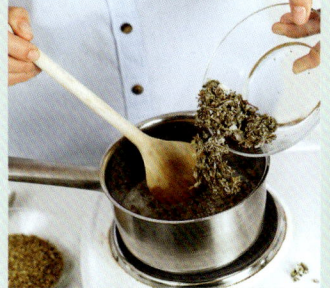 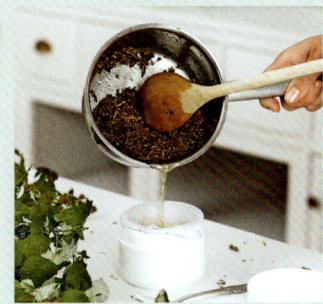

1. Schweineschmalz schmelzen.   *2. Kräuter dazugeben.*   *3. Mischung durch ein Sieb in Cremedose umfüllen.*

MÄNNERSACHEN

•

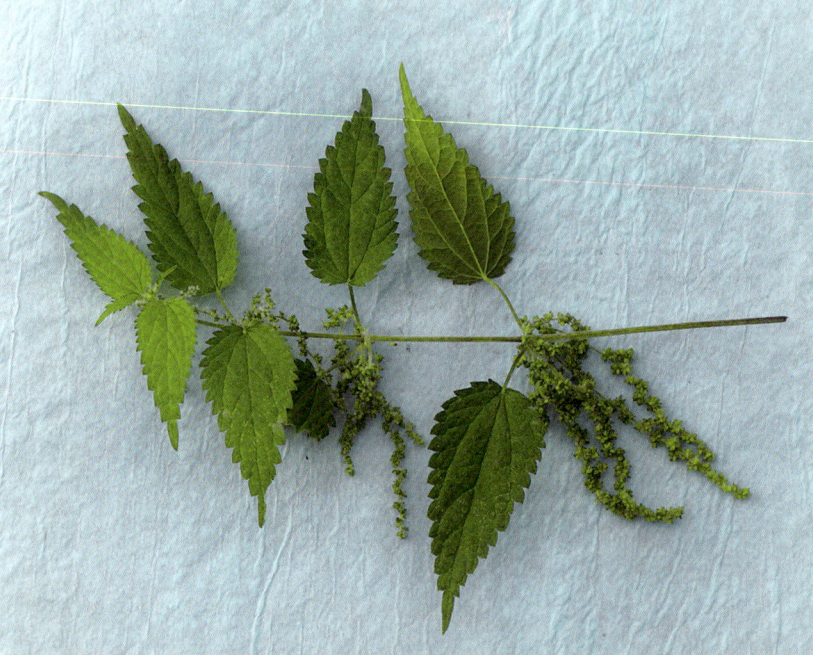

Männer und Gesundheitsbewusstsein, das ist eine schwierige Sache. Und so wundert es mich überhaupt nicht, das Männer tendenziell deutlich seltener zu Naturheilmitteln greifen als Frauen. Trotzdem wollte ich in diesem Buch auf ein paar ausgewählte Rezepturen für das starke Geschlecht nicht verzichten. Insgeheim hoffe ich natürlich auch, dass sich dadurch etwas an der Einstellung ändert.

NATÜRLICHE APHRODISIAKA

Was unter Männern noch weniger gern thematisiert wird als Krankheiten oder Arzneimittel, sind Potenz-, Libido- und Prostataprobleme. Die haben immer nur die anderen. Trotzdem (oder genau darum) geht es bei den meisten meiner »Männerrezepte«

genau um die. Denn die Pflanzenheilkunde kann auf diesem Segment einiges ausrichten. Natürliche Aphrodisiaka stärken die Sexualorgane und steigern das sexuelle Erleben. So soll zum Beispiel schon der an die Küchenwürze Maggi® erinnernde Duft des Liebstöckels sexuell erregend wirken, während man Knoblauch und Brennnesselsamen eine die Potenz erhöhende Wirkung nachsagt.

MEINE LIEBLINGSREZEPTE FÜR MÄNNER

Weil Knoblauch zwar Ihre Lust steigert, die unvermeidbare »Fahne« die Gefühle Ihrer Partnerin aber auch gewaltig reduzieren kann, habe ich mir ein paar Rezepturen ohne »Beigeschmack« überlegt. In Verbindung mit einem gemeinsamen Bad oder einer Massage können sie wahre Wunder bewirken.

Liebeslikör

Schon die Aromen von Zimt, Zitronenschale, Thymian, Koriander, Muskatblüte und Vanilleschote versetzen einen in den Orient. Trifft es sich da nicht gut, dass diese Gewürze auch der Libido kräftig einheizen? Denn so steht 1001 lustvollen Nächten nichts mehr im Weg. Und ist es nicht noch besser, dass der selbst angesetzte Liebeslikör im Gegensatz zu den allseits bekannten blauen Potenzpillen keinerlei Nebenwirkungen hat? Das macht doch gleich nochmal so viel Lust. Das im wahrsten Sinne des Wortes verführerische Rezept finden Sie auf Seite 120.

Virilitätstee

Wenn wir schon dabei sind: Die Naturheilkunde kann auch dann gute Dienste leisten, wenn die Liebesnächte nicht nur Spaß machen, sondern auch für Nachwuchs sorgen sollen. Denn bestimmte Kräuter erhöhen nicht nur die Potenz, sondern auch die Qualität der Spermien ungemein – und so auch die Chance, dass Ihre Partnerin schwanger wird. Ein Rezept für spermienverbessernden Tee finden Sie auf Seite 122.

Haarwasser

Wenn schon Ihr Vater und Großvater eine Glatze hatten, liegt der Verdacht nahe, dass der kahle Schädel genetisch bedingt ist. Gegen diese Diagnose ist leider kein Kraut gewachsen. Allen anderen Männern kann ich nur empfehlen, ihre Kopfhaut regelmäßig mit dem Haarwasser von Seite 123 zu massieren. Brennnessel, Walnuss und Hamamelis enthalten Stoffe, die die Haarwurzeln mit Nährstoffen versorgen, die Kopfhaut pflegen und das Haar selbst glänzend und geschmeidig machen. Und jucken tut es auch nicht. Versprochen!

Brennnesselwein

Nicht nur Milch macht müde Männer munter. Nein, auch Brennnesseln geben neuen Schwung, wenn man aus ihnen einen bekömmlichen Wein herstellt. Schließlich ist das gemeinhin nur als lästige Unkraut bekannte Kraut extrem reich an Vitamin A, B, C

MÄNNER UND WECHSELJAHRE

Hormonumstellungen in der zweiten Lebenshälfte (besser als Wechseljahre bekannt) sind kein »Privileg« der Frau, sondern bleiben auch bei Männern nicht aus. Allerdings machen sich die typischen Symptome wie Hitzewallungen und Schlafstörungen erst später bemerkbar. Ist es so weit, hilft regelmäßig ein Glas Wasser mit ein paar Tropfen Traubensilberkerzentinktur. Das Rezept finden Sie auf Seite 104.

(zweimal so viel wie Zitronen) und E, Eisen, Kalzium, Kalium, Magnesium, Kieselsäure, Spurenelementen, Chlorophyll, Carotinioden und Flavonoiden. Zu Zeiten, in denen frisches Gemüse im Winter eher Mangelware war, wurde das frische Grün der Brennnessel, die im Frühjahr als eines der ersten Kräuter aus der noch kalten Erde treibt, daher sehnsüchtig erwartet, um die Vitamin- und Mineralstoffdepots des Körpers wieder aufzufüllen.

Wenn Sie wie so viele andere Zeitgenossen auch diese »Tradition« heute nicht mehr pflegen, trinken Sie einfach ein Gläschen von meinem Brennnesselwein. Nach einer Kur über vier Wochen können Sie endlich wieder Bäume statt Unkraut ausreißen. Das Rezept finden Sie auf Seite 124.

TIPP

Wenn Sie zu der wachsenden Zahl von Männern zählen, die das Kochen für sich entdeckt haben, können Sie die Power der Brennnessel auch in eine Suppe bannen. Dazu pflücken Sie im Frühjahr 2 Hände voll zarter Triebe (Handschuhe tragen) und kochen diese mit 3–4 klein gewürfelten Kartoffeln, 1 fein gehackten Zwiebel sowie 1 gehackten Knoblauchzehe circa 10 Minuten in Gemüsebrühe. Mit Salz und Pfeffer abschmecken und im Mixer pürieren.

LIEBESLIKÖR

•

Die Bestandteile dieses »Wundermittels« wirken wie natürliche Aphrodisiaka,
indem sie die Durchblutung der männlichen Geschlechtsorgane erhöhen.
Schon der Geruch der enthaltenen Gewürze entführt ins Reich von 1001 Nacht
und weckt die Lust auf Liebe viel mehr als eine schnöde blaue Pille.

WO HILFT'S?

Bei sexueller Unlust und zur Stärkung der
Liebeskraft.

DAS BRAUCHEN SIE

10 g gemahlener Zimt
20 g frisch geriebene Zitronenschale
15 g getrockneter Thymian
5 g gemahlener Koriander
5 g Muskatblüte
1 Vanilleschote
1 l Branntwein
1 kg Rohrohrzucker
1 großes Schraubglas (etwas mehr als 1000 ml)
1 Schüssel
1 Sieb
1 Topf
1 Kochlöffel
1 Trichter
1 Flasche (1000 ml)

SO WIRD'S GEMACHT

1. Füllen Sie alle Kräuter und Gewürze in ein ausreichend großes Schraubglas und gießen Sie den
Branntwein dazu. Verschließen Sie das Glas gut
und stellen Sie es 2 Wochen an einen möglichst
sonnigen Platz. In regelmäßigen Abständen kräftig
durchschütteln.
2. Nach 14 Tagen gießen Sie die Flüssigkeit durch
ein Sieb in eine Schüssel. Kräuter wegwerfen.
3. Geben Sie den Zucker mit ½ l kaltem Wasser in
den Topf und lösen sie ihn auf mittlerer Flamme
und unter stetigem Rühren auf. Ein paar Minuten
leise köcheln lassen (dabei weiterrühren), bis das
Ganze eine sirupartige Konsistenz bekommen hat.
4. Fügen Sie den aromatisierten Branntwein hinzu
und rühren Sie ein letztes Mal kräftig um, ehe Sie
den fertigen Likör in eine saubere Flasche füllen.

ANWENDUNG UND HALTBARKEIT

• Trinken Sie 1 Gläschen Likör, die Wirkung setzt
nach circa ½ Stunde ein.
• Kühl und dunkel aufbewahrt hält der Likör
ungefähr 1 Jahr.

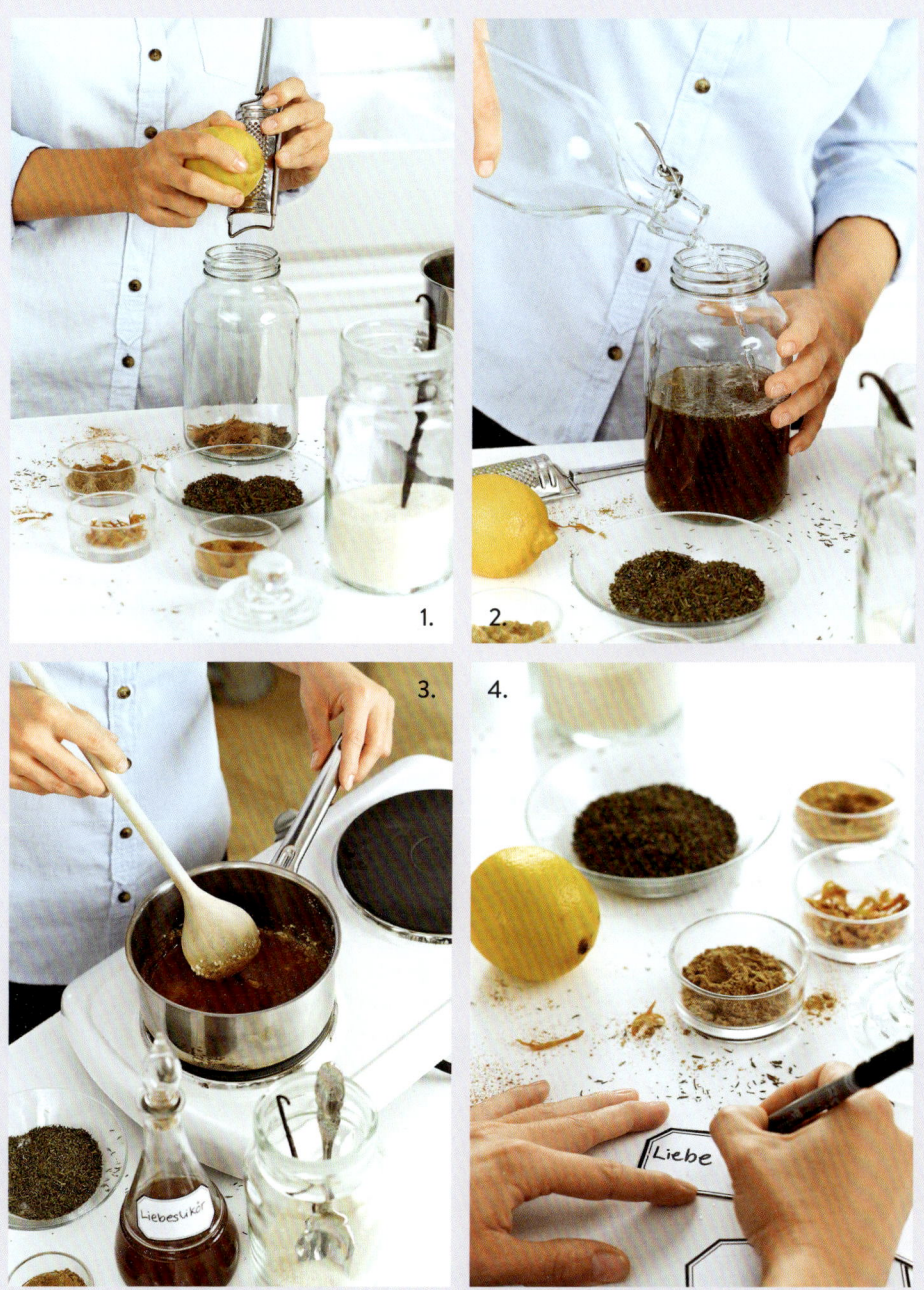

1. Kräuter und Gewürze in ein großes Glas füllen.   2. Branntwein angießen.
3. Nach 2 Wochen den Ansatz mit heißem Zuckersirup mischen.   4. Etikett für die Flasche beschriften.

VIRILITÄTSTEE

•

Ehrenpreis, Angelika und Liebstöckelwurzel regen den Stoffwechsel an und haben eine stimulierende Wirkung auf den Urogenital-Bereich. Die Pastinakenwurzel steigert ebenfalls die Potenz und die Fruchtbarkeit, während die Brennnessel entgiftet und entsäuert, was sehr wichtig für die Spermienqualität ist.

WO HILFT'S?

Zur Verbesserung der Spermienqualität.

DAS BRAUCHEN SIE

1 haselnussgroßes Stück frische Pastinakenwurzel (2–3 cm, vom Markt, Gemüsehändler oder aus dem Bioladen)
20 g getrocknete Angelikawurzel
20 g getrocknete Liebstöckelwurzel
20 g getrocknete Brennnesselwurzel
20 g getrockneter Ehrenpreis
1 Teedose
1 scharfes Messer
1 Schneidebrett
1 Topf
1 Kochlöffel
1 Teesieb
1 Thermoskanne

SO WIRD'S GEMACHT

1. Pastinakenwurzel schälen und klein würfeln.
2. Angelika-, Liebstöckel- und Brennnesselwurzel sowie Ehrenpreis in einer Teedose mischen.
3. In einem Topf 4 Teelöffel der Kräutermischung mit 400 ml Wasser zum Kochen bringen. Pastinake zufügen und alles bei geschlossenem Deckel 5 Minuten leise vor sich hin köcheln lassen.
4. Tee durch ein Sieb in eine Thermoskanne füllen.

ANWENDUNG UND HALTBARKEIT

• Trinken Sie über 6 Wochen morgens und abends je 1 Tasse Tee.
• Die Teemischung hält sich mindestens 1 Jahr. Die Pastinake müssen Sie immer frisch dazugeben.

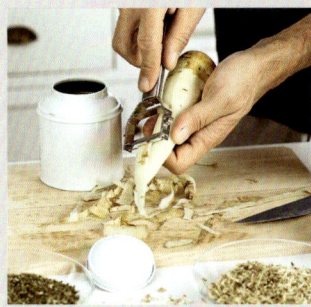 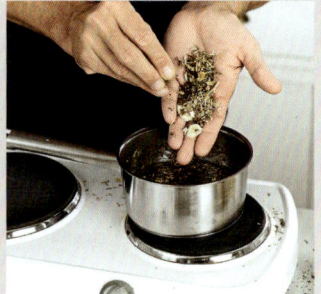 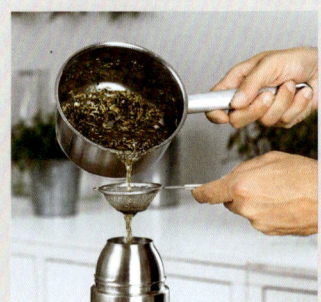

1. Pastinakenwurzel schälen.   *2. Mit der Kräutermischung aufkochen.*   *3. In Thermoskanne abfiltern.*

HAARWASSER

•

Brennnessel und Walnuss sorgen in dieser Tinktur dafür, dass die Kopfhaut
gut durchblutet wird, und somit für die optimale Versorgung der Haarwurzeln.
Hamamelis steuert die nötige Pflege dazu bei. Regelmäßig angewandt können
Sie sprödem und dünner werdendem Haar auf natürliche Art vorbeugen.

WO HILFT'S?
Bei Haarausfall (nicht bei erblich oder hormonell
bedingtem Haarausfall).

DAS BRAUCHEN SIE
100 ml Hamameliswasser
50 ml Brennnesseltinktur
30 ml Walnusstinktur
1 Flasche mit Spritzaufsatz (mind. 150 ml)
1 kleiner Trichter

SO WIRD'S GEMACHT
1. Schrauben Sie den Aufsatz von der Spritzflasche
und füllen Sie alle Zutaten in die Flasche.
2. Schrauben Sie die Flasche wieder zu und
schütteln Sie alles kräftig durch.

ANWENDUNG UND HALTBARKEIT
• Massieren Sie morgens oder abends etwas Haarwasser in die Kopfhaut ein. Sie können dazu ein
paar Spritzer direkt aus der Flasche auf die Kopfhaut geben oder sich ein wenig Flüssigkeit in die
hohle Hand träufeln, sie zwischen den Fingerspitzen
verteilen und anschließend auf die Kopfhaut auftragen und einmassieren.
• Das Haarwasser hält mindestens 6 Monate.

ENTSPRECHENDES »FERTIGPRÄPARAT«
Rosmarin Haarwasser (Weleda) aus dem Drogeriemarkt oder der Apotheke.

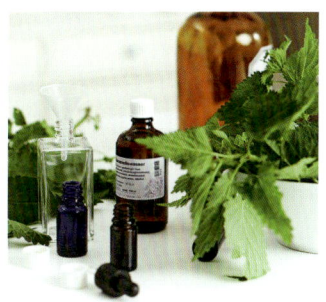 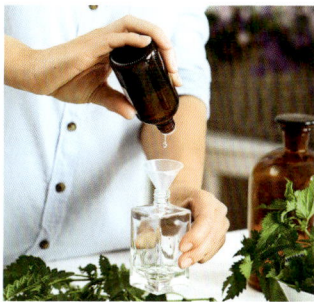 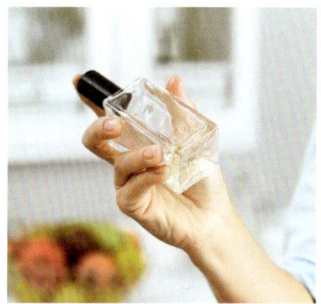

1. Alles, was Sie brauchen, bereitstellen.   2. Zutaten in eine Sprühflasche füllen.   3. Kräftig durchschütteln.

BRENNNESSELWEIN

•

Wer die Brennnessel nur als Quaddeln verursachendes Unkraut abtut, wird ihr nie und nimmer gerecht. Denn diese Pflanze gilt seit Jahrhunderten als eine der wertvollsten Heilpflanzen: Sie ist reich an Vitalstoffen, regt den Stoffwechsel an, entgiftet, fördert die Blutbildung und wirkt entzündungshemmend.

WO HILFT'S?

Bei gutartiger Prostatavergrößerung; auch bei Rheuma, Erschöpfungszuständen und zur Kräftigung älterer Menschen.

DAS BRAUCHEN SIE

50 g Brennnesselsamen
750 ml guten Weißwein, möglichst Bioqualität
100 g Bio-Honig
1 Mörser
1 großes Einmachglas (1000 ml)
1 Sieb
1 Schüssel
1 Kochlöffel
1 Topf (bei Bedarf)
1 dunkle Flasche (mind. 750 ml)
1 Trichter

SO WIRD'S GEMACHT

1. Zerstoßen Sie die Brennnesselsamen im Mörser und geben Sie sie zusammen mit dem Weißwein in ein Einmachglas. Lassen Sie die Mischung gut verschlossen 14 Tage bei Zimmertemperatur ruhen.
2. Gießen Sie die Flüssigkeit durch ein Sieb in eine Schüssel ab. Die Brennnesselsamen entsorgen; sie haben ihre Wirkstoffe an den Wein abgegeben.

3. Fügen Sie den Honig hinzu. Wenn er sich nicht gut unterrühren lässt, erwärmen Sie den Wein vorsichtig in einem Topf, bis sich der Honig komplett aufgelöst hat.
4. Füllen Sie den Wein in eine dunkle Flasche und verschließen Sie diese gut.

ANWENDUNG UND HALTBARKEIT

• Für eine Kur trinken Sie 4 Wochen lang morgens und abends jeweils 1 Gläschen Brennnesselwein.
• Im Kühlschrank hält sich der Wein 4 Wochen.

ENTSPRECHENDES »FERTIGPRÄPARAT«

Brennnesseltee aus Brennnesselsamen aus der Apotheke (zum Beispiel von VitaNatura).

Wenn Sie eine alkoholfreie Variante bevorzugen, machen Sie sich einen Brennnesseltee. Dazu pflücken Sie ein paar frische Brennnesselblätter (bitte unbedingt Handschuhe tragen!), übergießen diese in einer Tasse mit kochendem Wasser und lassen alles 7–10 Minuten zugedeckt ziehen.

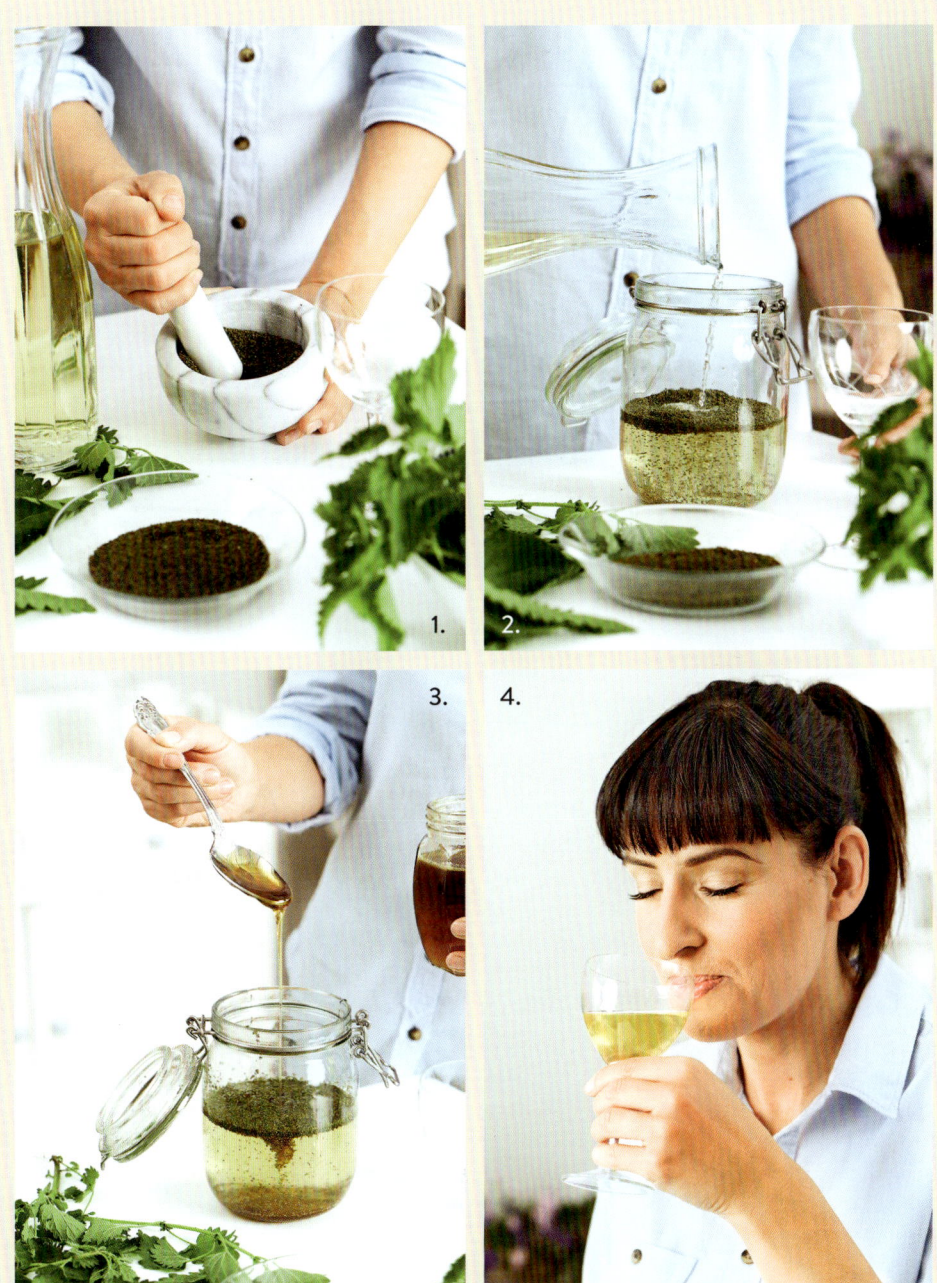

1. Brennnesselsamen im Mörser zerstoßen.   2. In einem großen Glas mit Wein aufgießen.
3. Honig dazugeben.   4. Das Ergebnis: ein herrlich aromatischer Trunk.

GENERATION 50 PLUS

•

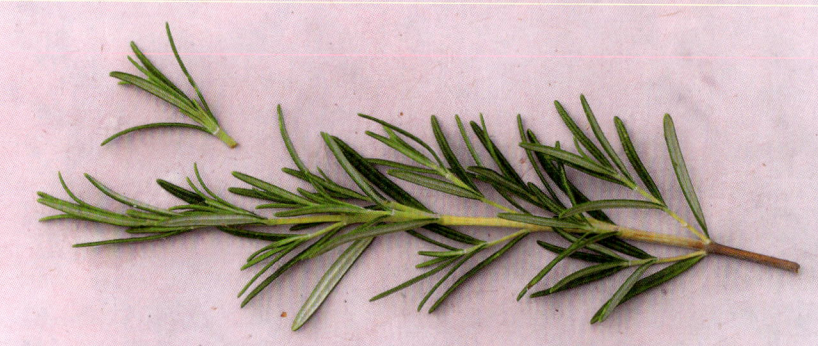

Wir werden immer älter und natürlich wünscht sich jeder, diese »gewonnene« Zeit gesund genießen zu können. Andererseits fällt mir, wenn das Gespräch auf dieses Thema kommt, immer auch sofort ein Spruch der Hollywood-Legende Bette Davis ein: »Alt werden ist nichts für Feiglinge.« Recht hat sie. Es gibt nun einmal Einschränkungen, die mit dem Geschenk des Älterwerdens »mitgeliefert« werden.

GESUND BIS INS ALTER

Weil die Selbstheilungskräfte des Körpers mit den Jahren ebenso wie die Widerstands- und Anpassungsfähigkeit abnehmen, ist es wichtig, rechtzeitig dafür zu sorgen, die Lebensqualität möglichst lange zu erhalten. Ich empfehle zu diesem Zweck, Sie vermuten es wahrscheinlich schon, auch die Heilkraft der Natur zu nutzen.

Wahrscheinlich können sich nicht wenige aus der älteren Generation noch gut erinnern, wie ihre eigenen Omas kleine und größere Wehwehchen mit Holunderblütentee, Wadenwickel oder Zwiebelsäck-chen behandelten. Vielleicht bestätigen Umfragen auch deshalb, dass die Generation 50 plus naturheilkundlichen Therapien äußerst positiv gegenübersteht. Und auch immer mehr Ärzte erkennen, dass Heilpflanzen und Co klassische Behandlungsmethoden sehr gut unterstützen, Nebenwirkungen lindern und manchmal sogar ganz neue Behandlungswege aufzeigen können. Kein Wunder also, dass der Naturheilkunde in der Geriatrie (Altersheilkunde) ein immer größerer Stellenwert zukommt.

MEINE LIEBLINGSREZEPTE FÜR »BEST-AGER«

Gemüsetrunk, Saft, Wein: Die Rezepte in diesem Kapitel lassen auf den ersten Blick fast fürchten, man müsse sich das Alter schön trinken. Dem ist mitnichten so. Vielmehr sollen die »Jung-Drinks« dazu beitragen, dass Sie sich noch ganz lange wohl in Ihrer Haut fühlen. Dazu lege ich Ihnen noch mein persönliches Motto fürs entspannte Älterwerden ans Herz: »Blicken Sie dem, was kommt, gelassen entgegen und kümmern Sie sich dann liebevoll darum.«

Knoblauchtrunk

Wenn Sie Bluthochdruck, erhöhten Cholesterinwerten und Arteriosklerose vorbeugen (und somit das Risiko für einen Herzinfarkt oder Schlaganfall mindern) wollen, kann ich Ihnen ein großartiges Heilmittel empfehlen: Knoblauch. Auch wenn die Knolle mit dem strengen Geruch nicht bei jedem gut ankommt, kann sie aufgrund ihres Gesundheitpotenzials nicht genug gelobt werden. Und schließlich gibt es ja auch ein paar ganz einfache Tricks, wie Sie einer »Knoblauchfahne« entgegenwirken können. Die finden Sie genauso wie das Rezept für meinen Knoblauchtrunk auf Seite 128.

Rosmarinwein

Ein bisschen hochprozentiger, genauer weinseliger, kommt das Rezept auf Seite 131 daher. Rosmarin bringt die Durchblutung in Schwung, der Kreislauf sackt nicht mehr in den Keller, sondern läuft wieder schön im Kreis und das Gehirn stellt den Hebel auf volle Leistung um. Weil das Ganze auch noch gut schmeckt, könnte ein Likörgläschen Rosmarinwein vor dem Schlafengehen leicht zur angenehmen Gewohnheit werden. Weil es aber eben doch Medizin ist, sollten Sie nach zwei Monaten ein Päuschen einlegen, um den vielbeschworenen Gewöhnungseffekt zu vermeiden.

Rheumatinktur

800 000 Menschen leiden hierzulande an rheumatoider Arthritis: Die Innenhaut von Gelenken, Sehnenscheiden und Schleimbeuteln entzündet sich. Diese Form des Rheuma ist die häufigste chronische Gelenkentzündung. Anfangs bemerken die Betroffen noch nicht viel von den Veränderungen in ihrem Körper. Sie sind vielleicht öfter müde oder haben weniger Appetit. Mit der Zeit jedoch werden die Gelenke warm, sind geschwollen oder röten sich und sind vor allem am Morgen immer öfter steif. Rheumatoide Arthritis ist zwar nicht heilbar. Man kann sie aber durch entzündungshemmende Medikamente, Physio-, Wärme- und Kältetherapie gut in Schach halten. Ganz wichtig ist auch die Ernährung: Betroffene sollten zum Beispiel möglichst wenig Fleisch und Wurst essen. Denn die darin enthaltene Arachidonsäure fördert Entzündungen. Bei akuten Schmerzen hilft auch die Tinktur von Seite 132, denn sie wirkt entzündungslindernd und kühlend. Die Zuwendung, die Sie Ihrem Körper beim Einreiben schenken, soll übrigens auch gesundheitsförderlich wirken.

Granatapfelsaft

Der Granatapfel war schon immer das Symbol von Schönheit, Fruchtbarkeit und Macht – im Grunde genommen also ein Attribut der Jugend. In den vergangenen Jahren konnte nun auch wissenschaftlich bewiesen werden, dass die Wirkstoffe des Granatapfels, allen voran die in ihm reichlich enthaltenen Phenole, die Gesundheit unglaublich beeinflussen – im positiven Sinn. Sie können unter anderem Entzündungen hemmen, das Herz, die Blutgefäße und das Gehirn schützen, die Zellalterung entschleunigen, erhöhte Cholesterinwerte senken und sollen sogar Krebs vorbeugen.

Vielleicht trinkt man ja in Hollywood, der Heimat der alterslosen Stars und Sternchen, als Begrüßungscocktail gerne Pomtini, einen Granatapfel-Martini. Das Rezept dafür weiß ich leider nicht, dafür verrate ich Ihnen auf Seite 133, wie Sie am besten an den Saft der etwas störrischen Frucht gelangen.

Kraut-der-Unsterblichkeit-Tee

»Jioagulan«: Lassen Sie sich dieses Wort einmal richtig genüsslich auf der Zunge zergehen. Allein das hat schon einen großartigen Entspannungseffekt. Und wenn ich Ihnen jetzt noch verrate, was dieses Kraut alles kann (das Immunsystem stärken, den Blutdruck senken und freien Radikalen Einhalt gebieten), gibt es wahrscheinlich kein Halten mehr. Tatsächlich soll das Kraut der Unsterblichkeit, wie Jioagulan hierzulande auch genannt wird, über 50 Saponine (siehe Seite 14) mehr enthalten als das chinesische Allheilmittel Ginseng. Ein Tee aus diesem Kraut ist daher ein echter Jungbrunnen. Wie Sie ihn zubereiten, erfahren Sie auf Seite 134.

KNOBLAUCHTRUNK

•

Knoblauch hat eine Vielzahl medizinisch wirksamer Inhaltsstoffe, allen voran
das Allicin. Es sorgt nicht nur für den typischen Geruch, sondern tötet auch
Bakterien und verbessert die Fließeigenschaft des Blutes. Es gibt sogar Hinweise,
dass Allicin freie Radikale fängt und Krebserkrankungen vorbeugen kann.

WO HILFT'S?

Bei hohem Blutdruck und erhöhtem Cholesterinspiegel sowie zur Vorbeugung von Arteriosklerose.

DAS BRAUCHEN SIE

5 unbehandelte Zitronen
30 Knoblauchzehen
1 scharfes Messer
1 Schneidebrett
1 Mixer
1 Topf
1 Kochlöffel
1 Trichter
1 große Flasche (1000 ml)

SO WIRD'S GEMACHT

1. Entfernen Sie die Enden der Zitronen und
schneiden Sie die Früchte dann in dicke Scheiben.
Die Knoblauchzehen schälen.
2. Pürieren Sie die Zitronenscheiben mit den ge-
häuteten Knoblauchzehen im Mixer zu Mus.
3. Geben Sie das Zitronen-Knoblauch-Mus in einen
Topf, fügen Sie 1 l kaltes Wasser hinzu und lassen
Sie alles einmal kurz aufkochen. Ziehen Sie den Topf
sofort vom Herd, sobald es brodelt.

4. Füllen Sie die heiße Flüssigkeit mithilfe eines
Trichters langsam in eine Flasche und verschließen
Sie diese sofort.

ANWENDUNG UND HALTBARKEIT

• Trinken Sie morgens und abends je 1 Schnaps-
glas Knoblauchtrunk.
• Im Kühlschrank aufbewahrt hält der Trunk
ungefähr 1 Woche.

ENTSPRECHENDES »FERTIGPRÄPARAT«

Knoblauchpräparate aus der Apotheke (zum Beispiel Ilja Rogoff® von Bayer oder Knobivital® von
Knobivital Naturheilmittel).

> Wenn Sie der Knoblauchgeruch stört,
> kauen Sie anschließend einfach ein
> Blatt frisches Basilikum oder etwas
> frische Petersilie. Dadurch wird der
> Atem im Nu wieder frisch.

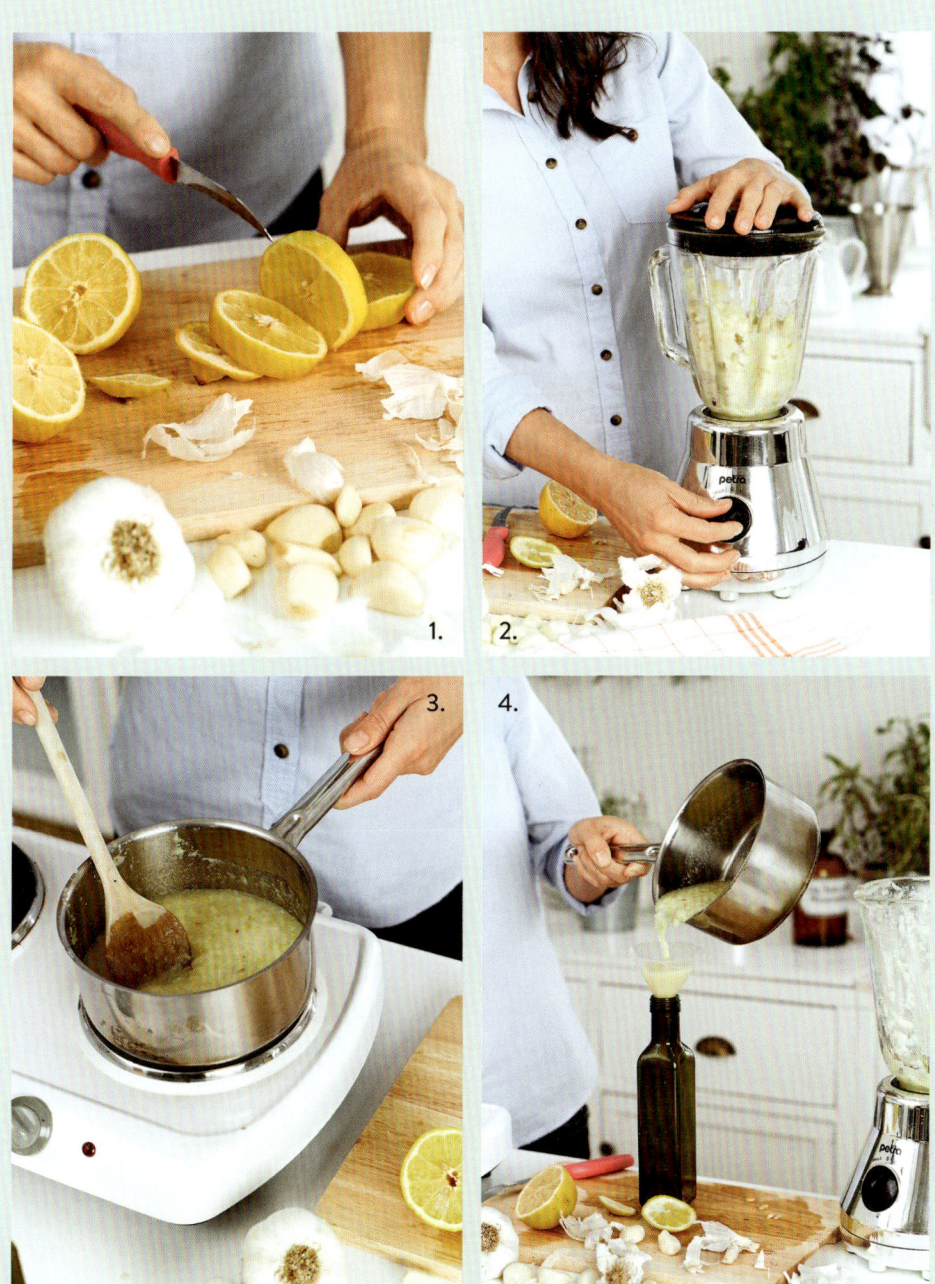

1. *Zitronen in Scheiben schneiden, Knoblauch schälen.* 2. *Alles im Mixer pürieren.*
3. *Das Mus mit Wasser aufkochen.* 4. *In eine Flasche füllen.*

ROSMARINWEIN

·

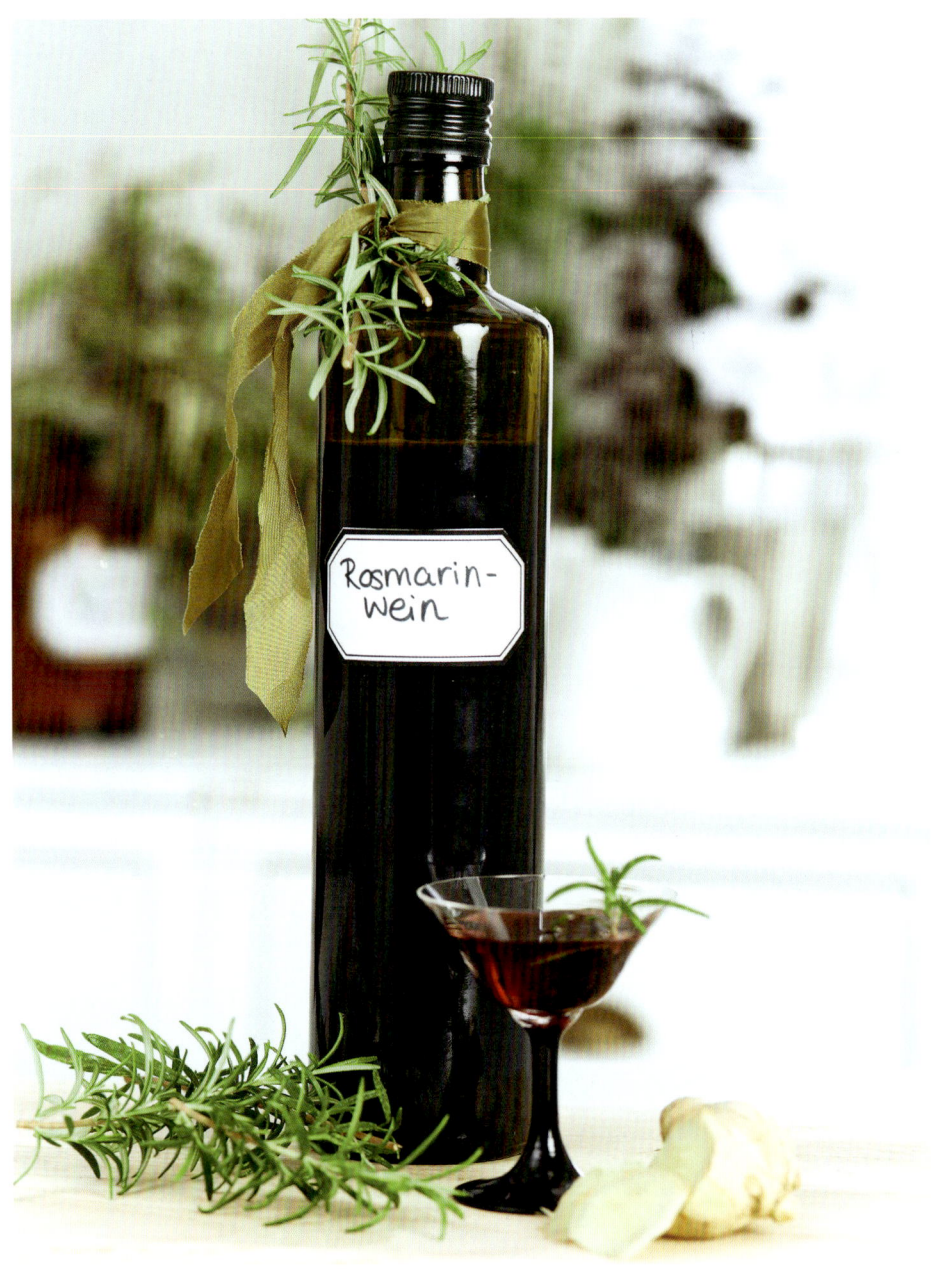

Rosmarin beruhigt die Nerven, bringt aber gleichzeitig den Kreislauf in Schwung und das Gehirn auf Trab. Daher profitieren vor allem ältere Menschen mit niedrigem Blutdruck von dem duftenden Heilkraut. Rosmarin verschafft aber auch bei Kopfweh und Magenkrämpfen schnell Erleichterung. Es ist daher kein Wunder, dass er 2011 zur Heilpflanze des Jahres gewählt wurde.

WO HILFT'S?

Zur Verbesserung der Gedächtnisleistung; bei Erschöpfung und Kopfschmerzen.

DAS BRAUCHEN SIE

1 haselnussgroßes Stück frischer Ingwer
   (ca. 2 cm)
5 frische Rosmarinzweige
1 Flasche trockener Rotwein
   (aus ökologischem Anbau)
1 Zimtstange
1 scharfes Messer
1 Schneidebrett
1 Trichter
1 Teesieb
2 dunkle Flaschen (jeweils mind. 750 ml)

SO WIRD'S GEMACHT

1. Zupfen Sie die Rosmarinnadeln von den Stängeln und hacken Sie sie möglichst klein. Schälen Sie den Ingwer dünn.
2. Füllen Sie den Wein in eine dunkle Flasche und fügen Sie den gehackten Rosmarin, den geschälten Ingwer und die Zimtstange hinzu.
3. Verschließen Sie die Flasche und lassen Sie den Wein an einem sonnigen Ort 2 Wochen ziehen. In dieser Zeit schütteln Sie die Flasche einmal täglich.
4. Nach 14 Tagen füllen Sie den Wein mithilfe eines Trichters durch ein Teesieb in eine zweite Flasche, verschließen diese und stellen sie kühl.

ANWENDUNG UND HALTBARKEIT

• Trinken Sie nach dem Abendessen 1 Likörglas voll Rosmarinwein. Damit das abendliche Schlückchen nicht zur Gewohnheit wird, sollten Sie nach 4 Wochen für 1 Monat ein Päuschen einlegen.
• Der Wein hält sich im Kühlschrank rund 2 Monate.

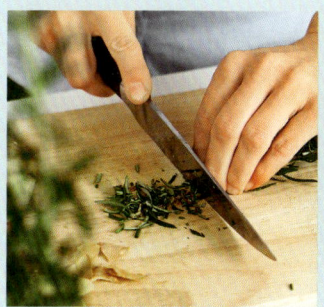
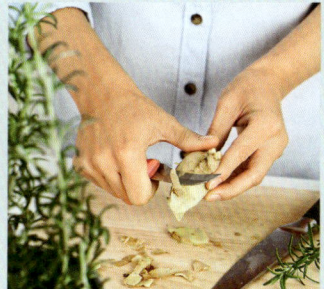
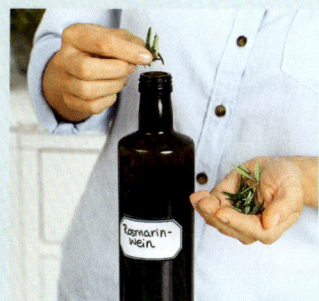

1. Rosmarin fein hacken.   *2. Ingwer schälen.*   *3. Zutaten in eine dunkle Flasche füllen.*

RHEUMATINKTUR

•

Die großartige Wirkung von Franzbranntwein habe ich schon auf Seite 56 heraufbeschworen. Diese Tinktur ist durch den Zusatz von Fichtennadeln noch effektiver. Sie wirkt bis tief in das schmerzende Gelenk hinein, lindert dort die Entzündung und sorgt zugleich für einen angenehm kühlenden Effekt.

WO HILFT'S?
Bei schmerzenden Gelenken bei Gicht und Rheuma.

DAS BRAUCHEN SIE
200 ml Franzbranntwein
    (das doppelte Rezept von Seite 56)
40 g getrocknete Fichtennadeln (oder eine
    große Hand voll frische junge Triebe einer
    jungen Fichte)
1 Schraubglas (mind. 250 ml)
1 dunkle Flasche (mind. 250 ml)
1 Teesieb
1 Trichter

SO WIRD'S GEMACHT
1. Füllen Sie den Franzbranntwein in ein großes Schraubglas. Fügen Sie die Fichtennadeln hinzu, schließen Sie das Glas und schütteln Sie kräftig.

2. Stellen Sie das Glas an einem warmen Ort und lassen Sie den Franzbranntwein 2 Wochen ziehen.

3. Füllen Sie die Tinktur mithilfe eines Teesiebs und eines Trichters in eine dunkle Flasche ab.

ANWENDUNG UND HALTBARKEIT
• Für ein optimales Resultat ist es sinnvoll, die schmerzenden Gelenke über einen längeren Zeit-raum 2-mal täglich mit der Tinktur einzureiben.
• Weil die Tinktur die Haut leicht austrocknet, soll-ten Sie eine Behandlungspause machen, sobald Sie das Gefühl haben, dass Ihre Haut spannt.
• Die Tinktur hält sich mindestens 1 Jahr.

ENTSPRECHENDES »FERTIGPRÄPARAT«
Phytodolor Tinktur® (Steigerwald) aus der Apotheke.

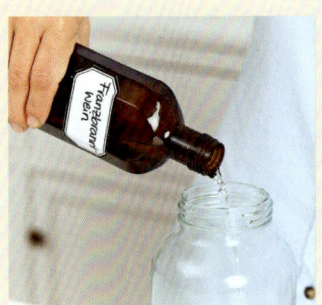 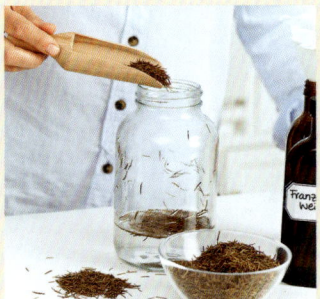 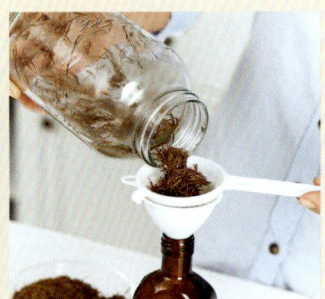

1. Franzbranntwein in ein Glas füllen.   2. Fichtennadeln dazugeben.   3. Nach 14 Tagen umfüllen.

GRANATAPFELSAFT

•

Granatäpfel enthalten drei- bis viermal so viele Antioxidanzien wie zum Beispiel Rotwein oder grüner Tee. Sie können daher äußerst wirksam gegen arteriosklerotische Erkrankungen und sogar gegen Krebs helfen. Das Beste dabei ist, dass der »Apfel der Aphrodite« noch besonders gut schmeckt.

WO HILFT'S?

Bei Herz-Kreislauf-Erkrankungen und Gelenk-beschwerden; beugt Krebserkrankungen vor.

DAS BRAUCHEN SIE

1 Granatapfel
1 scharfes Messer
1 Strohhalm
1 kleine Schale
1 Teelöffel

SO WIRD'S GEMACHT

1. Rollen Sie den Granatapfel mit einigem Druck mehrmals auf der Tischplatte. Dabei sollten Sie ein Knacken hören, wenn der Samenmantel zerplatzt.
2. Stechen Sie nun mit einem sehr scharfen Messer ein Loch in die Frucht, stecken Sie den Stroh-halm hinein und trinken Sie den Saft ganz aus.

3. Wenn Sie auch die herbsüßen Kerne naschen wollen, schneiden Sie den Granatapfel anschließend durch den Blütenansatz hindurch vorsichtig auf. Halten Sie jede Hälfte in ein Schälchen mit Wasser und kratzen Sie die Kerne mit einem Teelöffel her-aus. Das schützt vor Spritzern, denn der gerbstoff-haltige Saft kann hartnäckige Flecken hinterlassen. Die Kerne fischen Sie jetzt einfach aus dem Wasser.

ANWENDUNG UND HALTBARKEIT

• Trinken Sie den Saft immer, wenn Sie sich etwas Gutes tun wollen – gerne auch täglich.
• Die ganze Frucht hält kühl gelagert mehrere Monate. Die ausgelösten Kerne direkt verzehren.

ENTSPRECHENDES »FERTIGPRÄPARAT«

Granatapfelsaft aus dem Reformhaus oder Biola-den (zum Beispiel von Biotta).

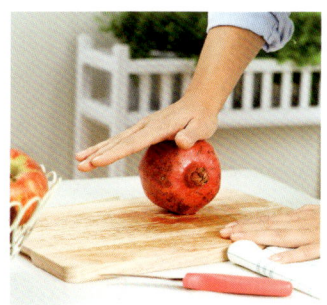 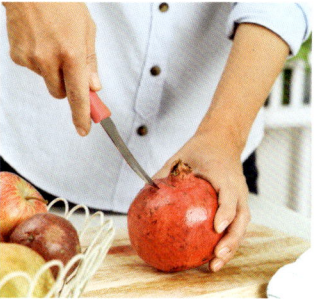 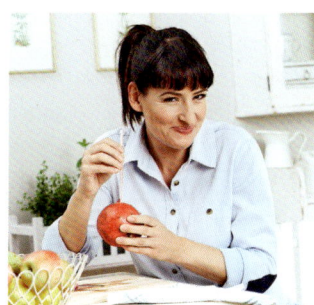

1. Granatapfel mehrmals über den Tisch rollen.   2. Mit einem Messer anstechen.
3. Strohhalm rein – fertig!

KRAUT-DER-UNSTERBLICHKEIT-TEE

•

Jiaogulan, auch als Kraut der Unsterblichkeit bekannt, wird eine verjüngende Eigenschaft zugesprochen. Studien aus dem asiatischen Raum belegen, dass dieses Kraut tatsächlich eine dem Ginseng ähnliche, jedoch weitaus intensivere immunstärkende, blutdrucksenkende und antioxidative Wirkung hat.

WO HILFT'S?

Wirkt vitalisierend und »verjüngend«.

DAS BRAUCHEN SIE

7–10 frische, junge Triebe der Jiaogulan-Pflanze
    (oder 1 TL getrocknete Jiaogulan-Blätter)
Zitronensaft und Honig (nach Geschmack)
1 scharfes Messer
1 Schneidebrett
2 Teetassen
1 Teesieb

SO WIRD'S GEMACHT

1. Schneiden Sie die jungen Triebe mit dem Messer oder der Küchenschere klein.
2. Geben Sie das Kraut in eine Teetasse und gießen Sie mit kochendem Wasser auf.
3. Lassen Sie den Tee mindestens 5 Minuten zugedeckt ziehen, damit er seine volle Wirkungskraft entwickelt. Viel länger sollten Sie die Blätter nicht im Wasser lassen, weil der Tee sonst bitter schmeckt.
4. Den Tee durch ein Sieb in eine zweite Tasse abgießen – fertig! Wenn Sie möchten, können Sie den Tee noch mit etwas Honig süßen oder mit ein paar Spritzern Zitrone verfeinern.

ANWENDUNG UND HALTBARKEIT

• Um einen positiven Effekt zu erzielen, empfehlen sich täglich 2 Tassen Jiaogulan-Tee; Teeliebhaber können auch mehr trinken.
• Da Jiaogulan keine aufputschende Wirkung hat, können Sie ihn auch abends und vor dem Schlafengehen genießen.

Die Jiaogulan-Pflanze gedeiht problemlos auf der Fensterbank oder auf dem Balkon. Sie mag es feucht, braucht aber ansonsten wenig Pflege und ist in der Regel auch in unseren Breiten winterhart. Fragen Sie in einer Gärtnerei in Ihrer Nähe, ob man Ihnen das Kraut besorgen kann, oder suchen Sie im Internet nach einer entsprechenden Online-Gärtnerei (siehe Seite 235).

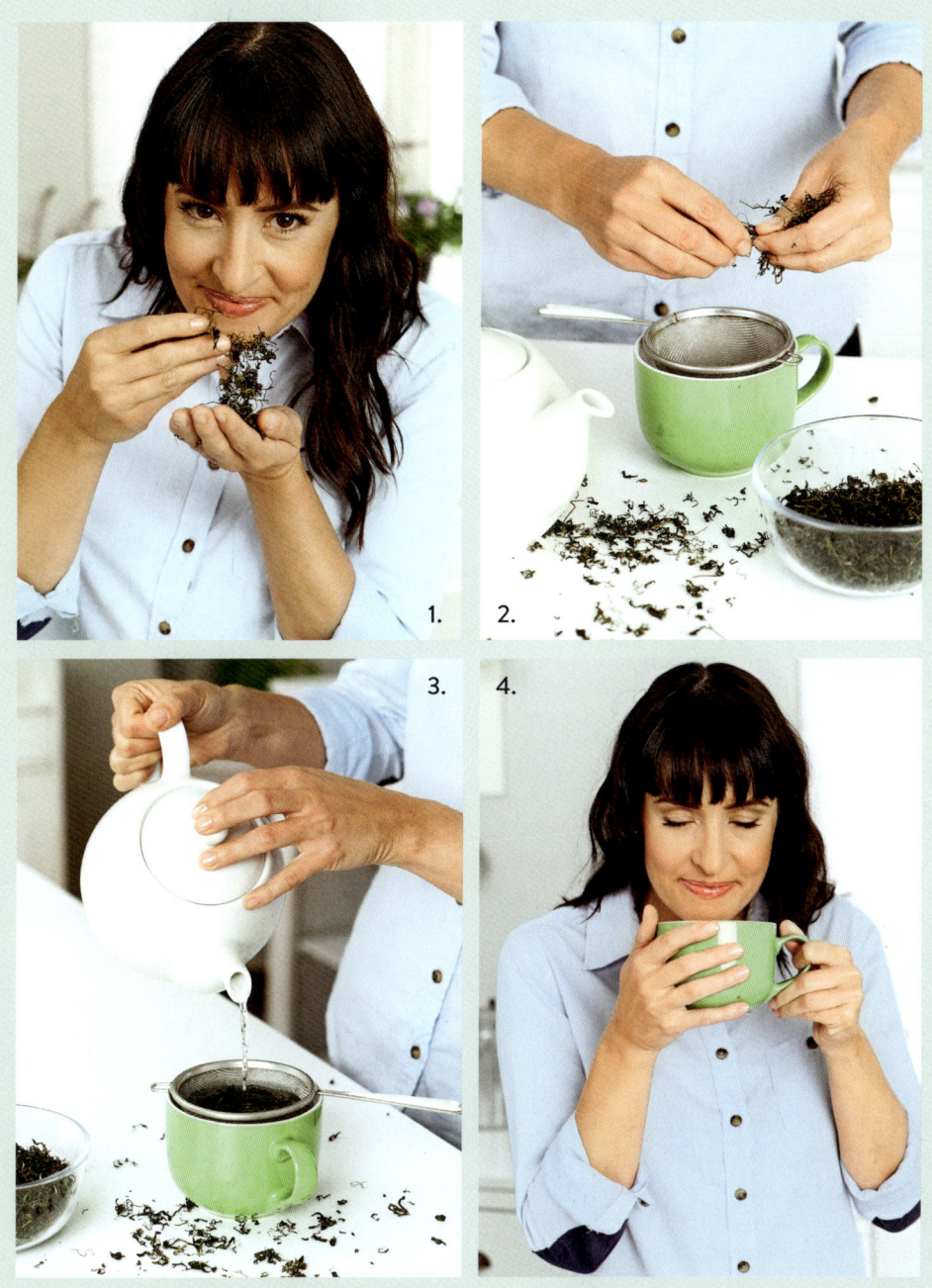

1. | 2.

3. | 4.

1. Der Schnuppertest zeigt: Prima Qualität! 2. Blätter in ein Teesieb zupfen.
3. Mit kochendem Wasser aufgießen. 4. Tee genießen.

WAS MAN
SONST
NICHT BRAUCHT

•

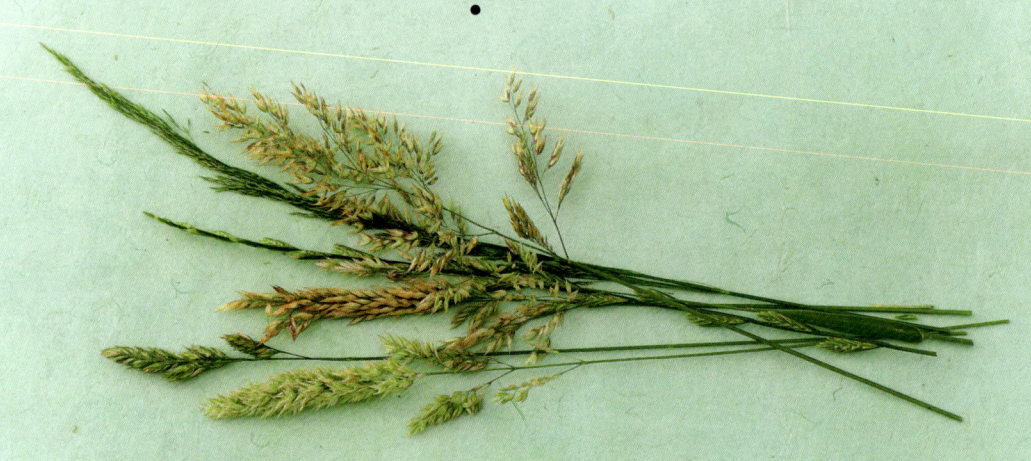

Hand aufs Herz: gehören Sie auch zu der Mehrheit, die unter Tags viel sitzt, auch in der spärlichen Freizeit nicht so richtig in Bewegung kommt und sich dann auch noch oft eher unausgewogen ernährt? Ich spare mir an dieser Stelle die guten Ratschläge, dass Sie das Übel an der Wurzel packen müssen, bevor Sie Ihrer Gesundheit dauerhaft schaden. Und beschränke mich auf die Maßnahmen, mit denen Sie erst einmal den Folgen Ihres bequemen Lebens zu Leibe rücken können.

BEUGEN SIE VOR!

Langfristig ist die reine »Schadensbekämpfung« natürlich nicht genug. Nehmen Sie sich deshalb vor, ab morgen Fahrstühlen und Rolltreppen die kalte Schulter zu zeigen. Ab nächster Woche nehmen Sie dann beim Treppensteigen immer zwei Stufen und gehen abends noch eine Runde um den Block spazieren. Irgendwann, nach gar nicht allzu langer Zeit,

klappt es dann sicher auch, den inneren Schweinehund ganz zu überwinden und zweimal in der Woche im Park zu joggen.

MEINE LIEBLINGSREZEPTE
GEGEN ALLERLEI

Auf den folgenden Seiten finden Sie meine Erste-Hilfe-Empfehlungen bei Verdauungsproblemen und Rückenschmerzen. Sie suchen an dieser Stelle vergebens nach einem Mittelchen gegen Hämorrhoiden? Dann blättern Sie auf Seite 117 zurück. Ein Rezept gegen Sodbrennen finden Sie auf Seite 110.

Feigensirup

Dass getrocknete Feigen gut gegen Verstopfung helfen, wissen viele. Aber mir schmeckt ein Sirup aus frischen Feigen viel besser. Die Wirkung ist dieselbe, dank der beigemischten Flohsamen (siehe auch unten) vielleicht sogar noch ein bisschen besser. Das Rezept finden Sie auf Seite 138.

Anti-Herpes-Salbe

Wenn sich Herpes an der Lippe bemerkbar macht, rate ich meinen Patienten immer erst einmal, ein bisschen Honig auf die Stelle zu tupfen. Erfahrungsgemäß verschwinden die Bläschen dann schneller und tun auch nicht so weh, weil Honig antibakteriell und desinfizierend wirkt. Noch erfolgreicher lässt sich Lippenherpes mit Melisse behandeln. Studien zeigen, dass deren antivirale Wirkung schon nach wenigen Stunden einsetzt. Einen kleinen Vorrat an der Creme von Seite 140 sollten Sie also immer zu Hause haben, wenn Sie zu Lippenherpes neigen.

Teebaumöl-Mundwasser

Anders als viele vermuten, liegt schlechter Atem nicht an einem kranken Magen. In rund 90 Prozent aller Fälle entsteht Mundgeruch in der Mundhöhle oder im Nasen-Rachen-Raum, weil sich dort durch die Zersetzung von Nahrungsmitteln unangenehm riechende Schwefel- und Stickstoffverbindungen bilden. Mundgeruch ist also in den meisten Fällen kein Grund zu gesundheitlicher Beunruhigung. Er sorgt aber mitunter dafür, dass andere uns nicht so gut riechen können. Das Teebaumöl-Mundwasser von Seite 141 macht Sie schnell wieder gesellschaftsfähig.

Magenbitter

Nach einem gehaltvollen Mahl hilft nichts besser als ein Schlückchen selbstgemachter Magenbitter. Die Bitterstoffe in den dafür gewählten Heilkräutern kurbeln die Produktion von Speichel, Magen- und Gallensaft an und wirken insgesamt höchst verdauungsanregend. In ein schönes Fläschchen abgefüllt ist der Magebitter von Seite 143 übrigens ein tolles Gastgeschenk, wenn Sie das nächste Mal bei Freunden zum Essen eingeladen sind.

Flohsamen

Die Samen mit dem lustigen Namen werden gerne im Rahmen einer Diät eingenommen, da sie im Magen aufquellen und so das Hungergefühl drosseln. Seit den 1990er-Jahren ist zudem bewiesen, dass Flohsamen eine cholesterinsenkende Wirkung haben; sie sind daher vor allem in den USA als Nahrungsergänzungsmittel weit verbreitet. Momentan untersuchen Forscher, ob die Samen auch den Blutzucker senken. Egal, was dabei herauskommt: Meiner Meinung nach gibt es kaum ein besseres Mittel, um einen trägen Darm anzuregen. Wie Sie Flohsamen einnehmen, lesen Sie auf Seite 144.

Moringa-Smoothie

Wie unglaublich gesund Moringa ist, sollten Sie unbedingt im Pflanzenlexikon auf Seite 204 nachlesen. Nur so viel vorweg (ohne Sie mit Zahlen langweilen zu wollen, aber diese Aufstellung ist einfach beeindruckend): 100 g Moringablätter enthalten:
- 7-mal mehr Vitamin C als Orangen,
- 4-mal mehr Vitamin A als Möhren,
- 4-mal mehr Kalzium als Milch,
- 3-mal mehr Kalium als Bananen,
- doppelt so viel Proteine wie Soja.

Die wohl erstaunlichste Eigenschaft der Moringasamen: Sie können verunreinigtes Wasser wieder sauber machen. Schweizer Forscher haben entdeckt, dass schon 0,2 g Moringasamenpulver genügen, um 1 l verschmutztes Wasser zu Trinkwasser aufzubereiten. In Afrika setzt man Moringa daher vielerorts zur Wassersäuberung ein. Ich dagegen mixe aus Moringapulver einen leckeren Smoothie (siehe Seite 145). Wenn Sie den täglich trinken, können Sie teure Vitaminpräparate vergessen.

Heusäckchen

Bei Verspannungen, Rücken- und Gelenkschmerzen »verordne« ich am liebsten ein warmes Heusäckchen. Die feuchte Wärme macht die Muskeln schnell wieder geschmeidig. Wie Sie dabei vorgehen müssen, lesen Sie auf Seite 146. So ein Heusäckchen eignet sich übrigens auch hervorragend, um die Durchblutung der Leber und so die Entgiftung und Regeneration des gesamten Körpers zu fördern. Einfach das warme Säckchen auf den rechten Oberbauch legen, mit einem festen Baumwolltuch fixieren und eine halbe Stunde ab aufs Sofa. Dort ist es fast so gemütlich wie in einem Bett im Kornfeld.

FEIGENSIRUP

•

Fast die Hälfte aller Deutschen klagt regelmäßig über Verstopfung. Im akuten Notfall bringt dieser Feigensirup den Darm wieder in Schwung: Ballaststoffhaltige Sennesblätter regen die Darmtätigkeit an, Flohsamen lassen den Stuhl aufquellen, machen ihn weicher und begünstigen so den »Abtransport«.

WO HILFT'S?

Bei Verstopfung.

DAS BRAUCHEN SIE

15 g getrocknete Sennesblätter
8 frische Feigen
1 haselnussgroßes Strück frische Ingwerwurzel
    (ca. 2 cm)
100 g Rohrzucker
1 Esslöffel Flohsamen
Saft von 1 Zitrone
1 Teetasse
1 Teesieb
1 Esslöffel
1 scharfes Messer
1 Schneidebrett
1 Mixer (oder Pürierstab und Rührgefäß)
1 kleiner Topf
1 Kochlöffel
1 dunkle Flasche (250 ml)

SO WIRD'S GEMACHT

1. Hängen Sie ein Teesieb mit den Sennesblättern in eine Tasse, gießen Sie 100 ml kochendes Wasser auf und lassen Sie die Blätter ein paar Minuten quellen. Drücken Sie anschließend die Blätter noch einmal richtig aus, und entfernen Sie das Teesieb.
2. Brausen Sie die Feigen kurz unter kaltem Wasser ab und vierteln Sie sie. Den Ingwer schälen und in sehr feine Würfelchen schneiden.

3. Pürieren Sie die Feigen, den Ingwer, den Sennesblätter-Tee und den Zucker im Mixer oder zerkleinern Sie alles mit dem Pürierstab in einem Rührgefäß.
4. Füllen Sie die pürierte Masse in den kleinen Topf. Fügen Sie die Flohsamen hinzu und erhitzen Sie alles langsam und unter stetigem Rühren, bis die Mischung eine sirupartige Konsistenz hat. Rühren Sie zum Schluss den Zitronensaft ein.
5. Füllen Sie den heißen Sirup in eine dunkle Flasche und verschließen Sie diese gut.

ANWENDUNG UND HALTBARKEIT

• Schlucken Sie 1–2 Teelöffel Sirup am Tag, am besten mit viel Flüssigkeit nach dem Abendessen.
• Nehmen Sie den Sirup nicht länger als 2–3 Tage in Folge zu sich, da Sennesblätter nach längerem Gebrauch die Darmschleimhaut reizen.
• Der Sirup hält sich im Kühlschrank circa 3 Wochen.

ENTSPRECHENDES »FERTIGPRÄPARAT«

Manna-Feigen-Sirup (Schoenenberger) aus der Apotheke.

> Bei akuten Darmerkrankungen darf der Sirup nicht angewendet werden, um den entzündeten Darm nicht anzuregen. Auch für Kinder ist er wegen des enthaltenen Alkohols nicht geeignet.

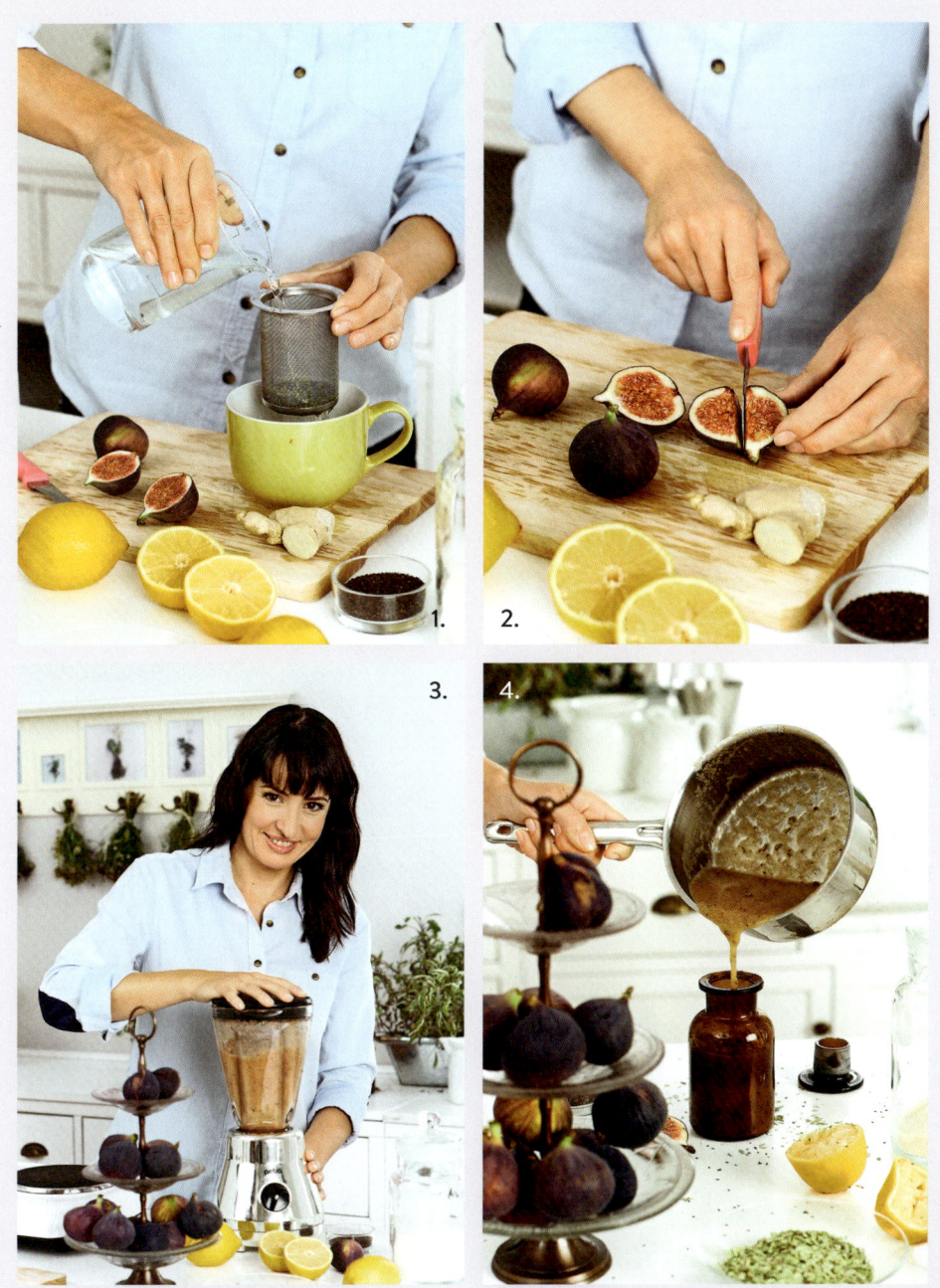

1. Sennesblätter-Tee zubereiten. 2. Frische Feigen klein schneiden.
3. Alle Zutaten im Mixer pürieren. 4. Masse erhitzen und in eine dunkle Flasche füllen.

ANTI-HERPES-SALBE

•

Die Melisse wirkt nicht nur extrem beruhigend, weswegen sie schon lange als altbewährtes Heilmittel gegen nervöse Einschlafschwierigkeiten und bei leichten Magen-Darm-Beschwerden verwendet wird. Sie gilt auch als wahrer »Virenkiller« und ist deswegen eine Geheimwaffe im Kampf gegen Herpes.

WO HILFT'S?
Bei Lippenherpes.

DAS BRAUCHEN SIE
2 Hände voll frische Melissenblätter
250 g Schweineschmalz
1 scharfes Messer
1 Schneidebrett
1 kleiner Topf
1 feines Sieb oder ein Mulltuch
mehrere kleine Salbendöschen

SO WIRD'S GEMACHT
1. Schneiden oder hacken Sie die Melissenblätter möglichst klein.
2. Das Schweineschmalz in einem kleinen Topf schmelzen. Fügen Sie die Melissenblätter hinzu und lassen Sie alles ein paar Minuten sanft köcheln.

3. Nehmen Sie den Topf vom Herd und stellen Sie ihn für 3 Tage zugedeckt an einen kühlen Ort.
4. Das Fett nochmals schmelzen, durch ein feines Sieb in Salbendöschen gießen und erkalten lassen.

ANWENDUNG UND HALTBARKEIT
• Mehrmals täglich etwas Salbe auf den Herpes tupfen (danach Hände waschen!).
• Die Salbe hält sich etwa 6 Monate.

ENTSPRECHENDES »FERTIGPRÄPARAT«
Lomaherpan® (Lomapharm) aus der Apotheke.

> Es dauert 3 Tage, bis die Salbe fertig ist. Wenn Sie zu Herpes neigen, lohnt es sich, rechtzeitig einen Vorrat anzulegen.

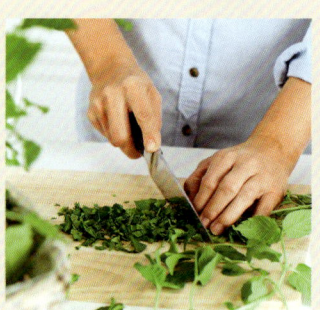 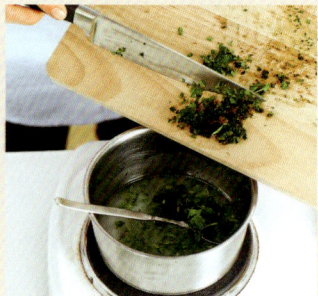 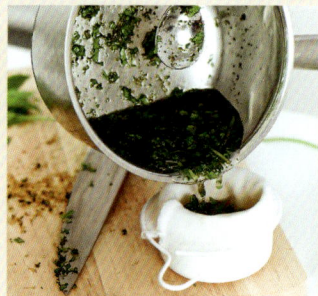

1. Melisse klein schneiden.   2. In flüssiges Schweineschmalz rühren.   3. In eine Cremedose abfiltern.

TEEBAUMÖL-MUNDWASSER

•

Bakterien im Mund- und Rachenraum sind häufig die Ursache für Mundgeruch. Doch auch für dieses Problem hält die Naturapotheke wirksame Heilpflanzen bereit: Teebaumöl, Lavendel und Gewürznelken sind ein nahezu unschlagbares Wirkstoff-Trio gegen Bakterien, Entzündungen und Pilze.

WO HILFT'S?
Bei Mundgeruch und Zahnfleischentzündung.

DAS BRAUCHEN SIE
250 ml stilles Mineralwasser
2 Esslöffel Wodka
6 Tropfen ätherisches Teebaumöl
6 Tropfen ätherisches Lavendelöl
3 Tropfen ätherisches Nelkenöl
1 dunkle Flasche (250 ml)

SO WIRD'S GEMACHT
Füllen Sie nacheinander das Mineralwasser, den Wodka und die ätherischen Öle in eine dunkle Flasche und schütteln Sie alles kräftig durch. Fertig!

ANWENDUNG UND HALTBARKEIT
• Schütteln Sie die Flasche vor jedem Gebrauch einmal kräftig durch.
• Gurgeln und spülen Sie morgens und abends mit einem Schluck Mundwasser.
• Das Mundwasser hält sich etwa 2 Wochen.

ENTSPRECHENDES »FERTIGPRÄPARAT«
Ratanhia Mundwasser (Weleda) aus dem Drogeriemarkt oder der Apotheke.

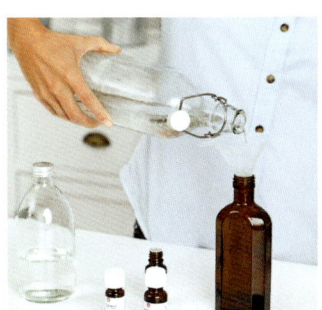 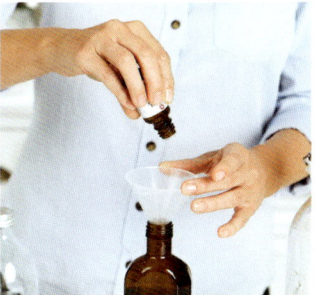 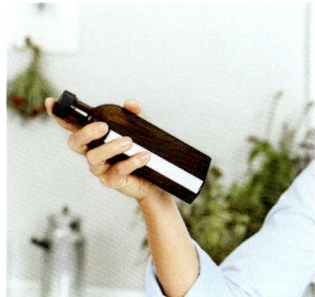

1. Mineralwasser und Wodka in eine dunkle Flasche füllen.   2. Ätherische Öle zugeben.   3. Und schütteln.

MAGENBITTER

·

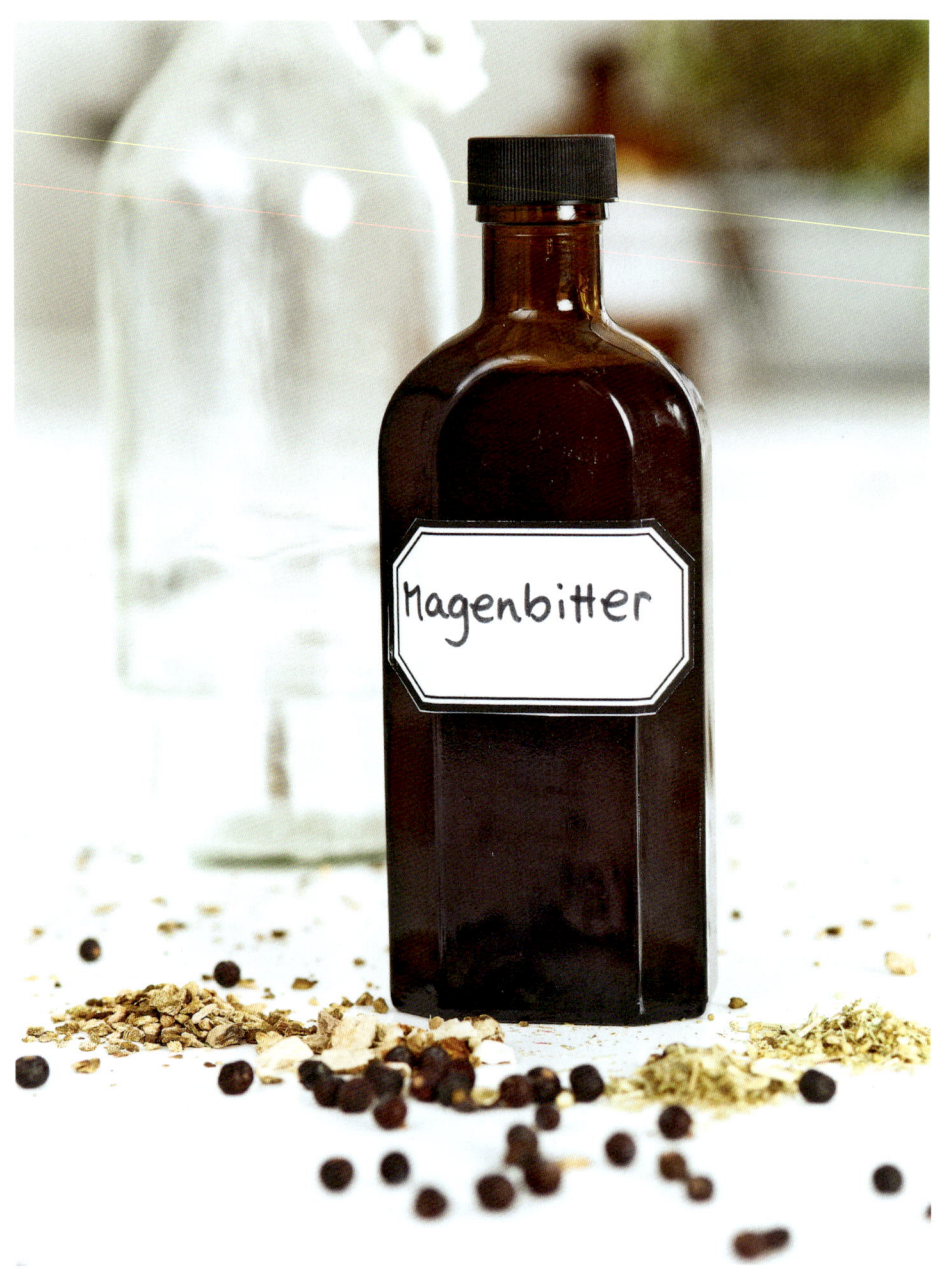

Die ausgewogene Kräutermischung für diesen bitteren Trunk regt die Produktion der Gallensäfte und somit auch die Fettverdauung an. Sie wirkt zudem entkrampfend und entblähend. Auf den Punkt gebracht bedeutet das: Dieser Magenbitter ist ein Muss in jedem Haushalt.

WO HILFT'S?
Unterstützt und fördert die Verdauung.

DAS BRAUCHEN SIE
150 g getrocknetes Tausendgüldenkraut
100 g getrocknete Rhabarberwurzel
100 g Wacholderbeeren
50 g getrocknetes Schafgarbenkraut
30 g getrocknete Kalmuswurzel
20 g getrocknetes Wermutkraut
1 l Korn
1 großes Schraubglas (1500 ml)
1 dunkle Flasche (1000 ml)
1 Trichter
1 Teesieb

SO WIRD'S GEMACHT
1. Schichten Sie alle Kräuter in ein großes Schraubglas und gießen Sie den Korn darüber.

2. Verschließen Sie das Glas und stellen Sie es 14 Tage an einen warmen Ört (Heizung oder Fensterbank). Schütteln Sie das Glas samt Inhalt in regelmäßigen Abständen kräftig.
3. Nach 2 Wochen füllen Sie die Flüssigkeit mithilfe eines Trichters und eines Teesiebs in eine dunkle Flasche ab und verschließen diese gut.

ANWENDUNG UND HALTBARKEIT
• Trinken Sie bei Bedarf nach dem Essen 1 Likörglas voll Magenbitter.
• Der Magenbitter hält sich mindestens 1 Jahr.

ENTSPRECHENDES »FERTIGPRÄPARAT«
Iberogast® (Steigerwald) aus der Apotheke.

Keine Lust auf Alkohol? Dann bereiten Sie sich doch einfach einen Verdauungstee zu. Dazu gießen Sie in einer Tasse je ½ TL Wermutkraut und Rhabarberwurzel mit 200 ml kochendem Wasser auf und lassen das Ganze zugedeckt 10 Minuten ziehen. Achtung: Der Tee ist sehr bitter, weil die verdauungsanregende Wirkung immer in den Bitterstoffen steckt.

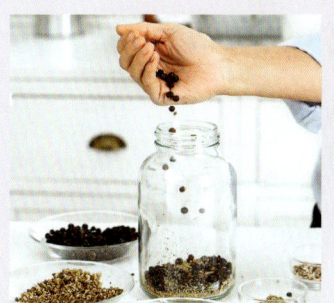 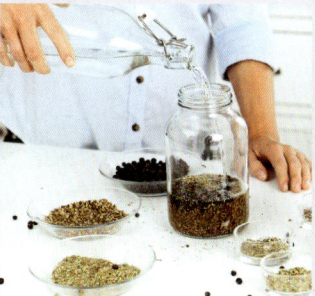 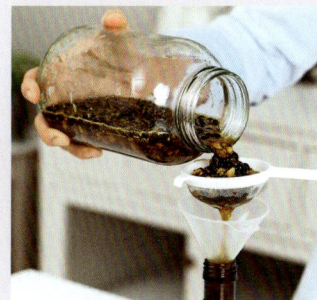

1. Kräuter, Beeren und Wurzeln in ein Glas geben.   2. Korn aufgießen.   3. Nach 2 Wochen abfüllen.

FLOHSAMEN

•

Flohsamen, die Samen einer alten Heilpflanze, die zum Glück überhaupt nichts
mit Flöhen zu tun haben, erfreuen sich immer größerer Beliebtheit. Weil sie im
Magen stark aufquellen, zügeln sie den Appetit auf natürliche Art und helfen so
beim Abnehmen. Und das ganz ohne Gewöhnungseffekt und Nebenwirkungen.

WO HILFT'S?
Bei Übergewicht zur Unterstützung im Rahmen
einer Diät und bei trägem Darm.

DAS BRAUCHEN SIE
Flohsamen oder Flohsamenschalen
    (nicht gemahlen)

SO WIRD'S GEMACHT
Nehmen Sie mehrmals täglich jeweils 1 Teelöffel
Flohsamen mit einem Glas Wasser zu sich.
Weichen Sie die Flohsamen vorher nicht ein; sie
sollen erst im Magen aufquellen.

ANWENDUNG UND HALTBARKEIT
• Nehmen Sie täglich 10–40 g Flohsamen ein.
• Beginnen Sie mit einer kleinen Dosierung von
2-mal täglich je 1 Teelöffel (das sind circa 10 g)
und steigern Sie die Menge langsam bis auf 8 Tee-
löffel (circa 40 g). Ihr Wohlbefinden gibt die richtige
Dosierung vor.
• Die Flohsamen halten mindestens 1 Jahr.

Damit die Flohsamen im Magen quellen
können, müssen Sie genug trinken.
1,5–2 Liter Flüssigkeit am Tag sind ideal,
am besten Wasser, ungesüßter Kräuter-
und Früchtetee oder stark verdünnte
Saftschorle. Milch ist nicht geeignet,
da sie das Aufquellen verhindert.

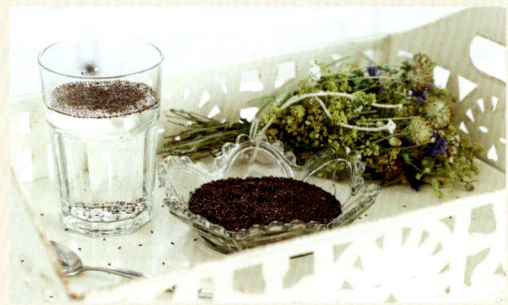

Ein starkes Team: Flohsamen und frisches Wasser.

MORINGA-SMOOTHIE

•

Sie möchten nicht jeden Tag verschiedene Pülverchen, Tabletten oder andere Präparate einnehmen und Ihren Körper trotzdem optimal versorgt wissen? Sie möchten gesund aussehen und sich gesund fühlen? Dann ist das Ihr Rezept! Schließlich wird Moringa auch als »gesündeste Pflanze der Welt« bezeichnet.

WO HILFT'S?
Steigert das allgemeine Wohlbefinden.

DAS BRAUCHEN SIE
100 ml Granatapfelsaft (frisch gepresst oder aus dem Reformhaus oder dem Drogeriemarkt)
100 ml Sojamilch (ersatzweise Vollmilch)
2 EL Leinsamen
2 EL getrocknete Goji-Beeren
2 gehäufte TL Moringablattpulver (Bezugsquellen siehe Seite 235)
1–2 Eiswürfel
1 Mixer (kein Pürierstab)
1 großes Glas

SO WIRD'S GEMACHT
1. Geben Sie alle Zutaten in den Mixer und mixen Sie sie 10 Sekunden auf der höchsten Stufe.
2. Füllen Sie den Drink in ein Glas und genießen Sie die grüne Kraftquelle.

ANWENDUNG UND HALTBARKEIT
• Trinken Sie täglich einen Smoothie; ich zum Beispiel frühstücke nicht gerne und starte stattdessen mit diesem »Energie-Drink« gesund in den Tag.
• Pausieren Sie nach 3 Monaten für 4 Wochen, damit kein Gewöhnungseffekt auftritt.
• Mixen Sie den Smoothie immer frisch, dann enthält er die meisten Vitamine.

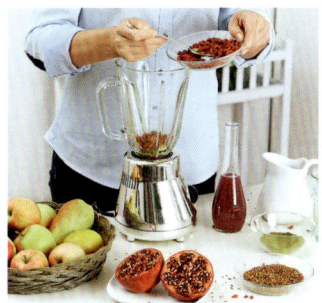 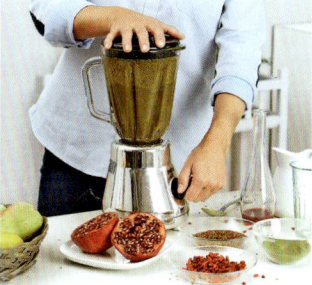 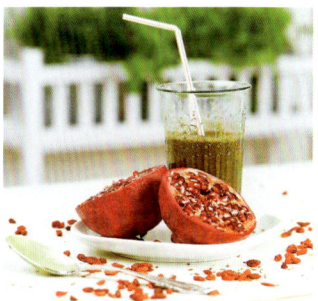

1. Goji-Beeren in den Mixer geben.　　2. Restliche Zutaten zugeben und kräftig durchmixen.　　3. Sofort genießen.

HEUSÄCKCHEN

•

Der heiße Heu-Sack ist ein traditionelles Heilmittel bei Schmerzen des Bewegungsapparats. Er regt den Stoffwechsel an und fördert die Durchblutung, sodass die Muskeln entspannen können. Selbst Pollenallergiker vertragen das Säckchen in der Regel gut, da kaum Pollen in die Atemwege entweichen.

WO HILFT'S?
Bei Rückenschmerzen, Verspannungen und Gelenkschmerzen.

DAS BRAUCHEN SIE
2 Hände voll Heublumen
   (vom Bauern oder aus dem Bioladen)
1 Baumwollbeutel (oder ein kleiner Kissenbezug
   mit Reißverschluss)
1 Kordel
1 Topf
1 Sieb oder Dämpfeinsatz
1 Küchenzange

SO WIRD'S GEMACHT
1. Füllen Sie die Heublumen in einen Stoffbeutel und verschließen Sie diesen mit einer Kordel. Oder Sie stecken das Heu einfach in einen Kissenbezug und ziehen den Reißverschluss zu.
2. Feuchten Sie den Sack oder das Kissen mit kaltem Wasser leicht an.
3. Füllen Sie gerade so viel kochendes Wasser in einen Topf mit Sieb- oder Dämpfeinsatz, dass dieser nicht mit dem Wasser in Berührung kommt.
4. Legen Sie das Heu-Säckchen in den Einsatz und lassen Sie es circa 20 Minuten im heißen Dampf liegen (Vorsicht: Es darf nicht direkt mit dem Wasser in Berührung kommen). Ist es ganz warm, fischen Sie es mit einer Küchenzange aus dem Sieb.

ANWENDUNG UND HALTBARKEIT
• Prüfen Sie die Temperatur des Heusäckchens vorsichtig an der Innenseite des Unterarms. Ist es nicht mehr allzu heiß, legen Sie es auf die schmerzende Stelle (eventuell zusätzlich eine Decke auflegen). Ruhen Sie dann möglichst 30 bis 40 Minuten.
• Nehmen Sie das Säckchen ab, wenn es erkaltet ist oder sich nicht mehr angenehm anfühlt.
• Sie können das gefüllte Heusäckchen bis zu 3-mal wiederverwenden.

ENTSPRECHENDES »FERTIGPRÄPARAT«
Fertiges Heublumenkissen aus der Apotheke (zum Beispiel von Icron).

Legen Sie nie ein Heusäckchen auf offene Hautstellen, das tut weh. Bei akuten entzündlichen Prozessen und hohem Fieber ist Hitze für den Körper ebenfalls absolut kontraproduktiv.

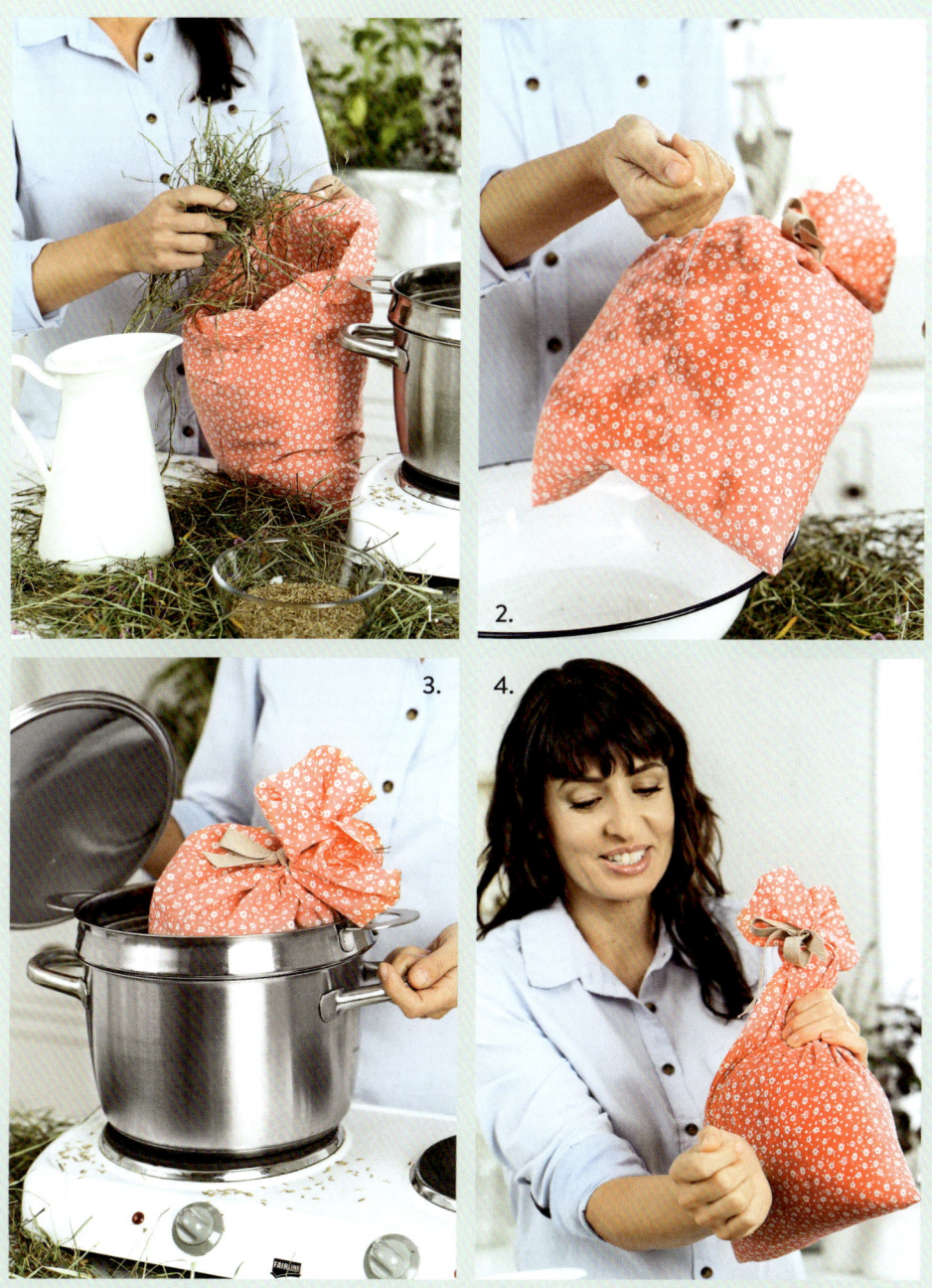

1. Heu in einen Baumwollbeutel füllen und zubinden.   2. Den Beutel mit Wasser benetzen.
3. Beutel im heißen Wasserdampf erhitzen.   4. Temperatur prüfen.

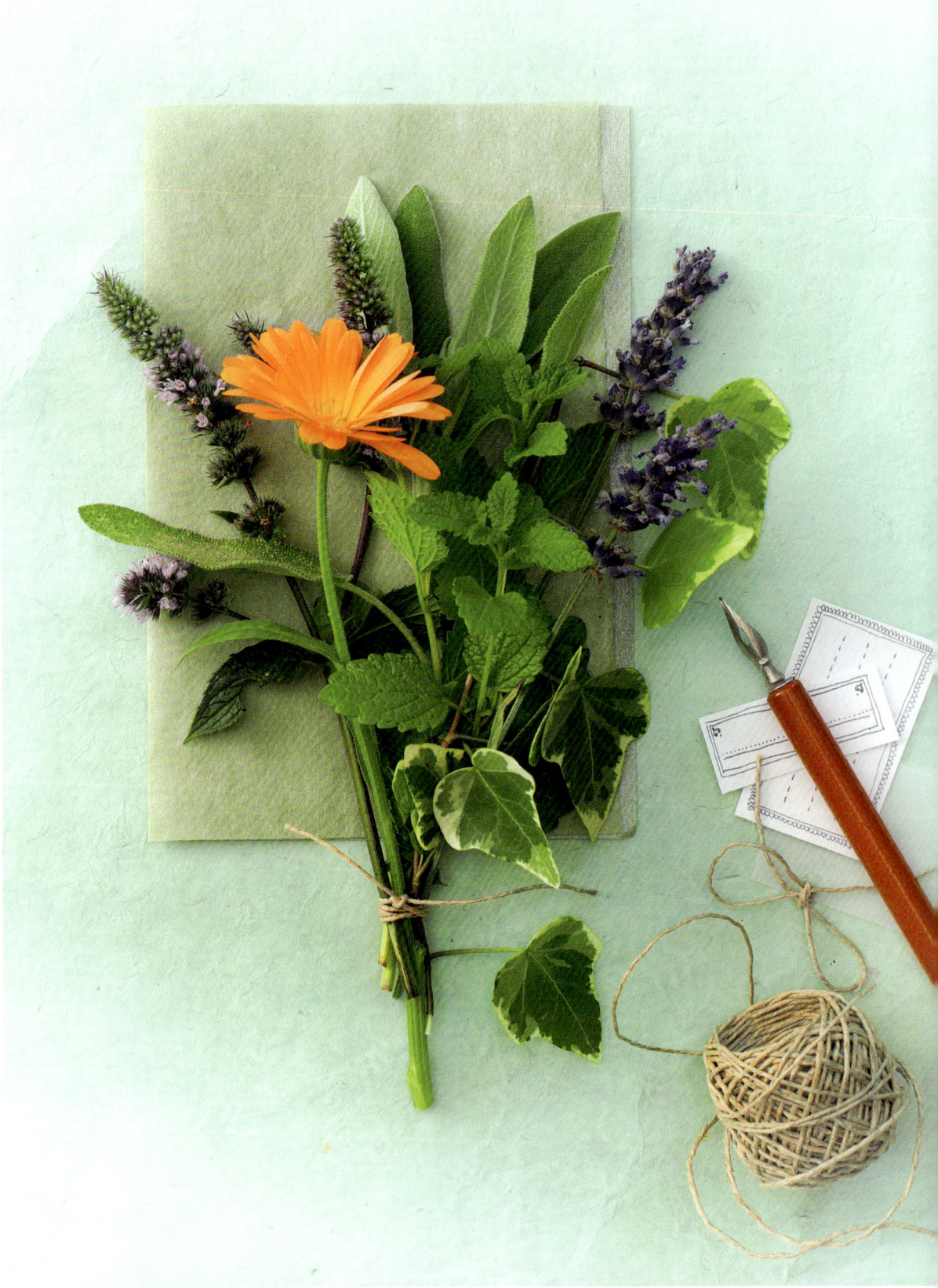

DIE WICHTIGSTEN HEILPFLANZEN

·

Sie möchten gerne noch etwas mehr über Heilpflanzen erfahren? Aber bitte! Auf den folgenden Seiten finden Sie alphabetisch sortiert alle wesentlichen Informationen über die 71 Pflanzen, die ich für die Rezepte im letzten Kapitel verwendet habe. Viele davon sind wirklich alte Hausmittel, aber es tummeln sich auch ein paar »Exoten« darunter, denen Sie so viel Gesundheitspotenzial vielleicht gar nicht zugetraut hätten.

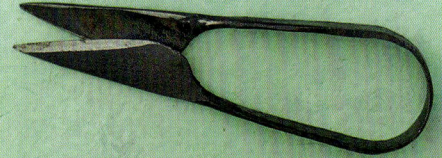

PFLANZENPORTRÄTS
VON A–Z

•

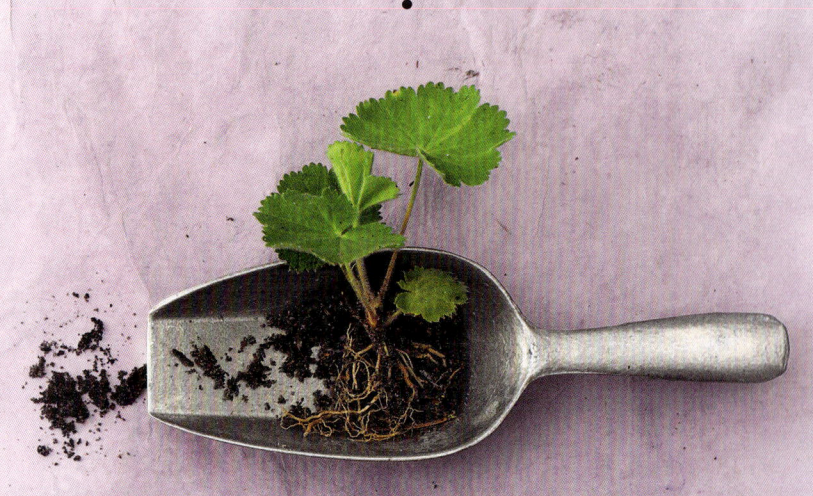

Leider ist es nicht möglich, den herrlichen Geruch vieler Heilpflanzen zwischen zwei Buchdeckel zu bannen. Aber zumindest kann ich Ihnen mithilfe großer Bilder vor Augen führen, dass Mutter Natur nicht nur echte »Wirkstoffhämmer« liefert, sondern dass diese meistens auch noch wunderschön anzusehen sind. Ich hoffe, dass Sie spätestens nach dem Durchblättern dieses kleinen Heilpflanzenlexikons Ihr Herz an die Kräuterkunde verloren haben.

DIE PFLANZENSTECKBRIEFE

Die einzelnen Pflanzenporträts in diesem Kapitel sind alle nach dem gleichen Prinzip aufgebaut:

• Name
• Vorkommen
• Aussehen
• Verwendung
• Wissenschaftliche Beurteilung

Was die einzelnen Stichpunkte ganz genau beschreiben, erfahren Sie nun.

DEUTSCHER NAME

So wird die Pflanze in weiten Teilen des deutschsprachigen Raums bezeichnet. Und so nenne auch ich sie in den Rezepten.

BOTANISCHE BEZEICHNUNG

Weil viele traditionelle Heilkräuter je nach Region aber unterschiedliche Namen haben und um Verwechslungsmöglichkeiten auszuschließen, finden Sie bei jeder einzelnen Heilpflanze unter dem deutschen Namen auch noch die korrekte botanische Bezeichnung. Diese besteht in der Regel aus zwei lateinischen Namen, die Gattung und Art angeben. Diese Nomenklatur geht, wie ich schon geschrieben habe, auf den Schweden Carl von Linné zurück (siehe Seite 11).

VORKOMMEN

Hier erfahren Sie, aus welchem Winkel unserer Erde die Heilpflanze ursprünglich stammt, aber auch, wo sie heute kultiviert wird.

AUSSEHEN

Unter diesem Stichpunkt werden die wichtigsten äußeren Merkmale der jeweiligen Pflanze beschrieben, zum Beispiel: Wie hoch wird sie? Wie sehen die Blätter aus? Wann erscheinen die Blüten und welche Farben haben sie?

WAS WIRD VERWENDET?

Heilpflanzen enthalten meist mehrere arzneilich wirksame Inhaltsstoffe. Wie hoch der Wirkstoffgehalt einer Pflanze jedoch tatsächlich ist, ist abhängig von Standort, Klima, Erntezeitpunkt und Verarbeitung. Zudem enthalten unterschiedliche Pflanzenteile auch unterschiedlich hohe Wirkstoffgrade. Hier lesen Sie, welche Pflanzenteile traditionell zum Einsatz kommen, weil sie erfahrungsgemäß (oder weil wissenschaftliche Untersuchungen das ergeben haben) den höchsten Anteil an arzneilichen Wirkstoffen aufweisen.

TIPP

Manchmal werden auf pflanzlichen Arzneimitteln auch die lateinischen Fachausdrücke für die darin verwendeten Pflanzenteile angegeben, also: »Herba« für alle oberirdisch wachsenden Teile ohne verholzte Stängel, »Folium« für Blätter, »Flos« für Blüten, »Radix« für Wurzeln, »Fructus« für Früchte, »Semen« für Samen und »Cortex« für Rindenteile.

WAS KANN DIE PFLANZE?

Sie erfahren hier, bei welchen Beschwerden die Pflanze traditionell eingesetzt wurde und/oder wann man heute vor allem auf sie zurückgreift.

WAS KANN ICH DAMIT MACHEN?

Das ist nun Praxis pur, denn hier finden Sie alle Rezepte aus diesem Buch, für die diese Pflanze verwendet wird. Und wenn sich eine Pflanze darüber hinaus auch noch für eine andere schnelle Zubereitung eignet (in den meisten Fällen sind das Tees), habe ich es Ihnen auch noch dazugeschrieben.

WAS SAGT DIE WISSENSCHAFT DAZU?

In aller Kürze habe ich hier Informationen gesammelt, ob die Anwendung auch wissenschaftlich gesichert ist. In erster Linie geht es dabei um die »Anerkennung« durch die Kommission E und die ESCOP (siehe Kasten unten).

VORSICHT-KASTEN

Wenn Sie bei der Zubereitung oder Anwendung einer bestimmten Heilpflanze etwas beachten müssen (zum Beispiel, weil sie in der Schwangerschaft ungeeignet ist oder bei bestimmten Krankheiten nicht zum Einsatz kommen sollte), erfahren Sie dies hier.

KOMMISSION E UND ESCOP

Über diese beiden Begriffe werden Sie auf den nächsten Seiten vielleicht stolpern, daher erkläre ich sie hier kurz: Die Kommission E ist eine selbstständige wissenschaftliche Sachverständigenkommission des Bundesinstituts für Arzneimittel und Medizinprodukte. Ziel der Kommission ist es, wissenschaftliches und erfahrungsheilkundliches Material zu erwünschten und unerwünschten Wirkungen pflanzlicher Arzneidrogen zu verfassen. Die Mitglieder der Kommission werden alle drei Jahre neu berufen und sind Experten aus den Bereichen Biologie, Biometrie, Medizin, Naturheilkunde, Pharmakologie und Toxikologie.
»ESCOP« steht für »european scientific cooperative on phytotherapy« und bezeichnet eine Kommission, die ähnlich wie die Kommission E arbeitet, allerdings auf europäischer Ebene. Da die Informationen der ESCOP aktueller und umfangreicher sind als die der Kommission E, hat sie heutzutage einen höheren Stellenwert.

ANIS

·

Pimpinella anisum

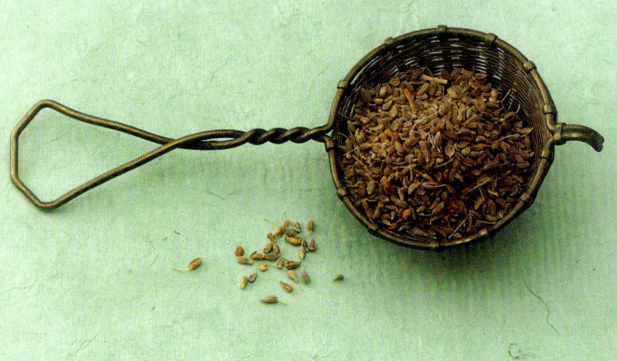

VORKOMMEN

Stammt ursprünglich aus dem Orient; heute wird Anis auch in Europa angebaut.

AUSSEHEN

Einjährige Pflanze mit einer Wuchshöhe von etwa 50 cm. Gefiederte Blätter; die weißen, doldenförmigen Blüten erscheinen von Juni bis September. Die reifen Samen werden ab August geerntet.

WAS WIRD VERWENDET?

Getrocknete Samen und ätherisches Öl

WAS KANN DIE PFLANZE?

Die mild-würzigen, leicht süßlichen Anissamen wurden schon im alten Ägypten als Heilmittel verwendet. Heute werden sie vor allem bei Beschwerden im Magen-Darm-Bereich, wie zum Beispiel Blähungen oder kolikartige Schmerzen, aber auch bei Erkrankungen der Atemwege wie Bronchitis und Husten eingesetzt. Anis regt die Milchbildung bei stillenden Frauen an und hilft durch seine entkrampfenden Eigenschaften auch, Menstruationsbeschwerden zu lindern.

WAS KANN ICH DAMIT MACHEN?

Vier-Winde-Tee (siehe Seite 36), Schleimlösertee (siehe Seite 71), Stilltee (siehe Seite 115)

WAS SAGT DIE WISSENSCHAFT DAZU?

Sowohl die Kommission E als auch die ESCOP befürworten Anis bei der Behandlung von Magen-Darm-Beschwerden sowie bei Bronchitis und Entzündungen des Rachenraums.

VORSICHT

In einigen seltenen Fällen kann es zu allergischen Reaktionen im Bereich der Haut, der Atemwege oder des Magen-Darm-Trakts kommen.

AUGENTROST

•

Euphrasia officinalis

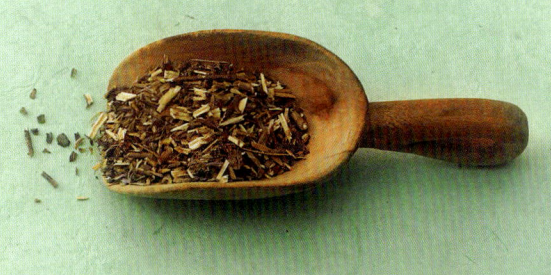

VORKOMMEN

Ganz Europa

AUSSEHEN

Bis zu 30 cm hohe, einjährige Pflanze mit gezähnten Blättern. Die weißen, blauen oder rötlich violetten Blüten haben auf der dreilappigen Unterlippe einen auffälligen gelben Fleck. Blüht von Juni bis September; die Ernte beginnt mit der Blütezeit.

WAS WIRD VERWENDET?

Das blühende Kraut

WAS KANN DIE PFLANZE?

Schon im 14. Jahrhundert wurde Augentrost bei Augenleiden eingesetzt. Seine Inhaltsstoffe wirken entzündungshemmend, krampflösend und antibakteriell, weswegen er gerne bei Bindehaut- oder Lidrandentzündungen eingesetzt wird. In der Volksheilkunde wurde Augentrost zudem auch innerlich als Tee bei Erkältungen und Husten eingesetzt.

WAS KANN ICH DAMIT MACHEN?

Augentrost-Kompresse (siehe Seite 42)

WAS SAGT DIE WISSENSCHAFT DAZU?

Die Kommission E befand die Wirkung von Augentrost 1986 als zu wenig belegt und bewertete die Anwendung der Heilpflanze aus hygienischen Gründen negativ. Im Jahr 2000 wurde jedoch eine offene klinische Studie über die Wirksamkeit von Augentrost-Tropfen bei Bindehautentzündungen durchgeführt. Von 65 Teilnehmern zeigten nach zweiwöchiger Behandlung 53 eine vollständige Heilung, bei 11 weiteren war eine deutliche Verbesserung bei sehr guter Verträglichkeit zu bemerken.

AUSTRALISCHER TEEBAUM

·

Melaleuca alternifolia

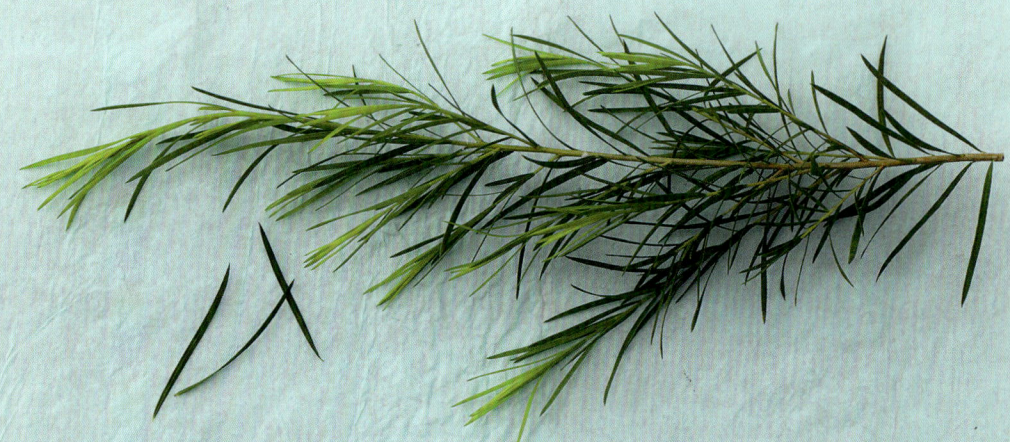

VORKOMMEN
Australien

AUSSEHEN
Immergrüner Strauch oder kleiner Baum von bis zu 7–10 m Höhe mit weißer Borke. Junge Zweige sind flaumig behaart, ältere kahl. Im Frühjahr blüht er in winzigen gelben oder cremefarbenen Ähren. In den schmalen, lanzettförmigen Blättern finden sich zahlreiche Drüsen mit Teebaumöl.

WAS WIRD VERWENDET?
Das aus den Blättern und jungen Trieben gewonnene ätherische Öl.

WAS KANN DIE PFLANZE?
Schon die Ureinwohner Australiens nutzten Teebaumöl zum Desinfizieren von Wunden. Heutzutage findet das Öl darüber hinaus auch Anwendung bei Akne, Hautausschlägen, Mundgeruch und Fußpilz.

WAS KANN ICH DAMIT MACHEN?
Gurgellösung (siehe Seite 68), Teebaumöl-Mundwasser (siehe Seite 141)

WAS SAGT DIE WISSENSCHAFT DAZU?
Wissenschaftler konnten die bakterien- und pilztötende Eigenschaft des Teebaumöls in mehreren Studien bestätigen.

VORSICHT

Weil über die Anwendung in der Schwangerschaft und Stillzeit keine wissenschaftlichen Erkenntnisse vorliegen, sollten Sie in diesen Monaten besser auf Teebaumöl verzichten. Allergiker sollten die Reaktion vor der Anwendung unbedingt auf einer kleinen Hautpartie testen. Nie innerlich anwenden, kindersicher aufbewahren.

BALDRIAN

·

Valeriana officinalis

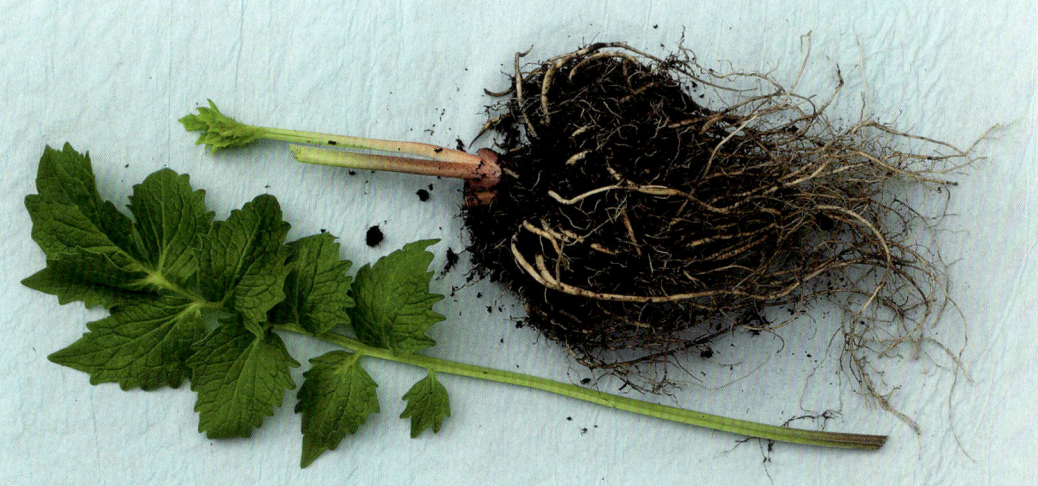

VORKOMMEN
Europa und Asien

AUSSEHEN
Bis zu 1 m hohe Pflanze, deren Blätter nach oben immer kleiner werden. Blüht den ganzen Sommer hindurch in weißen Tee oder rosafarbenen Dolden. Die Wurzeln werden im Herbst geerntet.

WAS WIRD VERWENDET?
Die Wurzeln und Blüten

WAS KANN DIE PFLANZE?
Ideale Heilpflanze bei Angst, Nervosität, Reizbarkeit und Schlaflosigkeit. Baldrian erleichtert das Einschlafen und verbessert die Schlafqualität.

WAS KANN ICH DAMIT MACHEN?
Herz-Nerven-Tonikum (siehe Seite 80). Bei nervöser Unruhe hilft Tee aus den getrockneten Wurzeln: 1 TL auf 200 ml Wasser (10 Minuten ziehen lassen).

WAS SAGT DIE WISSENSCHAFT DAZU?
Zahlreiche Studien konnten wissenschaftlich belegen, dass Baldrian die Schlafqualität verbessert, man sich nach dem Aufwachen ausgeruhter fühlt und das allgemeine Wohlbefinden steigt. Auch Kommission E und ESCOP befürworten die Anwendung bei nervösen Einschlafstörungen und Unruhe.

VORSICHT

Damit Baldrian seine Wirkung voll entfalten kann, sollten Sie entsprechende Zubereitungen über mindestens vier Wochen anwenden. Aber Achtung: 1–2 Stunden nach der Einnahme kann die Reaktionsfähigkeit vermindert sein (Sie sollten dann nicht Auto fahren!). In der Schwangerschaft sollten Sie aufgrund fehlender wissenschaftlicher Erkenntnisse auf Baldrian verzichten.

BÄRENTRAUBE

•

Arcostaphylos uva-ursi

VORKOMMEN
Europa, Asien und Amerika

AUSSEHEN
Hierzulande geschützte, immergrüne Pflanze mit rotbraunen Zweigen und ledrigem Laub. Aus den kleinen weißen Blüten (März bis Juni) entwickeln sich knallrote, erbsengroße Beeren.

WAS WIRD VERWENDET?
Die Blätter

WAS KANN DIE PFLANZE?
Wegen ihrer Gerbstoffe und des Wirkstoffs Arbutin werden die harntreibenden Bärentraubenblätter traditionell bei Beschwerden des Urogenitaltrakts, wie Blasen- und Harnröhrenentzündung, eingesetzt. Die beste Wirkung entfaltet sich, wenn der Harn alkalisch ist, deswegen sollten Sie während der Behandlung auf den Verzehr von Fleisch, Wurstwaren, Fisch, Milch und Milchprodukten weitgehend verzichten.

WAS KANN ICH DAMIT MACHEN?
Bärentraubenblätter-Tee (siehe Seite 99)

WAS SAGT DIE WISSENSCHAFT DAZU?
Wissenschaftliche Studien wurden lediglich mit Fertigpräparaten aus einer Mischung von Bärentraubenblättern und anderen Extrakten, wie zum Beispiel Löwenzahnwurzel, durchgeführt. Diese Präparate haben sich bei über tausend Harnwegserkrankungen bewährt.
Kommission E und ESCOP befürworten bei Infektionen der Harnwege, sofern kein Antibiotikum erforderlich ist, eine Behandlung mit Bärentraubenblättern. Sollte ein Antibiotikum angezeigt sein, wird dessen Wirkung durch die gleichzeitige Einnahme von Bärentraubenblättern deutlich verstärkt und dadurch der Heilungsprozess beschleunigt.

VORSICHT
Bärentraubenblätter-Tee ist nicht für Schwangere, Stillende und Kinder unter 12 Jahren geeignet. Arbutinhaltige Arzneimittel dürfen zudem nicht länger als eine Woche und nicht öfter als fünfmal im Jahr angewendet werden, da sonst die Leber Schaden nehmen kann. Durch den hohen Gerbstoffgehalt der Pflanze können empfindliche Menschen auf sie mit Übelkeit und Erbrechen reagieren. Wird die Tagesdosis von 10 Gramm überschritten, kann es zudem zu Verstopfung kommen.

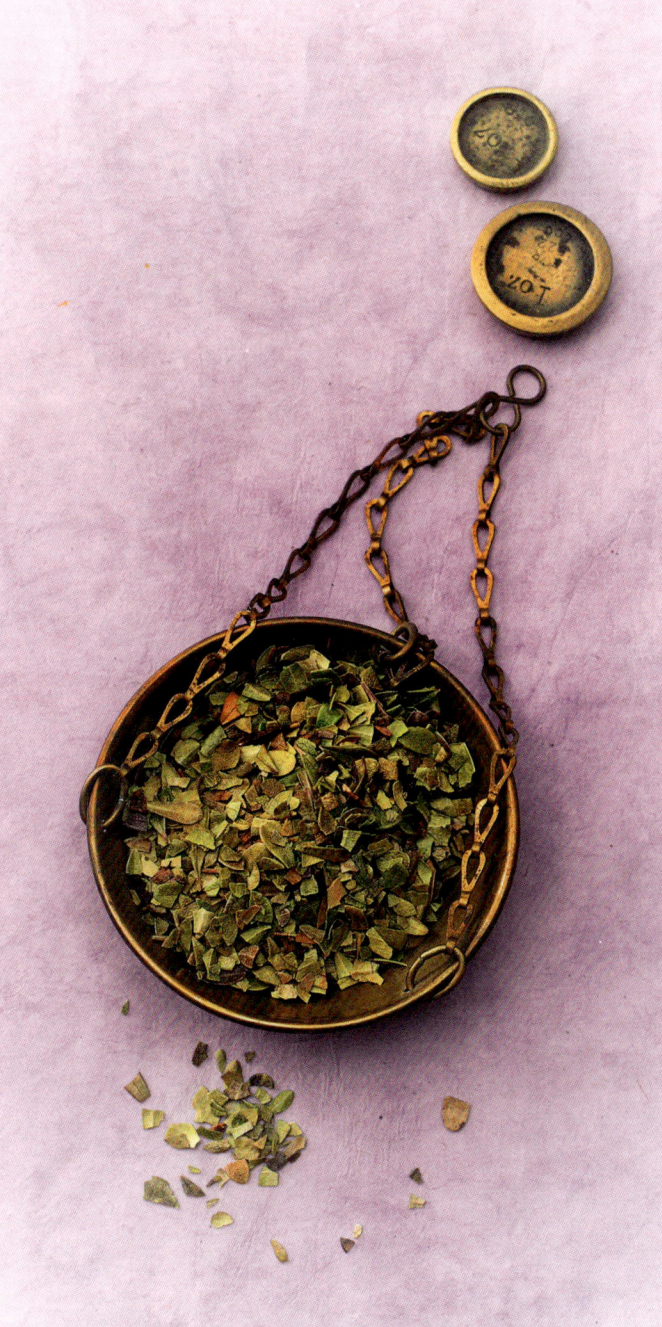

BEINWELL

•

Symphytum officinale

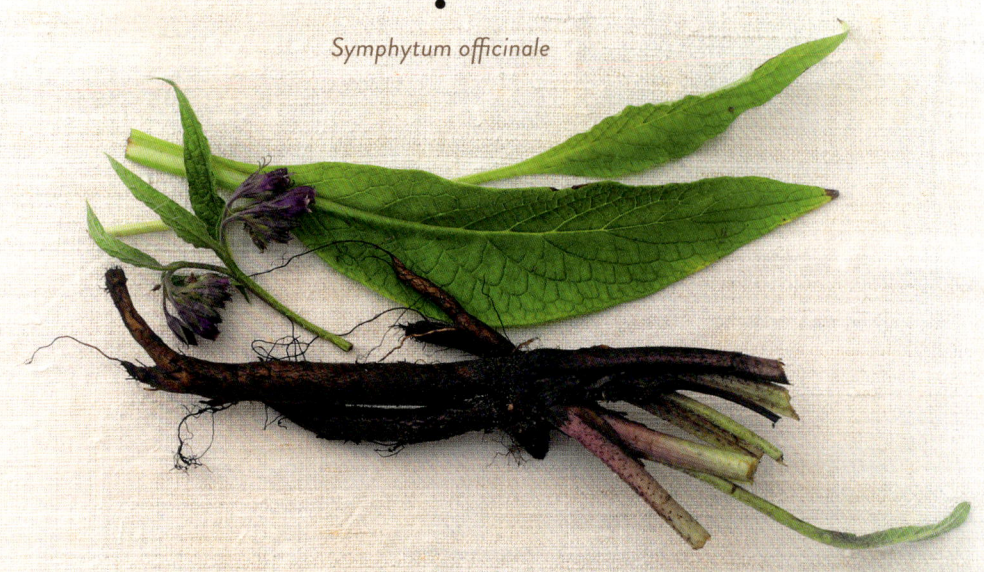

VORKOMMEN

Europaweit in gemäßigten Klimazonen

AUSSEHEN

Bis zu 120 cm hohe Pflanze. Die großen Blätter
sind behaart und wirken leicht runzelig. Die gelblich weißen, violett- oder purpurfarbenen Glockenblüten zeigen sich von Ende Mai bis September.
Die Wurzeln werden März/April oder Oktober/
November geerntet, Blätter im Sommer.

WAS WIRD VERWENDET?

Frische oder getrocknete Blätter sowie Wurzeln

WAS KANN DIE PFLANZE?

Beinwell wirkt schmerzlindernd, abschwellend und
fördert den Heilungsprozess. Schon im Altertum
heilte man mit ihm Knochenbrüche und Prellungen.
Heute wird die Pflanze auch gerne bei Verstauchungen, Rückenschmerzen, Schleimbeutelentzündungen
und Sportverletzungen eingesetzt.

WAS KANN ICH DAMIT MACHEN?

Beinwellsalbe (siehe Seite 50)

WAS SAGT DIE WISSENSCHAFT DAZU?

Eine Studie an 143 Patienten mit Sprunggelenks-
zerrung zeigte, dass die Schmerzen durch den Gebrauch einer Beinwellsalbe bei fast zwei Dritteln
innerhalb von acht Tagen zurückgingen (Vergleichs-
gruppe ohne Salbe: weniger als ein Drittel). Die
Kommission E befürwortet die äußerliche Anwendung bei Prellungen, Zerrungen und ähnlichen
stumpfen Verletzungen.

VORSICHT

Innerlich angewandt verursachen hohe
Dosen Leberschäden, weshalb sich diese
Behandlungsmethode nicht durchgesetzt hat. Bei äußerlicher Anwendung
sind keine Nebenwirkungen bekannt.

BIRKE

•

Betula pendula

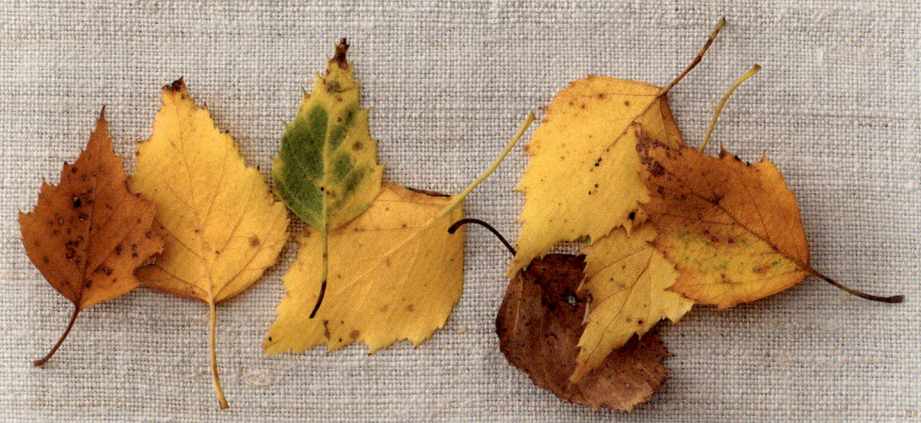

VORKOMMEN
Europa und gemäßigter Teil Asiens

AUSSEHEN
Bis zu 30 m hoher Baum mit weißer Rinde, die sich schält oder in schwarze, harte Borke wandelt. Die dunkelgrünen, auf der Unterseite deutlich helleren Blätter haben einen gesägten Rand.

WAS WIRD VERWENDET?
Das getrocknete Laub

WAS KANN DIE PFLANZE?
Birkenblätter wirken entwässernd und harntreibend und werden deswegen sowie aufgrund ihrer desinfizierenden Eigenschaft bei entzündlichen Blasen- und Nierenbeschwerden eingesetzt.
Da sie Schadstoffe aus dem Körper schwemmen, sind sie zudem bei Gicht, Gelenkbeschwerden und als Entgiftungstees beliebt. Äußerlich werden Birkenblätter bei Schuppen und Haarausfall angewendet.

WAS KANN ICH DAMIT MACHEN?
Frühlingstee (siehe Seite 91)

WAS SAGT DIE WISSENSCHAFT DAZU?
In einer groß angelegten Studie zu Blasen- oder Harnwegsentzündung beurteilten 92 Prozent der Teilnehmer die Wirkung von Birkenblätter-Extrakt als gut bis sehr gut. Auch Kommission E und ESCOP befürworten die Anwendung bei Erkrankungen der Harnwege und bei Nierengrieß sowie als begleitende Therapie bei rheumatischen Beschwerden.

VORSICHT
Bei Wasseransammlungen infolge eingeschränkter Nieren- oder Herztätigkeit dürfen Birkenblätter nicht angewendet werden. Dasselbe gilt für Schwangerschaft und Stillzeit, weil wissenschaftliche Erfahrungen für diese Phasen ausstehen.

BLUTWURZ

•

Potentilla erecta

VORKOMMEN

Europa, Nordafrika, Westsibirien und Nordamerika

AUSSEHEN

Circa 30 cm hohe Staude mit verzweigten Stängeln und gefiedertem Laub. Die kleinen leuchtend gelben Blüten mit vier Kronblättern zeigen sich von März bis Juni. Im Frühjahr und Herbst wird die Wurzel geerntet. Blutwurz ist auch unter der Bezeichnung »Tormentill« bekannt.

WAS WIRD VERWENDET?

Der Wurzelstock

WAS KANN DIE PFLANZE?

Seinen Namen verdankt die Blutwurz zum einen dem dunkelroten Saft, der aus der Wurzel austritt, wenn man sie anschneidet, zum anderen ihrer Fähigkeit, Blutungen zu stillen. Sie findet äußerliche Anwendung bei schlecht heilenden Wunden, Erfrierungen, Wunden und Entzündungen in Rachen- und Mundschleimhaut oder Druckstellen durch Zahnprothesen (dann mehrmals den Mund mit Blutwurztee spülen) sowie bei Verbrennungen.

Innerlich angewendet hat Blutwurz aufgrund ihres hohen Gerbstoffgehalts eine zusammenziehende, schmerzlindernde und bei Durchfall auch eine stopfende Wirkung.

WAS KANN ICH DAMIT MACHEN?

Blutwurztee (siehe Seite 38)

WAS SAGT DIE WISSENSCHAFT DAZU?

Die Kommission E befürwortet die Einnahme von Blutwurz bei akutem Durchfall und leichten Entzündungen im Mund- und Rachenraum.

VORSICHT

Bei der Einnahme über längere Zeit oder in hohen Dosen kann es zu Schädigungen an Leber oder Niere kommen. Schwangere und Stillende sollten vor der Einnahme mit einem Arzt oder Heilpraktiker Rücksprache halten, weil derzeit keine ausreichenden wissenschaftlichen Erkenntnisse vorliegen.

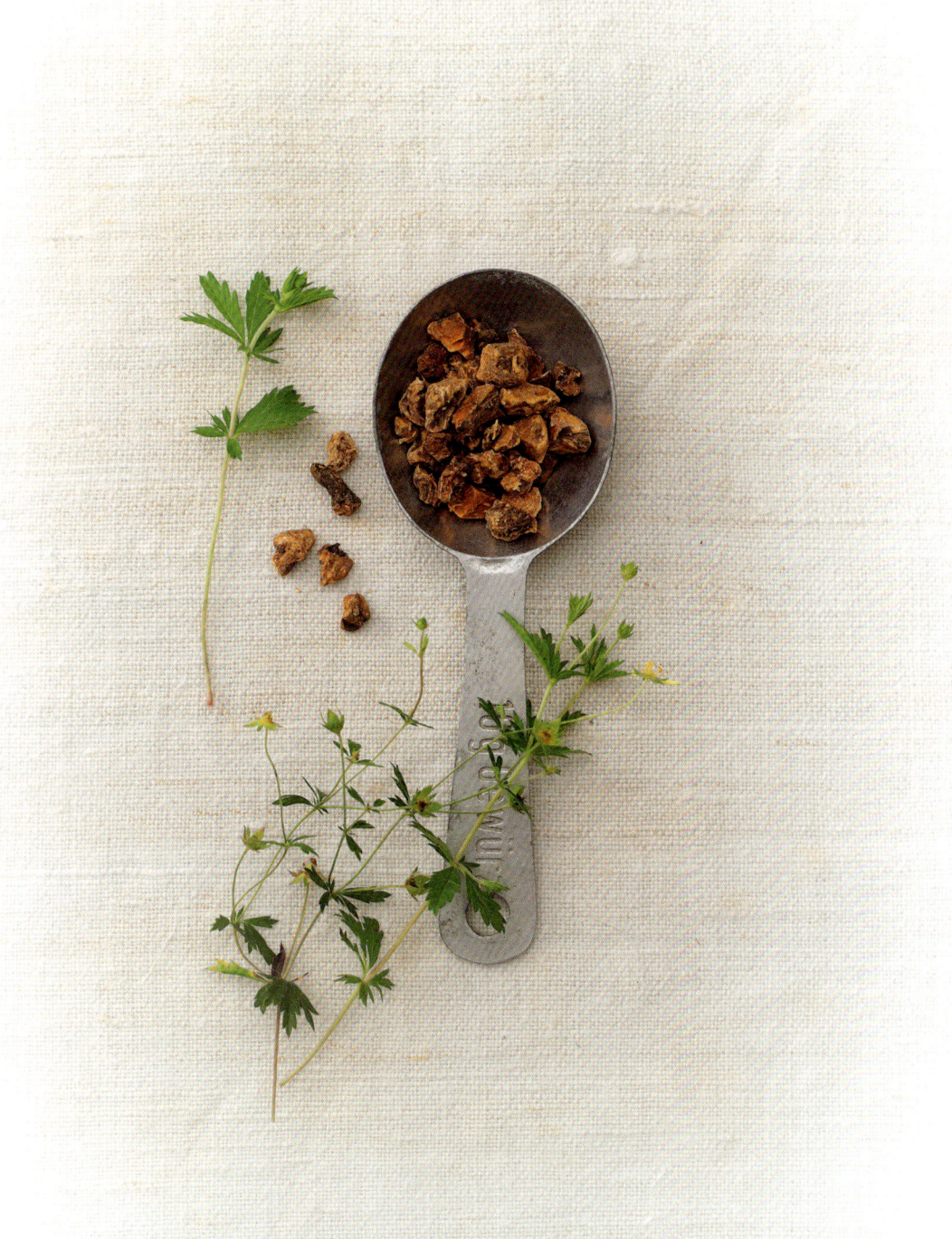

BOCKSHORNKLEE

•

Trigonella foenum-graecum

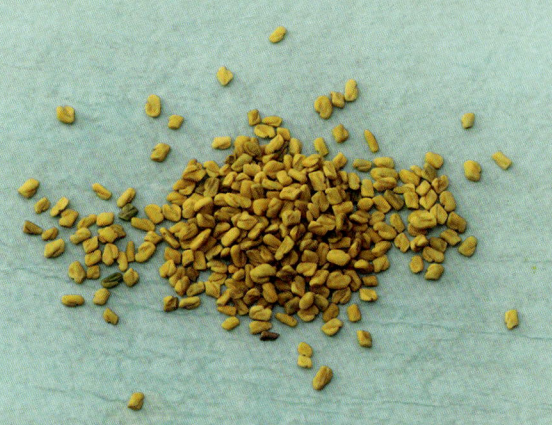

VORKOMMEN
Mittelmeerraum, Afrika, Indien und Zentralasien

AUSSEHEN
Einjähriges, 10–50 cm hohes Kraut mit verzweigten Stängeln und intensivem Duft. Die Blätter erinnern an Klee. Die blassgelben, am unteren Ende hellvioletten Blüten erscheinen von April bis Juli. Aus ihnen entwickeln sich bis zu 20 cm lange Hülsen, die unzählige eiförmige Samen enthalten.

WAS WIRD VERWENDET?
Die Samen

WAS KANN DIE PFLANZE?
Bockshornklee enthält viele Schleimstoffe, die den Magen- und den Verdauungstrakt beruhigen, den Appetit anregen, Blutzuckerspiegel und Cholesterinwerte senken und äußerlich angewandt Furunkel und Geschwüre abklingen lassen. Bei stillenden Frauen regt er die Milchproduktion an.

WAS KANN ICH DAMIT MACHEN?
Bockshornklee-Auszug (siehe Seite 85), Stilltee (siehe Seite 115)

WAS SAGT DIE WISSENSCHAFT DAZU?
ESCOP und Kommission E empfehlen Bockshornklee bei Appetitlosigkeit (innerlich) und lokalen Entzündungen (äußerlich). Die ESCOP zudem zur Senkung des Blutzuckers und Cholesterins. 2011 zeigte eine Studie unter der Leitung der Münchner Hautärztin Dr. Marion Moers-Carpi zudem, dass Bockshornklee erfolgreich gegen Haarausfall wirken kann (mehr Haardichte und Haarwuchs).

VORSICHT

Zu hohe Dosen (100 g täglich) können Magen-Darm-Beschwerden verursachen. In einigen seltenen Fällen kommt es zudem zu allergischen Reaktionen.

BRENNNESSEL

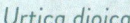

Urtica dioica

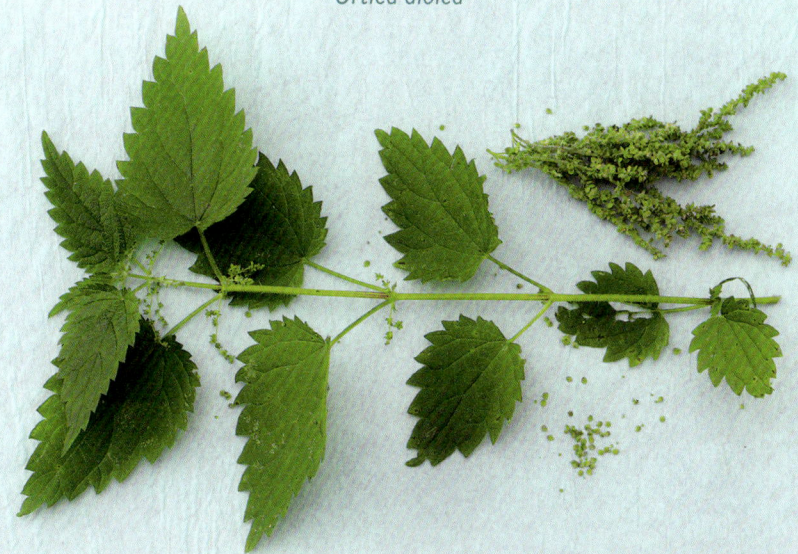

VORKOMMEN

Fast weltweit verbreitet

AUSSEHEN

Winterharte, bis zu 150 cm hohe Pflanze mit grob gezähnten Blättern. Mit Ausnahme der jungen Triebe (März bis Mai) ist die ganze Pflanze mit Brennhaaren überzogen. Die grünlich weißen Rispenblüten erscheinen zwischen Mai und Juli.

WAS WIRD VERWENDET?

Kraut und Samen

WAS KANN DIE PFLANZE?

Die Brennnessel wirkt reinigend und entgiftend. Darüber hinaus enthält sie entzündungshemmende und schmerzlindernde Wirkstoffe, welche sie für die Behandlung von Rheuma und Arthritis unverzichtbar machen. Auch bei Blasen- und Harnwegsproblemen sowie bei Prostatabeschwerden ist Brennnessel indiziert.

WAS KANN ICH DAMIT MACHEN?

Frühlingstee (siehe Seite 91), Virilitätstee (siehe Seite 122), Brennnesselwein (siehe Seite 124). Für reinen Brennnesseltee (hat dieselbe Wirkung, enthält aber keinen Alkohol) überbrühen Sie in einer Tasse 3–4 frische (oder 1 TL getrocknete) Brennnesselblätter mit 200 ml kochendem Wasser und lassen alles zugedeckt 10 Minuten ziehen.

WAS SAGT DIE WISSENSCHAFT DAZU?

Zahlreiche klinische Studien mit insgesamt mehreren 10 000 Teilnehmern konnten die Wirkung der Pflanze belegen: Über die Hälfte der Patienten mit rheumatischen Erkrankungen bestätigten, dass ihre Schmerzen durch einen Extrakt aus Brennnesselblättern zurückgingen. Bei Männern mit einer vergrößerten Prostata reduzierte sich dank eines Extrakts aus Brennnesselwurzel der nächtliche Harndrang um die Hälfte, der Urinfluss stieg an und die Menge des in der Blase zurückbleibenden Restharns nahm ab.

ECHTER EHRENPREIS

·

Veronica officinalis

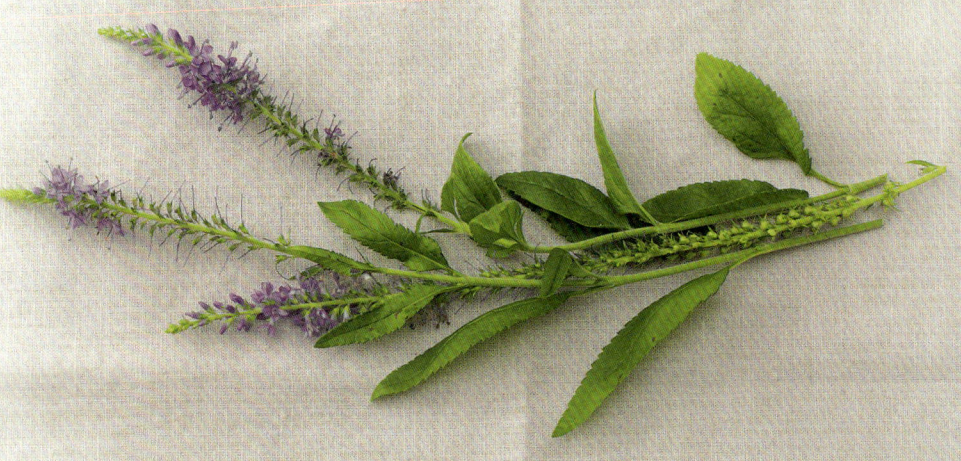

VORKOMMEN

Europa, Nordamerika und Nordasien

AUSSEHEN

Bis zu 30 cm hohe Pflanze mit graugrünem, leicht behaartem Stängel und gezähnten Blättern. Die leuchtend hellblauen oder blassvioletten Blüten erscheinen in der Regel vom späten Frühjahr bis in den Sommer hinein.

WAS WIRD VERWENDET?

Das blühende Kraut

WAS KANN DIE PFLANZE?

Schon im Mittelalter war das Kraut sehr beliebt und wurde unter anderem als Mittel gegen die Pest eingesetzt. Echter Ehrenpreis regt die Verdauung und den Stoffwechsel an, fördert bei Husten den Auswurf und wirkt blutreinigend. Weil er Juckreiz zu lindern vermag, ist er zudem bei Hauterkrankungen unverzichtbar. Das Kraut wird oft mit anderen Kräutern kombiniert, weil es etwas bitter schmeckt.

WAS KANN ICH DAMIT MACHEN?

Frühlingstee (siehe Seite 91), Virilitätstee (siehe Seite 122)

WAS SAGT DIE WISSENSCHAFT DAZU?

Es liegen noch keine wissenschaftlichen Studien vor.

EFEU

•

Hedera helix

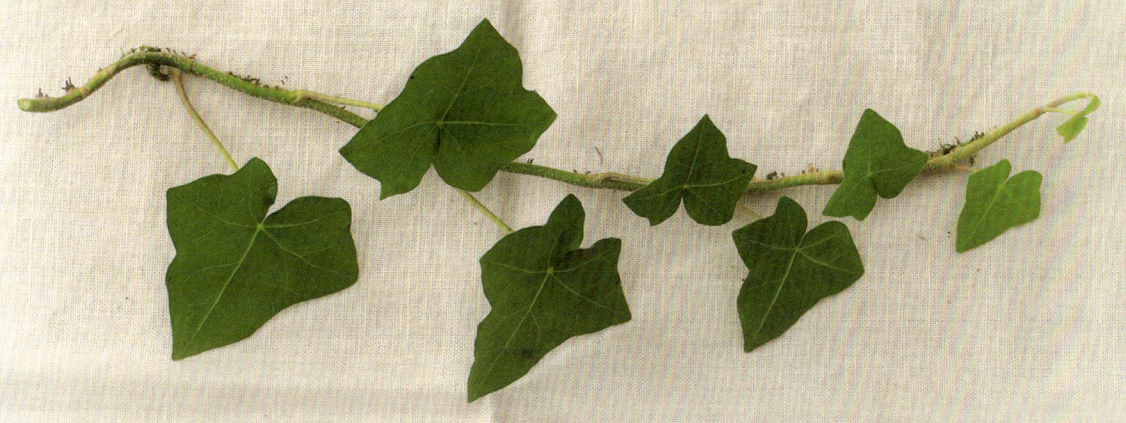

VORKOMMEN
West-, Mittel- und Südeuropa sowie Südwestasien

AUSSEHEN
Kriechendes oder kletterndes Holzgewächs mit immergrünen ledrigen, dunkelgrün glänzenden und hell geaderten drei- bis fünflappigen Blättern und grünlich gelben Blütendolden (September/Oktober).

WAS WIRD VERWENDET?
Vorwiegend die Blätter, selten die Blüten

WAS KANN DIE PFLANZE?
Efeu kommt bei Atemwegserkrankungen, wie Husten, Reizhusten und Asthma, aber auch bei Leber- und Gallenleiden, Gicht und Rheuma zum Einsatz. Da er eine erweiternde Wirkung auf die Bronchien hat, ist er bei obstruktiven Bronchitiden (spastischer Bronchitis) und Asthma eine gute Unterstützung. Äußerlich wird die Pflanze zur Wundheilung und als Anti-Cellulite-Mittel verwendet.

WAS KANN ICH DAMIT MACHEN?
Schlanköl (siehe Seite 103)

WAS SAGT DIE WISSENSCHAFT DAZU?
Kommission E und ESCOP befürworten Efeu-Anwendungen bei Entzündungen der Atemwege – allen voran chronische Bronchialerkrankungen.

VORSICHT
Die frischen Blätter und ihr Saft können allergische Kontaktreaktionen verursachen. Auch wenn man Fertigpräparate überdosiert, kann es zu Übelkeit und Durchfall kommen. Da wissenschaftliche Erkenntnisse zur Anwendung in Schwangerschaft und Stillzeit fehlen, sollten Sie vor Verwendung mit Ihrem Arzt oder Heilpraktiker sprechen.

FEIGE

•

Ficus carica

VORKOMMEN

Ursprünglich stammt der Feigenbaum aus dem Orient, heute wird er in vielen südlichen Mittelmeerländern, aber auch in Kalifornien und in Australien angebaut.

AUSSEHEN

Frucht des Feigenbaums; dieser hat auffällige dunkelgrüne, an der Unterseite flaumig behaarte drei- oder fünflappige Blätter. Die je nach Sorte grünen bis dunkelvioletten Früchte selbst sind kugelig bis birnenförmig. Das Fruchtfleisch (Scheinfrucht) ist rot und von winzigen essbaren Kernen durchsetzt.

WAS WIRD VERWENDET?

Die Frucht

WAS KANN DIE PFLANZE?

Feigen haben eine entzündungshemmende Wirkung, weshalb man ihr Fruchtfleisch früher äußerlich auf Wunden auftrug. Heute ist die Feige eher als sanftes Abführmittel bekannt, da sie viele Ballaststoffe und Kalium enthält und somit die Magen-Darm-Passage beschleunigt. Wegen der enthaltenen Enzyme gilt sie außerdem als Kräftigungsmittel bei Sportlern, älteren Menschen oder nach einer längeren Krankheit. In der Volksmedizin gilt zudem der am Stielansatz der Blätter austretende weiße Saft als gutes Mittel gegen Insektenstiche, weil er den Juckreiz lindert.

WAS KANN ICH DAMIT MACHEN?

Feigensirup (siehe Seite 138)

WAS SAGT DIE WISSENSCHAFT DAZU?

Ich hoffe, dass die Wissenschaft sich dieser uralten Heilfrucht einmal widmet, ich konnte leider keine Studie darüber finden.

TIPP

Feigen enthalten viele Mineralstoffe, wie Kalzium und Magnesium, aber auch Vitamin C, B und Carotin. Und obwohl sie herrlich süß schmecken, hat eine Frucht nur 30–40 Kalorien. Greifen Sie bei der nächsten Heißhungerattacke also lieber zu diesem süßen Früchtchen als zu Schokolade.

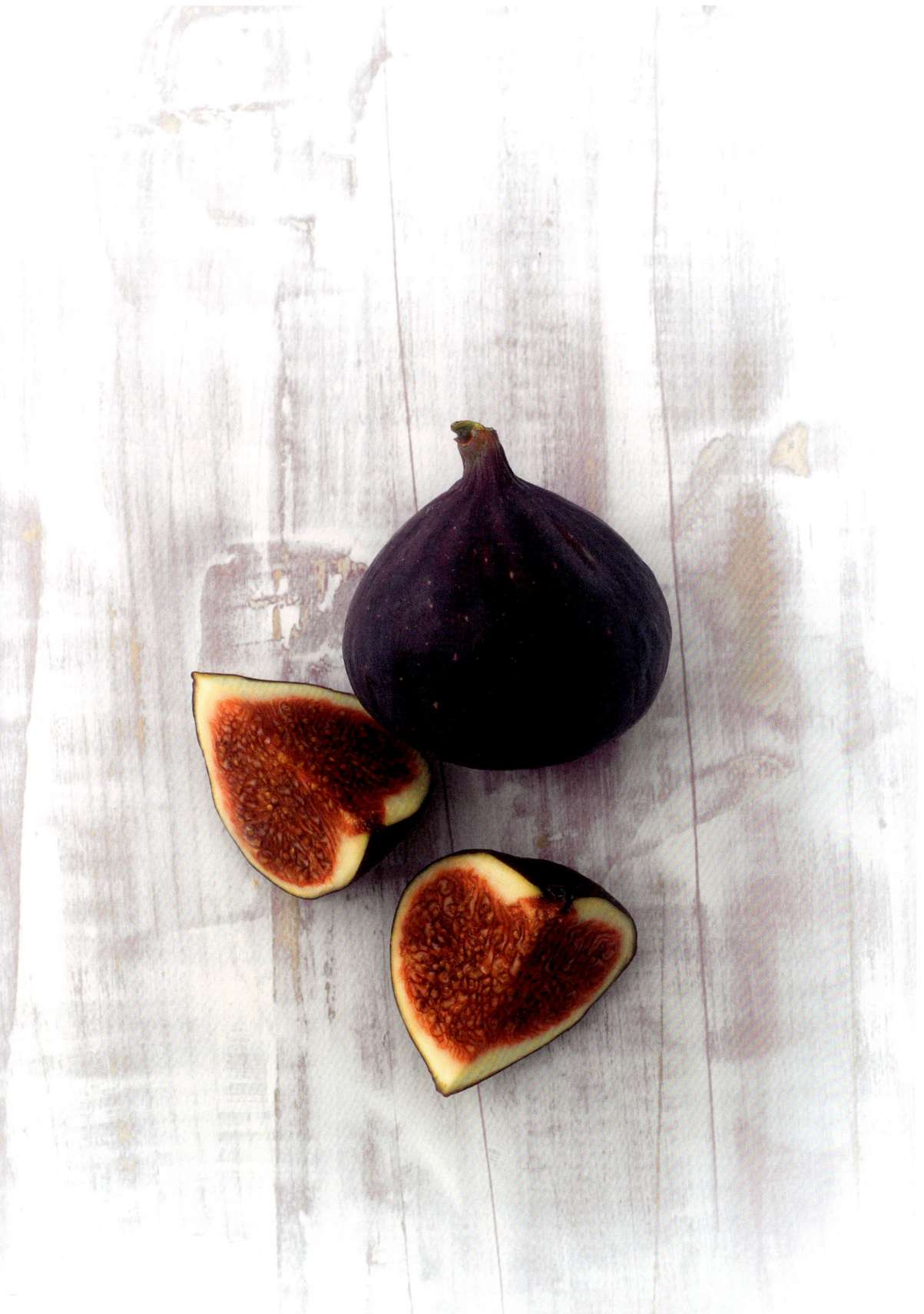

FENCHEL

•

Foeniculum vulgare

VORKOMMEN

Ursprünglich Mittelmeerraum, heute wird er weltweit in beinahe allen gemäßigten Zonen angebaut.

AUSSEHEN

Mehrjährige, bis zu 250 cm hohe Staude mit gefiedertem Blattlaub und auffallend aromatischem Geruch. Die kleinen gelben Blütendolden zeigen sich von Juni bis Oktober. Aus ihnen entwickeln sich die grünlichen, fünfrippigen Samenkörner.

WAS WIRD VERWENDET?

Die Samen

WAS KANN DIE PFLANZE?

Fenchelsamen sind besonders reich an ätherischen Ölen. Sie helfen schon im Säuglingsalter gegen Blähungen und fördern bei stillenden Frauen die Milchbildung. Aufgrund seiner schleimlösenden und antibiotischen Wirkung wird Fenchel gerne auch bei Husten eingenommen. Ich empfehle zudem bei unreiner Haut ein Fenchel-Dampfbad. Das klärt das Hautbild und lässt Pickel schneller abheilen.

WAS KANN ICH DAMIT MACHEN?

Vier-Winde-Tee (siehe Seite 36), Fenchelhonig (siehe Seite 65), Reizhustentee (siehe Seite 72), Stilltee (siehe Seite 115).
Für Fencheltee zerstoßen Sie 1 TL Samen leicht im Mörser und überbrühen sie anschließend in einer Tasse mit kochendem Wasser. 10 Minuten zugedeckt ziehen lassen, dann abgießen und schluckweise trinken.

WAS SAGT DIE WISSENSCHAFT DAZU?

Die Kommission E empfiehlt Fenchel bei entzündlichen Atemwegserkrankungen und Beschwerden im Magen-Darm-Trakt.

VORSICHT

Im Gegensatz zu den meisten anderen Heilkräutern sollten Sie Fenchelzubereitungen maximal drei Wochen am Stück einnehmen. Trinken Sie auch nie mehr als fünf Tassen Fencheltee am Tag.

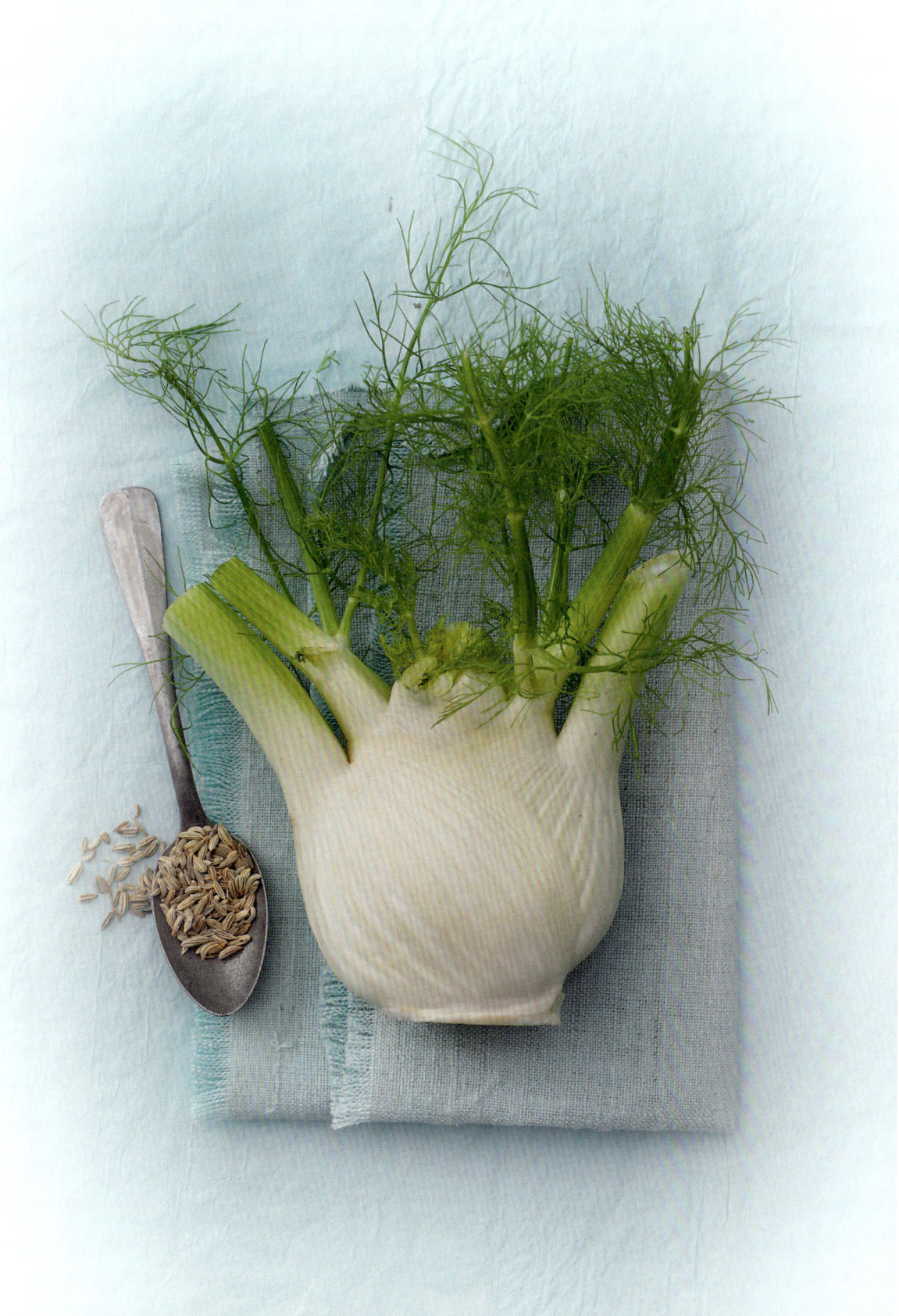

FICHTE

•

Picea species

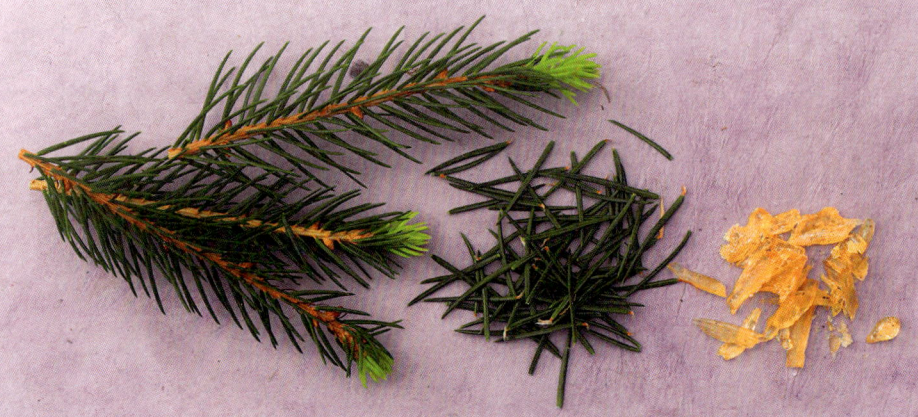

VORKOMMEN

Ganz Europa

AUSSEHEN

Immergrüner Nadelbaum, dessen schuppiger
braun-roter Stamm eine Höhe von bis zu 60 m
und einen Durchmesser von bis zu 2 m erreichen
kann. Die verzweigten Äste bilden eine spitzwip-
felige Krone. Die kantigen spitzen Nadeln sind
an kleinen Stielchen spiralförmig um den Zweig
angeordnet. Die hellgrünen Knospen (Triebe) sind
ei- bis kugelförmig.

WAS WIRD VERWENDET?

Junge Triebe, Nadeln und Harz

WAS KANN DIE PFLANZE?

Die zarten, jungen Triebe der Fichte werden bei Erkrankungen der Atemwege und bei rheumatischen
Schmerzen verwendet. Das ätherische Öl steigert
die Durchblutung.

WAS KANN ICH DAMIT MACHEN?

Franzbranntwein (siehe Seite 56), Fichtennadel-
Badesalz (siehe Seite 59), Rheumatinktur (siehe
Seite 132).
Das schleimlösende ätherische Öl lässt sich auch
gut bei Husten im Dampfbad verwenden (geben
Sie dazu 3–4 Tropfen in das heiße Wasser).

WAS SAGT DIE WISSENSCHAFT DAZU?

Die Kommission E empfiehlt Fichte bei Atemwegserkrankungen, rheumatischen Beschwerden und
neuralgischen Schmerzen.

VORSICHT

Ein Fichtennadelbad darf nicht bei verletzter Haut angewendet werden.
Bei Keuchhusten und Bronchialasthma
sollten Sie ebenfalls auf den Einsatz von
Fichtennadeln verzichten.

FLOHSAMEN

·

Plantago afra, Plantago ovata

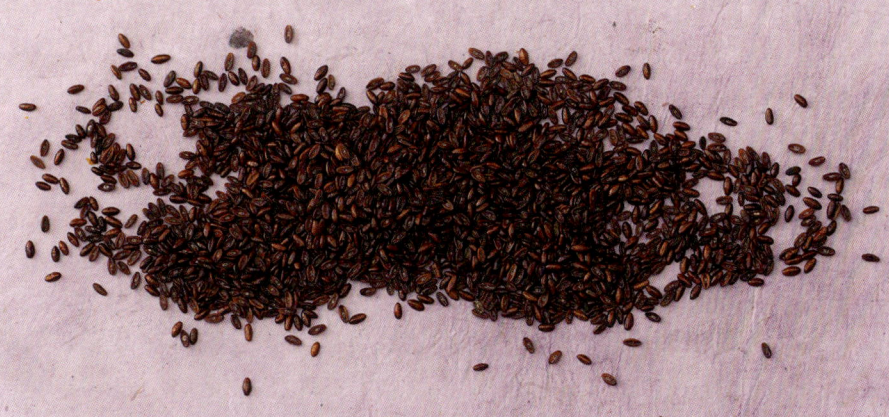

VORKOMMEN

Ursprünglich Mittelmeerraum und Westasien, heute auch Israel, Spanien, Brasilien, Russland und Japan

AUSSEHEN

Einjährige, bis zu 50 cm hohe Pflanze mit bodenständiger Blattrosette und länglichem Laub. Die weißen Blütenähren erscheinen von April bis Juli.

WAS WIRD VERWENDET?

Die Samen

WAS KANN DIE PFLANZE?

Die Samen helfen bei Verstopfung, weil sie den Stuhl »fülliger« machen. Gleichzeitig sorgen die Schleimstoffe für eine weiche Konsistenz. Bei Durchfall dagegen »dicken« Flohsamen zu dünnen Stuhl ein.

WAS KANN ICH DAMIT MACHEN?

Feigensirup (siehe Seite 138), pur mit reichlich Wasser einnehmen (siehe Seite 144)

WAS SAGT DIE WISSENSCHAFT DAZU?

Studien zeigen unter anderem: Wer über zwei Wochen täglich 10 g Flohsamen zu sich nimmt, kann seine Darmtätigkeit deutlich steigern. Seit den 1990er-Jahren ist zudem bewiesen, dass Flohsamen eine cholesterinsenkende Wirkung haben.

VORSICHT

Flohsamen sollten nicht gleichzeitig mit anderen Medikamenten eingenommen werden, damit die Schleimstoffe deren Wirkung nicht beeinträchtigen. Ein Abstand von einer Stunde ist ideal. Die empfohlene Tagesdosis von 10–30 g sollte nicht überschritten werden. Bei Darmverschluss oder einer krankhaften Verengung oder Entzündung im Magen-Darm-Bereich dürfen Flohsamen gar nicht angewendet werden.

GELBER ENZIAN

•

Gentiana lutea

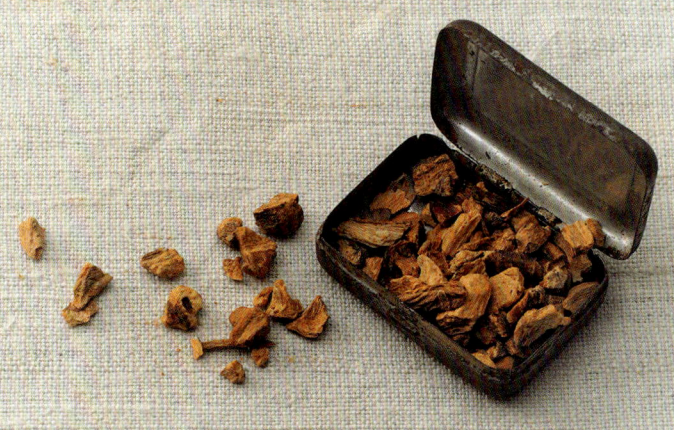

VORKOMMEN
Ursprünglich in den Gebirgsregionen Mittel- und Südeuropas; heute auch als Kulturpflanze weit verbreitet.

AUSSEHEN
Mehrjährige, ausdauernde Pflanze mit bis zu 1 m langer, dicker Wurzel und bis zu 150 cm hohem Stängel. Die großen ovalen Blätter bilden grundständig eine Rosette und haben mehrere ausgeprägte bogenförmige Nerven. Von Juni bis August zeigen sich die langgestielten, leuchtend gelben Blüten mit fünf Kelchblättern.

WAS WIRD VERWENDET?
Die Wurzel

WAS KANN DIE PFLANZE?
Gelber Enzian enthält viele Bitterstoffe, die den Darm und den Verdauungsapparat ankurbeln. Er wird daher bei Blähungen, Magenbeschwerden und Verdauungsstörungen eingesetzt. Bei einer Entzündung der Nasennebenhöhlen hat sich die Kombination mit Primelblüten, Sauerampfer, Holunderblüten und Eisenkraut, meist in Drageeoder Tropfenform, bewährt. Aufgrund seines bitteren Geschmacks wird Gelber Enzian immer mit anderen Kräutern kombiniert.

WAS KANN ICH DAMIT MACHEN?
Heilessig (siehe Seite 81)

WAS SAGT DIE WISSENSCHAFT DAZU?
Die Wissenschaft hat sich der Wirkung des gelben Enzians noch nicht angenommen.

VORSICHT
Aufgrund fehlender Erfahrung sollte Enzian in der Schwangerschaft und Stillzeit nicht angewendet werden.

GEWÜRZNELKE

•

Sycygium aromaticum

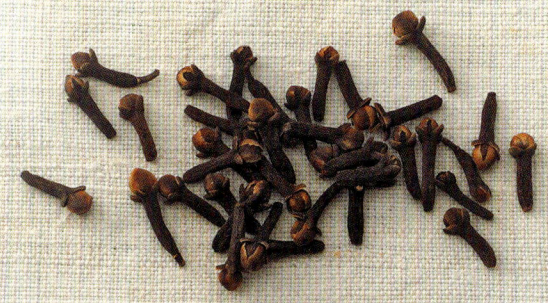

VORKOMMEN

Ursprünglich Indonesien; heute sind Sansibar und Madagaskar die größten Nelken-Lieferanten.

AUSSEHEN

Die Blütenknospen des Gewürznelkenbaums (nicht zu verwechseln mit der Blume »Nelke«) entwickeln sich erst zu meist gelblich roten Blütendolden, dann zu dunkelroten Beerenfrüchten. Sie verströmen wie alle Teile des Baums einen intensiven Duft und sind reich an ätherischen Ölen.

WAS WIRD VERWENDET?

Die Blütenknospen

WAS KANN DIE PFLANZE?

Das ätherische Öl der Gewürznelke, vor allem der darin enthaltene Wirkstoff Eugenol, wirkt stark bakterientötend, schmerzstillend und leicht betäubend. Das hat ihr einen festen Platz in der Zahnheilkunde gesichert, wo man sie bei Entzündungen, Schmerzen und Mundgeruch gerne einsetzt. Nelke wirkt darüber hinaus wärmend, verdauungsfördernd und hilft gegen Übelkeit.

WAS KANN ICH DAMIT MACHEN?

Nelkenkissen (siehe Seite 37), als Nelkenöl im Teebaumöl-Mundwasser (siehe Seite 141)

WAS SAGT DIE WISSENSCHAFT DAZU?

Die entzündungshemmende und bakterientötende Eigenschaft der Nelke ist auch wissenschaftlich belegt. Die Kommission E empfiehlt sie daher gegen Zahnschmerzen und Entzündungen im Mund- und Rachenraum.

VORSICHT

Nelkenöl kann auf der Haut schnell zu Reizungen führen. Sie sollten es daher nie unverdünnt anwenden.

GOJI-BEERE

·

Lycium barbarum

VORKOMMEN
Von Südosteuropa bis nach China

AUSSEHEN
Goji-Beeren sind die Früchte des Goji-Strauchs –
auch »Gemeiner Bocksdorn« oder »Gemeiner Teu-
felszwirn« genannt. Der sommergrüne Strauch mit
seinen überhängenden Zweigen gehört zur Familie
der Nachtschattengewächse und kann 2–3 m groß
werden. Aus den hübschen lilafarbenen Blüten
(Juni–September) entwickeln sich ab August feuer-
rote, eiförmige und 1–2 cm lange Früchte.

WAS WIRD VERWENDET?
Die Früchte

WAS KANN DIE PFLANZE?
In China werden Goji-Beeren schon seit Jahrtau-
senden bei Sehschwäche eingesetzt, und glaubt
man den Medien, ist die Goji-Beere ein reines
»Wundermittel«: Sie soll das Immunsystem stärken, den Cholesterinspiegel senken, die Sehkraft
verbessern, den Blutdruck senken und den
Alterungsprozess verlangsamen. Auch wenn diese
Thesen wissenschaftlich nicht untermauert sind,
zeigt ein Blick auf die Inhaltsstoffe der Beere, dass
sie vielleicht doch das Zeug zur »Superfrucht« hat.
Die Goji-Beere enthält allein 21 Spurenelemente
und 19 Aminosäuren. Sie liefert mehr Vitamin C
als eine Orange und mehr Carotinoide als jedes

andere Lebensmittel. Darüber hinaus ist sie reich
an Vitamin E, das sonst kaum in Früchten vorkommt.
Andere Inhaltsstoffe erhöhen die Zahl der weißen
Blutkörperchen und stärken so das Immunsystem.

WAS KANN ICH DAMIT MACHEN?
Goji-Beeren-Muffins (siehe Seite 100). Pur verzehren.

WAS SAGT DIE WISSENSCHAFT DAZU?
Studien zeigen, dass sich durch den regelmäßigen
Verzehr von Goji-Beeren die physische und psychi-
sche Leistung verbessert, Konzentrationsfähigkeit,
Wohlbefinden und Schlafqualität steigen und
Stressgefühle sowie Müdigkeit nachlassen.
Andere Untersuchungen belegen, dass die Beeren
eine Gewichtsreduktion und die bessere Aufnahme
von Eisen und Zink begünstigen, die Hautstruktur
verbessern und die Haut strapazierfähiger wird.
Die in den Beeren enthaltenen Mehrfachzucker
(Polysaccharide) können darüber hinaus bestimmte Abwehrzellen des Immunsystems (T-Lympho-
zyten) aktivieren und vermehren, die unter anderem zuständig sind für den Schutz gegen Viren
und Krebs. Daneben erhöhen Goji-Beeren die
Funktion der dendritischen Zellen, besonders
effektive Zellen des Immunsystems, die vor feindlichen Mikroorganismen schützen. Auch Makro-
phagen (Fresszellen), denen bei der Immunab-
wehr eine ähnliche Aufgabe zukommt, wurden
nach der Einnahme aktiviert.

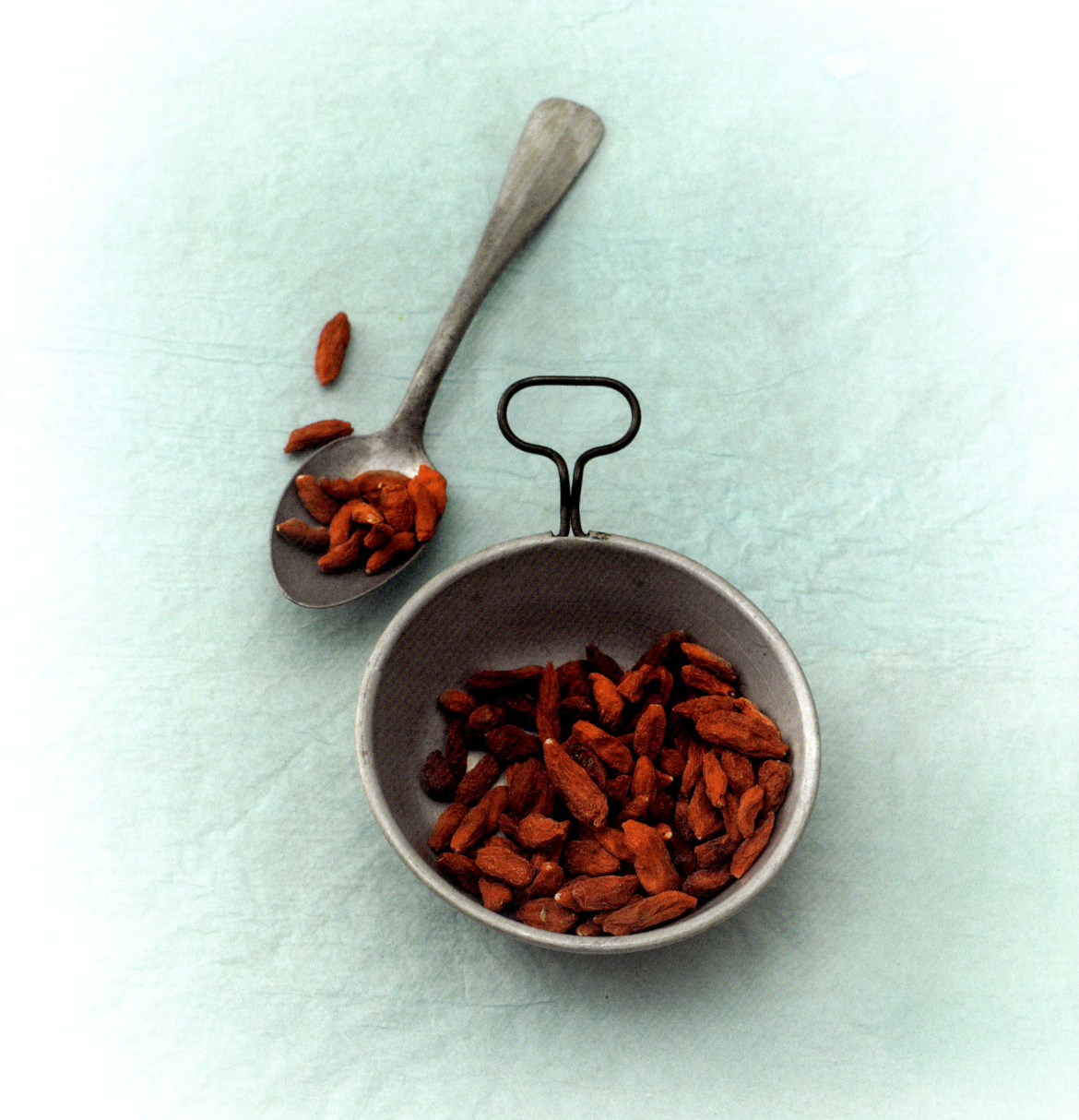

GRANATAPFEL

•

Punica granatum

VORKOMMEN

Ursprünglich Persien; heute werden Granatäpfel in Nordindien, West- und Zentralasien sowie im gesamten Mittelmeergebiet angebaut.

AUSSEHEN

Die gut apfelgroßen, dunkel orangefarbenen bis roten harten Früchte entwickeln sich aus den auffälligen orangeroten bis hellgelben Glockenblüten des kleinen sommergrünen Granatapfelbaums. Im Inneren der Frucht liegen in Kammern mehrere hundert kantige bis zu 1,5 cm große Samen, die von einem glasigen, rosafarbenen bis roten, saftigen Samenmantel umhüllt sind.

WAS WIRD VERWENDET?

Die fleischigen Samenmäntel

WAS KANN DIE PFLANZE?

Die Inhaltsstoffe – Flavonoide, Kalium, Kalzium, Vitamin C, Eisen und Polyphenole – können freie Radikale fangen und so Ablagerungen sowie Verkalkung vorbeugen. Dadurch schützen sie vor degenerativen Alterskrankheiten, wie erz-Kreislauf-Erkrankungen, hoher Blutdruck, Demenz und Krebs.

WAS KANN ICH DAMIT MACHEN?

Granatapfelsaft (siehe Seite 133). Sie können die Kerne auch einfach pur verzehren, zum Beispiel im Obstsalat oder als Dekoration auf Desserts.

WAS SAGT DIE WISSENSCHAFT DAZU?

Weltweit gibt es über 250 wissenschaftliche Studien zur Wirkung des Granatapfels. Sie zeigen unter anderem, dass Granatapfelsaft

• bei Prostatakrebs den Anstieg der PSA-Werte (PSA ist der wichtigste Tumor- und Verlaufsmarker bei Prostatakrebs) deutlich verlangsamt.

• den antioxidativen Schutz im Blut um über 100 Prozent verbessern kann.

• die Ablagerung eines bestimmten Proteins im Gehirn, das maßgeblich an der Entstehung der Alzheimer-Demenz beteiligt ist (Beta-Amyloid), um die Hälfte reduzieren kann.

• Arthritis verhindern oder deren Ausbruch verzögern beziehungsweise den Schweregrad der Krankheit deutlich lindern kann.

• das Maß an Ablagerungen in der Halsschlagader zurückgehen lässt und die Durchblutung des Herzmuskels erhöht (wodurch die Zahl der Angina-Pectoris-Anfälle abnimmt).

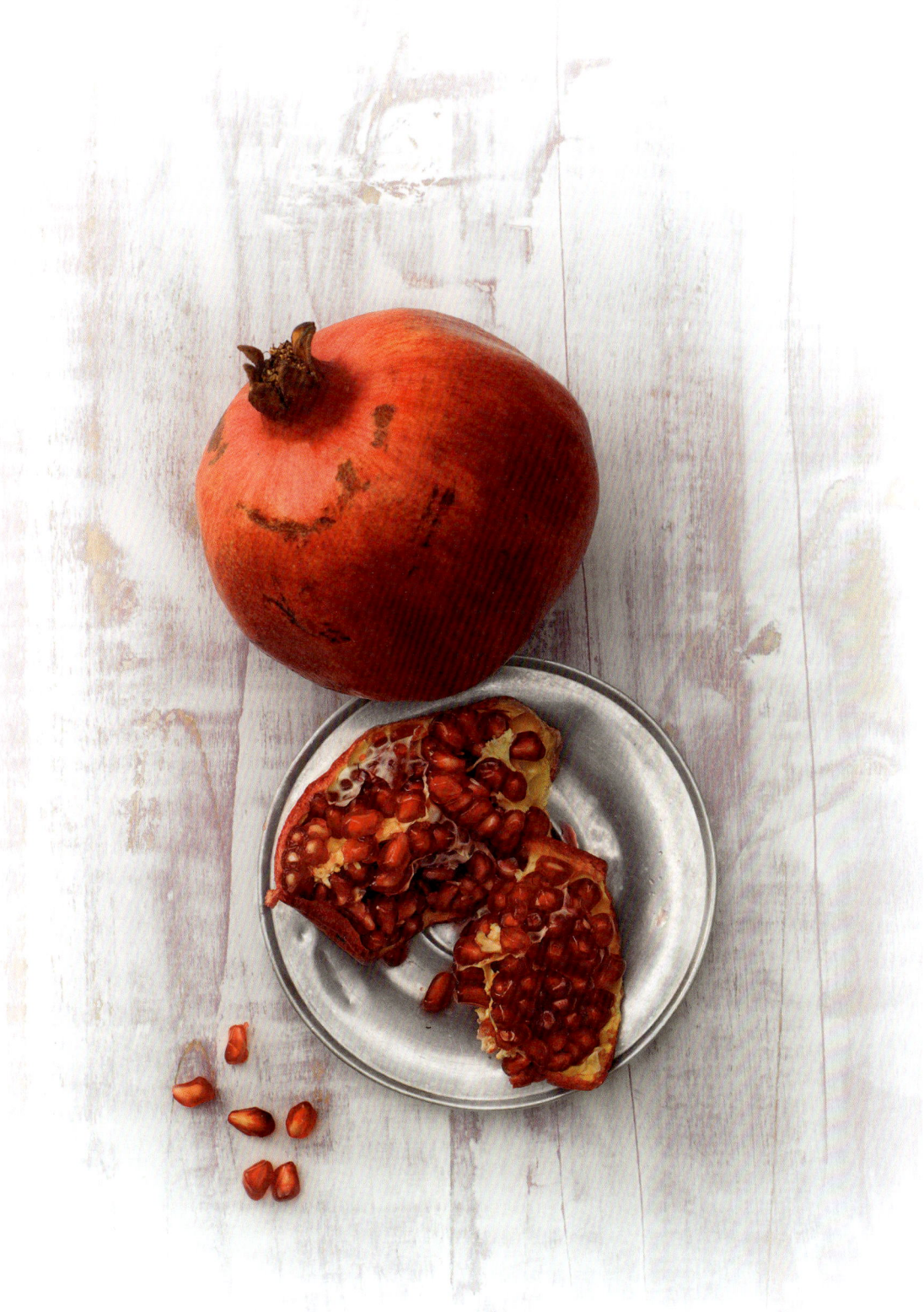

GUNDERMANN

•

Glechoma hederacea

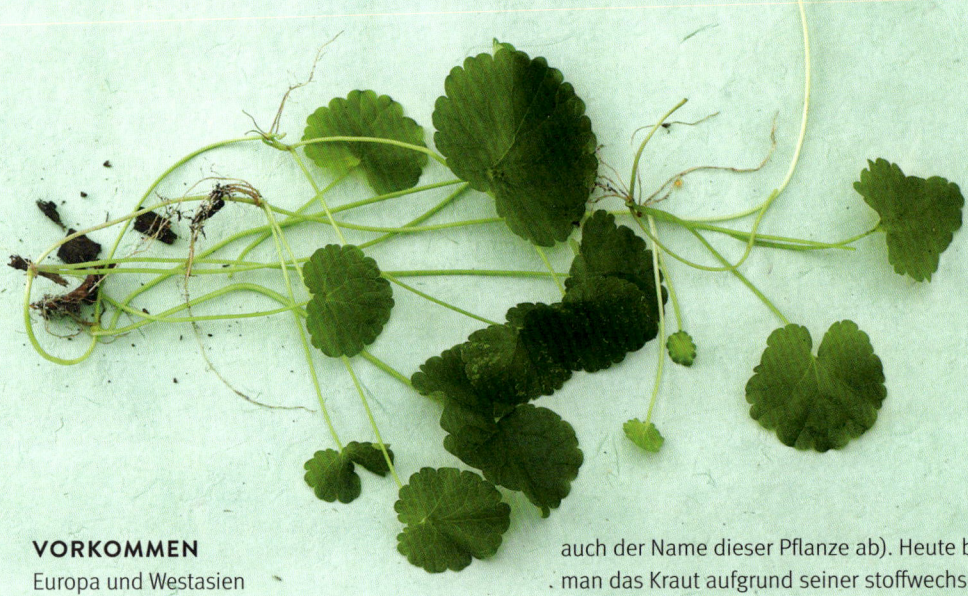

VORKOMMEN
Europa und Westasien

AUSSEHEN
Die herz- bis nierenförmigen Blätter des wintergrünes Krauts haben einen grob gekerbten Rand, zuweilen eine purpurfarbene Unterseite und können wie der Stängel dicht behaart sein. Zerreibt man sie zwischen den Fingern, verbreitet sich ein herb-würziger Duft. Die kleinen blau-violetten Lippenblüten erscheinen von Mai bis Juni.

WAS WIRD VERWENDET?
Die Blätter

WAS KANN DIE PFLANZE?
Wegen der zusammenziehenden und entzündungshemmenden Wirkung wendete man Gundermann früher äußerlich bei schlecht heilenden, insbesondere eitrigen Wunden an (Eiter wurde damals auch als Gund bezeichnet, daher leitet sich eventuell auch der Name dieser Pflanze ab). Heute benutzt man das Kraut aufgrund seiner stoffwechselanregenden und zusammenziehenden Inhaltsstoffe gerne für den Fettabbau (äußerliche Anwendung). Innerlich wird es gerne bei chronischen Atemwegskrankheiten mit Schleimbildung eingesetzt.

WAS KANN ICH DAMIT MACHEN?
Schlanköl (siehe Seite 103). Für einen Tee aus den getrockneten Blättern (hilft bei Atemwegsbeschwerden oder als Kompresse bei schlecht heilenden oder nässenden Wunden) überbrühen Sie 1 TL Kraut mit 200 ml kochendem Wasser und lassen alles zugedeckt 10 Minuten ziehen.

WAS SAGT DIE WISSENSCHAFT DAZU?
Bisher liegen aufgrund mangelnder Untersuchungen keine wissenschaftlichen Daten vor.

HOLUNDER

•

Sambucus nigra

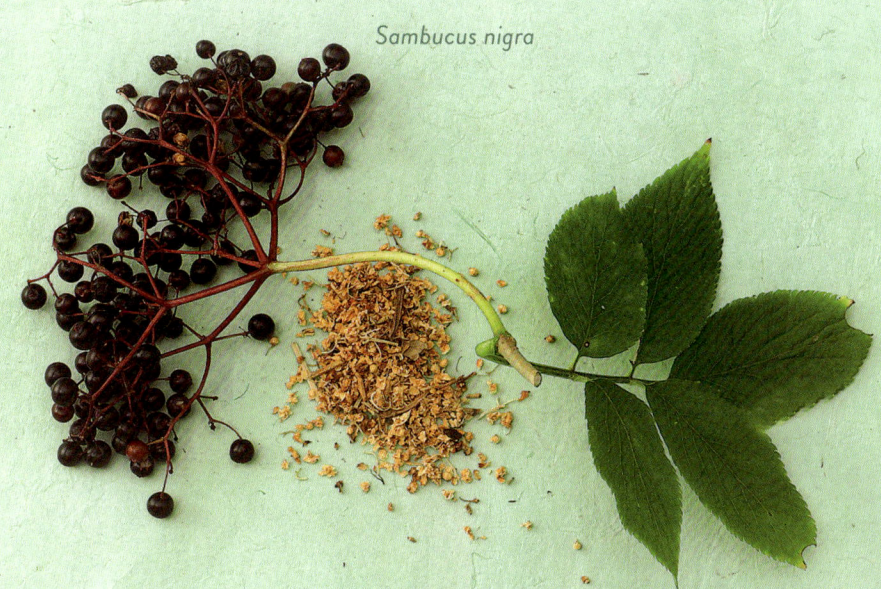

VORKOMMEN
Europa

AUSSEHEN
Holunder wächst als Strauch oder Baum in Hecken und am Wegrand. Seine Rinde ist hellgrau und rissig, das Laub gefiedert. Ab Mai zeigen sich stark duftende, gelblich weiße Blüten. Die etwa 6 mm großen Beeren reifen ab August, sie sind zunächst rot, dann schwarz. Ihr Saft ist blutrot und färbt stark.

WAS WIRD VERWENDET?
Getrocknete Blütenstände, aber auch die Beeren

WAS KANN DIE PFLANZE?
Blüten und Beeren wirken antiviral und helfen daher bei fieberhaften Erkältungskrankheiten und grippalem Infekt. Holunderbeeren gelten außerdem als entzündungshemmend und schleimlösend bei bronchialen Infekten und Sinusitis. Der Saft der Beeren hat einen hohen Vitamin-C-Gehalt.

WAS KANN ICH DAMIT MACHEN?
Holunder-Honig-Sirup (siehe Seite 41), Grippetee (siehe Seite 70), Nebenhöhlentee (siehe Seite 73). Die getrockneten Blüten können auch pur wie ein Tee aufgegossen werden (200 ml kochendes Wasser auf 1 TL Kraut; 10 Minuten ziehen lassen).

WAS SAGT DIE WISSENSCHAFT DAZU?
Die Kommission E empfiehlt Holunderblüten gegen Erkältungskrankheiten. Studien der israelischen Virologin Madeleine Mumcuoglu ergaben, dass Holunderbeerextrakt sehr gut bei Erkältung hilft, die Vermehrung von Influenza-Viren behindert und grippale Symptome deutlich reduziert.

VORSICHT
Verwenden Sie die Beeren nie roh. Auch die Blätter, Zweige und Rinde des Holunders wirken leicht giftig.

HOPFEN

•

Humulus lupulus

VORKOMMEN

Ursprünglich in Europa und Nordamerika beheimatet, wird Hopfen heute als Kulturpflanze in vielen Ländern auf der ganzen Welt angebaut.

AUSSEHEN

Ausdauernde Schlingpflanze mit einjährigen Trieben, die jedes Jahr aufs Neue bis zu 7 m hoch wachsen. Die Blätter erinnern in ihrer Form an Weinblätter, haben jedoch einen stark gesägten Rand. Die Blüten der weiblichen Pflanze erscheinen zwischen Juli und August und vergrößern sich im Herbst zu hübschen grüngelben Zapfen (Hopfenzapfen).

WAS WIRD VERWENDET?

Die Hopfenzapfen

WAS KANN DIE PFLANZE?

Hopfen wirkt, ähnlich wie Baldrian (siehe Seite 155), äußerst entspannend, beruhigend und schlaffördernd, weshalb beide Heilpflanzen gerne zusammen eingesetzt werden. Er enthält zudem östrogenähnliche Stoffe und ist daher bei der Behandlung von Wechseljahrbeschwerden sehr beliebt.

WAS KANN ICH DAMIT MACHEN?

Herz-Nerven-Tonikum (siehe Seite 80). Sehr beliebt sind auch Hopfenkissen: kleine Baumwollsäckchen, die mit Hopfenzapfen gefüllt sind und einen guten, erholsamen Schlaf fördern.

WAS SAGT DIE WISSENSCHAFT DAZU?

Zahlreiche Studien zur Kombination von Hopfen und Baldrian belegen die positive Wirkung der Pflanze auf die Schlafqualität. Kommission E und ESCOP empfehlen Hopfen bei nervöser Unruhe, Angst und Schlafstörungen ebenfalls.
Studien zur Wirkung auf Wechseljahrbeschwerden stehen leider noch aus.

VORSICHT

Hopfen wirkt anders als Baldrian nicht nur beruhigend, sondern einschläfernd und kann daher das Reaktionsvermögen beeinträchtigen. Daher sollten Sie entsprechende Präparate nicht einnehmen, wenn Sie Auto fahren oder an einer Maschine arbeiten müssen.

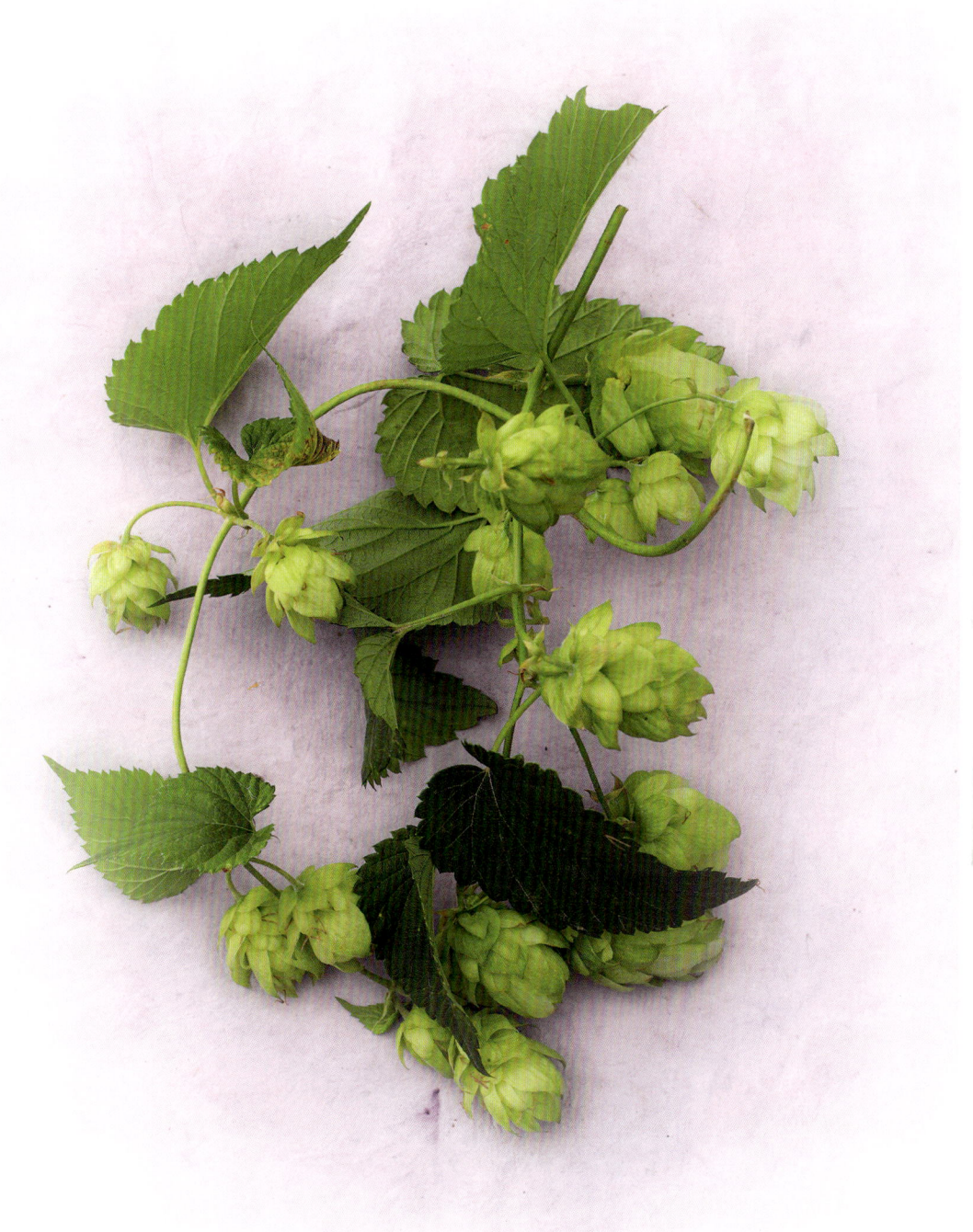

INGWER

•

Zingiber officinale

VORKOMMEN

Ursprünglich in Indien und China, heute in allen tropischen Ländern

AUSSEHEN

Kriechende mehrjährige Pflanze, aus deren knolligem Wurzelstock (Rhizom) ein schilfähnlicher, bis zu 1 m hoher Stängel mit langen, schmalen Blättern emporwächst. Die weiße bis gelbe Blütenähre entspringt ebenfalls direkt dem Rhizom.

WAS WIRD VERWENDET?

Die Wurzel

WAS KANN DIE PFLANZE?

In den letzten Jahren ist Ingwer auch in unseren Breiten immer mehr vom Gewürz zum Heilmittel avanciert; selbst Fernsehköche betonen die Heilwirkung der asiatischen Knolle. Wohl am bekanntesten ist, dass Ingwer hervorragend gegen Übelkeit hilft – von Reiseübelkeit und morgendlicher Übelkeit in der Schwangerschaft bis hin zu Übelkeit nach einer Operation und während einer Chemotherapie. Da Ingwer den Körper wärmt, das Immunsystem ankurbelt und antibakteriell wirkt, ist er darüber hinaus ein idealer Begleiter in der kalten, erkältungsreichen Jahreszeit. Und auch bei Appetitlosigkeit, nervösen Magenbeschwerden sowie Blähungen verschafft er Erleichterung.

WAS KANN ICH DAMIT MACHEN?

Ingwerbonbons (siehe Seite 108), Rosmarinwein (siehe Seite 131), Feigensirup (siehe Seite 138). Bei Erkältung (oder als Schutz davor) empfehle ich heißes Ingwerwasser: Dazu schneiden Sie ein circa 2 cm großes geschältes Stück Ingwerknolle in Scheiben, überbrühen diese mit kochendem Wasser und lassen das Ganze 10 Minuten ziehen. Die Ingwerstücke in der Tasse können immer wieder aufgegossen werden.

WAS SAGT DIE WISSENSCHAFT DAZU?

Kommission E und ESCOP befürworten Ingwer, um Reiseübelkeit sowie Erbrechen nach kleineren Operationen vorzubeugen und zur Behandlung von Magen- und Darmbeschwerden. Im Tierversuch konnte zudem eine positive Wirkung gegen Arteriosklerose und Übergewicht nachgewiesen werden.

VORSICHT

Auch wenn ältere Ratgeber vor Ingwer in der Schwangerschaft warnen: Neueste Studien können die Befürchtungen nicht bestätigen, im Gegenteil. Ingwer ist gerade für die Behandlung der Schwangerschaftsübelkeit sehr gut geeignet. Sie sollten ihn allerdings in Maßen genießen. Wenn Sie an Gallensteinen leiden und/oder Medikamente zur Hemmung der Blutgerinnung einnehmen, sollten Sie vor Gebrauch mit dem behandelnden Arzt sprechen.

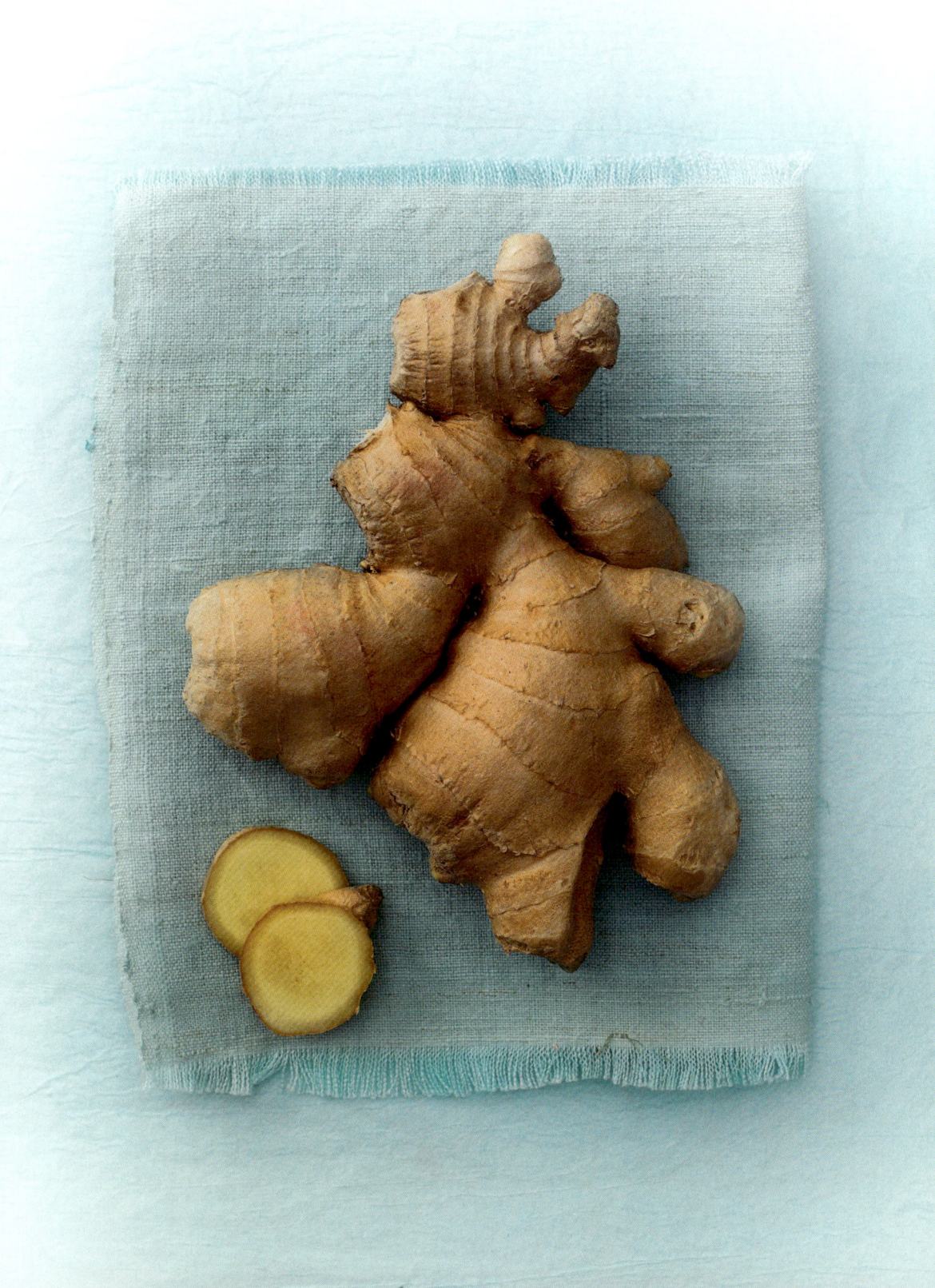

JOHANNISKRAUT

•

Hypericum perforatum

VORKOMMEN
Europa und Westasien

AUSSEHEN
Das ausdauernde Johanniskraut wird bis zu 1 m hoch. An den rötlichen, sich nach oben hin verzweigenden Stängeln sitzen kleine ovale, mit Öldrüsen besetzte Blättchen. Die goldgelben Blüten bilden sich ab Mitte Juni und blühen bis in den August hinein.

WAS WIRD VERWENDET?
Blühendes Kraut und Blüten

WAS KANN DIE PFLANZE?
Über viele Jahrhunderte war Johanniskraut vor allem für seine wundheilende Wirkung bekannt. Das rote Öl aus den Blütenknospen galt als Antiseptikum und kam bei schlecht heilenden Wunden, Verbrennungen und Sonnenbrand zum Einsatz.
Erst im 19. Jahrhundert entdeckte man die positive Wirkung des Krauts auf die Psyche: Die in ihm enthaltenen Stoffe Hypericin und Hyperforin wirken sehr erfolgreich gegen Depression, Angstzustände und Schlaflosigkeit.

WAS KANN ICH DAMIT MACHEN?
Johanniskrautöl (siehe Seite 49), Herz-Nerven-Tonikum (siehe Seite 80) und Johanniskraut-Tinktur (siehe Seite 89)

WAS SAGT DIE WISSENSCHAFT DAZU?
In mehr als 30 Studien wurden über 5000 Versuchsteilnehmer mit leichten bis mittelschweren Depressionen mit hochdosiertem Johanniskraut-Extrakt behandelt. Dabei zeigte sich, dass ein Johanniskraut-Präparat der Wirkung von synthetischen Antidepressiva in nichts nachsteht. Es hat jedoch im Gegensatz zu diesen keine Nebenwirkungen.
Kommission E und ESCOP befürworten die Anwendung bei milden bis mittelschweren Depressionen, die Kommission E auch äußerlich bei Verbrennungen und Verletzungen.

VORSICHT

Johanniskraut kann (auch innerlich angewendet) die Lichtempfindlichkeit der Haut erhöhen. Wenn Sie Medikamente zur Hemmung der Blutgerinnung einnehmen müssen, sollten Sie vor der innerlichen Anwendung dieser Heilpflanze zudem erst Rücksprache mit Ihrem Arzt halten. Für die Verwendung während der Schwangerschaft und Stillzeit liegen keine wissenschaftlichen Erkenntnisse vor. Bei einer Depression in diesen Lebensabschnitten sollte man daher gemeinsam mit dem Arzt abwägen, ob das Risiko zu tragen ist.

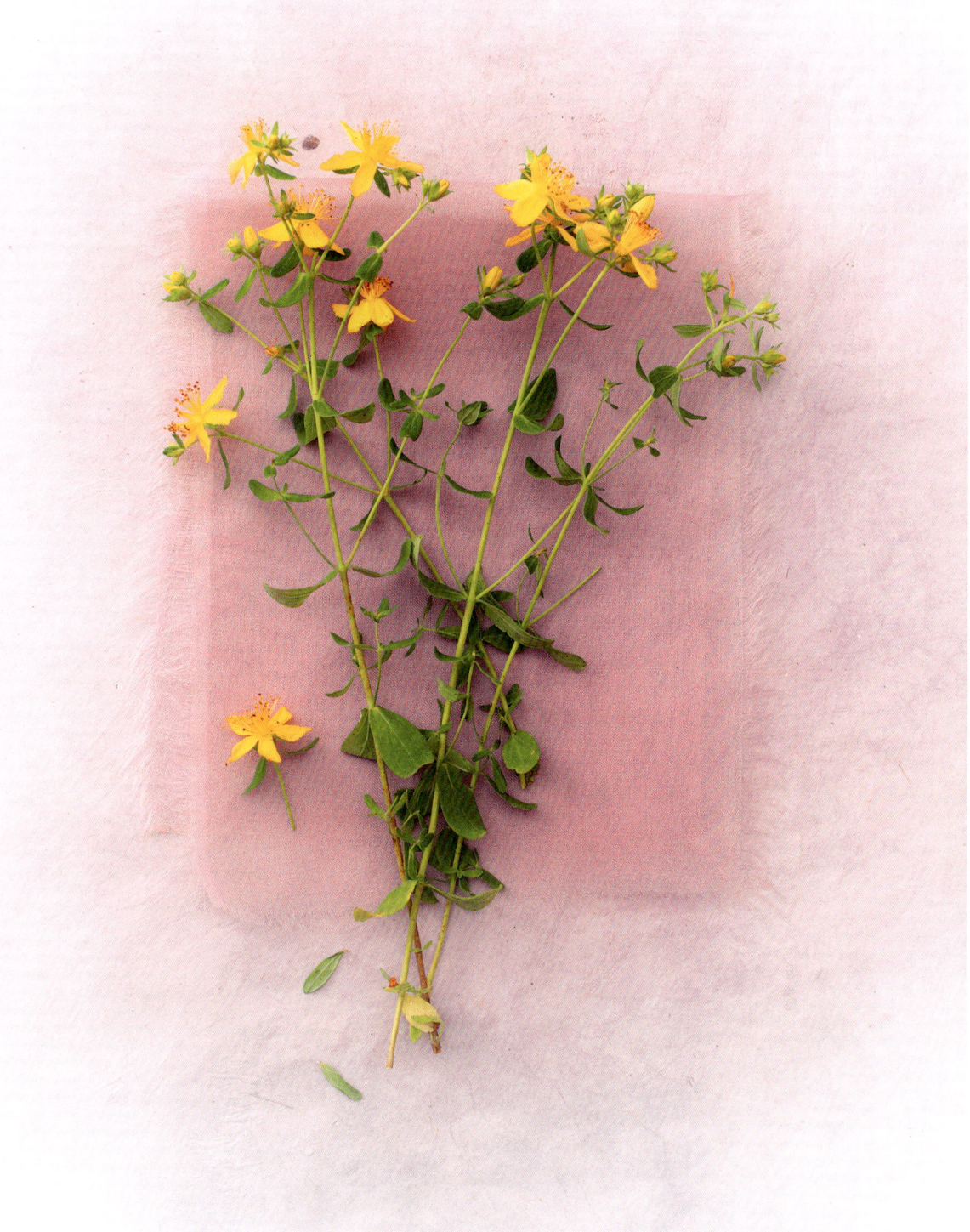

KARTOFFEL

•

Solanum tuberosum

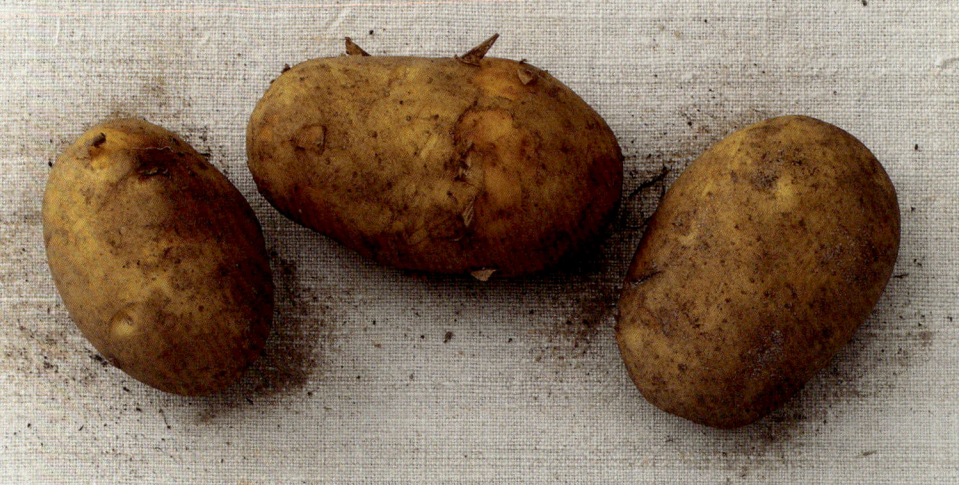

VORKOMMEN

Ursprünglich südamerikanische Anden; heute werden Kartoffeln fast auf der ganzen Welt angebaut.

AUSSEHEN

Nachtschattengewächs mit großen, gefiederten Blättern. Ende Juli bilden sich kleine, glockenförmige, weiße, rosa- oder violettfarbene Blüten. Die unter der Erde wachsenden Ausläufer verdicken sich im Frühsommer und wachsen dann zu Knollen heran: den eigentlichen Kartoffeln.

WAS WIRD VERWENDET?

Die Knollen

WAS KANN DIE PFLANZE?

Kartoffeln sind weit mehr als eine preisgünstige Sättigungsbeilage. Durch ihre basenreichen Inhaltsstoffe wirken sie der Übersäuerung des Körpers (vor allem des Magens) entgegen. Sie sind reich an gesunden Ballaststoffen, die Magen und Darm beruhigen. Äußerlich angewendet ziehen sie Entzündungen aus der Haut und fördern die Durchblutung.

WAS KANN ICH DAMIT MACHEN?

Kartoffelsud (siehe Seite 110)

WAS SAGT DIE WISSENSCHAFT DAZU?

Dr. Joe Vinson, Professor an der Universität Scranton/USA, untersuchte 2011 an 18 übergewichtigen und unter Bluthochdruck leidenden Studienteilnehmern, welche Auswirkung Kartoffeln auf die Gesundheit haben. Die Probanden aßen dazu einen Monat lang zweimal am Tag sechs bis acht kleine, ungeschälte Kartoffeln. Das Resultat: Der Blutdruck sank um bis zu 4,3 Prozent.

VORSICHT

Alle grünen Teile der Pflanze sind giftig, sie enthalten das Alkaloid Solanin.

KNOBLAUCH

•

Allium sativum L.

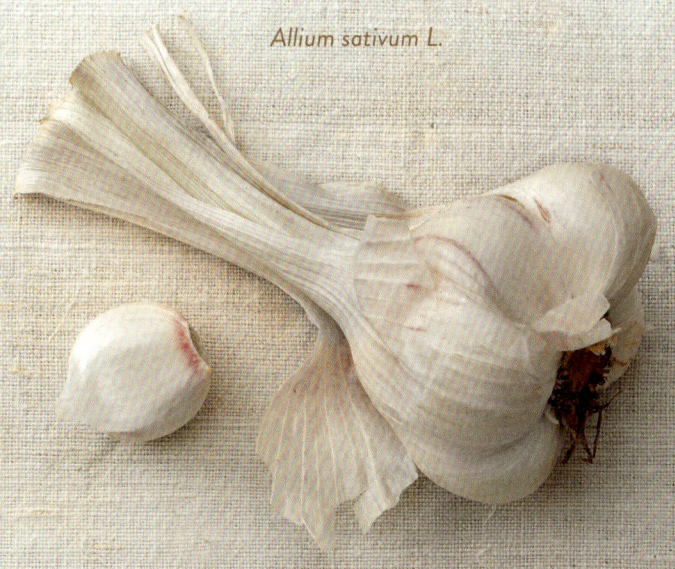

VORKOMMEN

Stammt ursprünglich wahrscheinlich aus dem mittleren Osten und dem Mittelmeergebiet. Heutzutage wird Knoblauch weltweit kultiviert.

AUSSEHEN

Lauchgewächs mit schmalen, bläulich grünen Blättern und weißer bis rosafarbener Blütendolde (Juli bis August). Die Zwiebel selbst besteht aus einer Haupt- und mehreren Nebenzehen, die von einer dünnen, weißen oder rosafarbenen Haut umhüllt sind. Sie verdickt sich, wenn die Blüte vertrocknet, und wird im Spätsommer geerntet.

WAS WIRD VERWENDET?

Die Knolle

WAS KANN DIE PFLANZE?

Die scharfe Knolle tötet Bakterien und Pilze, senkt Blutdruck und Cholesterin, erweitert die Gefäße und verbessert die Fließeigenschaft des Blutes.

Knoblauch reinigt und beruhigt den Darm und soll regelmäßig eingenommen vor Herzinfarkt und Schlaganfall schützen.

WAS KANN ICH DAMIT MACHEN?

Knoblauchtrunk (siehe Seite 128); gegen den Geruch, anschließend Petersilie oder Basilikum kauen.

WAS SAGT DIE WISSENSCHAFT DAZU?

Die Kommission E und ESCOP befürworten Knoblauchpräparate bei erhöhten Cholsterinwerten und zur Prophylaxe von Arteriosklerose, die ESCOP auch bei Erkältungskrankheiten.

VORSICHT

Kurz vor und nach einer Operation sollten Sie keine Knoblauchpräparate einnehmen, da diese die Blutgerinnung beeinträchtigen können.

KORIANDER

•

Coriandrum sativum

VORKOMMEN
Ursprünglich Ostasien, heute als Kulturpflanze
weltweit verbreitet

AUSSEHEN
Einjähriges Kraut, das bis zu 80 cm hoch wachsen
kann. Die Blätter sind anfangs rundlich bis dreige-
teilt, später doppelt gefiedert und zerteilt. Im Spätsommer bilden sich aus den befruchteten weißen
bis blassroten Blütendolden (Blütezeit: Juni/Juli)
kleine, gelblich braune kugelige Samen mit einem
Durchmesser von bis zu 5 Millimetern.

WAS WIRD VERWENDET?
Die Samen

WAS KANN DIE PFLANZE?
Koriandersamen haben eine appetitanregende,
krampflösende und verdauungsfördernde Wirkung.
Sie regen die Magentätigkeit an und töten Bakterien
ab und sind daher oft Bestandteil von Präparaten gegen Magen-Darm-Störungen. Allerdings ist seine Wirkung schwächer als die von Fenchel (siehe Seite 168)
und Kümmel (siehe Seite 192). Und damit die ent-

haltenen Öle freigesetzt werden, sollten Sie Koriandersamen vor der Verarbeitung im Mörser zerstoßen;
die Samen schmecken dann auch weniger bitter.
Das Kauen von Koriandersamen hilft gegen Mundgeruch, auch nach dem Genuss von Knoblauch.
Äußerlich wird Koriander in Salbenform bei rheumatischen Beschwerden eingesetzt.
Mein Tipp: Koriander verbessert den Geschmack von
Kaffee und macht ihn bekömmlicher. Zerstoßen Sie
1–2 Samenkörner und geben Sie sie in den Kaffee.

WAS KANN ICH DAMIT MACHEN?
Liebeslikör (siehe Seite 120), Vier-Winde-Tee (siehe
Seite 36)

WAS SAGT DIE WISSENSCHAFT DAZU?
Die Kommission E befürwortet Koriandersamen
und -öl bei Appetitlosigkeit und Magenbeschwerden.
Portugiesische Forscher testeten 2011 zudem die
bakterientötende Eigenschaft von Korianderöl.
Das Ergebnis: Das Öl tötet zehn von zwölf Bakterien-
stämmen, darunter auch der gefürchtete Kranken-
hauskeim MRSA und der Lebensmittelkeim Esche-
richia coli (Kolibakterien).

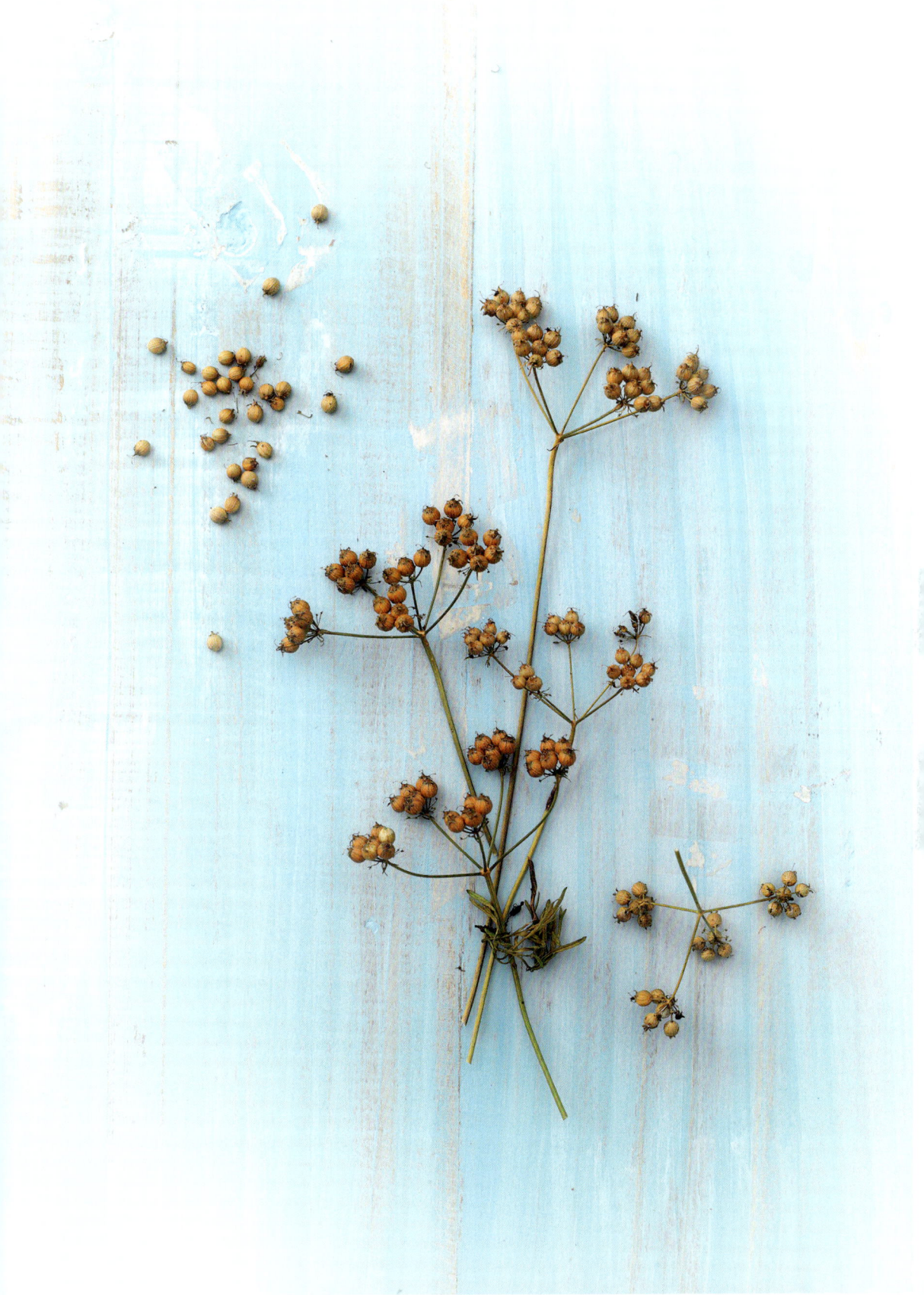

KRAUT DER UNSTERBLICHKEIT

•

Gynostemma pentaphyllum

VORKOMMEN
Asien

AUSSEHEN
Pflanze aus der Familie Kürbisgewächse. Die oberirdischen Teile sterben im Winter ab, wuchern im darauffolgenden Jahr aber schnell wieder und erreichen eine Höhe von bis zu 8 m. Von Juli bis August bilden sich kleine, grünlich weiße Blüten, aus denen nach der Bestäubung dunkelgrüne bis schwarze, kleine, runde Beeren werden. Als Topfpflanze im Haus ist die pflegeleichte Pflanze mit den 5- bis 7-fingrigen Blättern immergrün.

WAS WIRD VERWENDET?
Die Blätter; sie können das ganze Jahr über geerntet und sowohl frisch gepflückt als auch getrocknet verwendet werden.

WAS KANN DIE PFLANZE?
Die Liste der positiven Effekte der Pflanze ist lang. Das Kraut der Unsterblichkeit, auch Jiaogulan genannt, soll

• zu hohen und zu niedrigen Blutdruck regulieren.
• Herzinfarkt und Schlaganfall vorbeugen, indem es der Verklumpung der Blutplättchen entgegenwirkt.
• blutbildend wirken.

• tumorhemmende Stoffe enthalten.
• Stress mindern, weil es beruhigend, harmonisierend und regulierend auf das Nervensystem wirkt.
• einen erholsamen Schlaf fördern.

WAS KANN ICH DAMIT MACHEN?
Kraut-der-Unsterblichkeit-Tee (siehe Seite 134)

WAS SAGT DIE WISSENSCHAFT DAZU?
Vor gut 35 Jahren wurde ein Forscherteam aus Japan auf der Suche nach alternativen Süßungsmitteln auf Jiaogulan aufmerksam. Da das Laub einen süßlichen Geschmack hat, wurden Untersuchungen angestellt, bei denen man herausfand, dass Jiaogulan eine ähnliche Wirkung wie das »Allheilmittel« Ginseng besitzt. 1977 griff ein weiteres Team japanischer Wissenschaftler diese Studien auf und entdeckte, dass Jiaogulan 82 verschiedene Saponine enthält – 54 mehr als Ginseng. Diese natürlichen Substanzen, die in verschiedenen Pflanzen und Gemüsesorten vorkommen, sind in der Lage, Cholesterin im Darm zu binden, den Körper zu entschlacken, Auswurf zu fördern und das Tumorwachstum zu hemmen. Seitdem wurde vielfach über die Wirkstoffe und Wirkung des Kraut der Unsterblichkeit publiziert. Die Forschung ist jedoch noch lange nicht abgeschlossen.

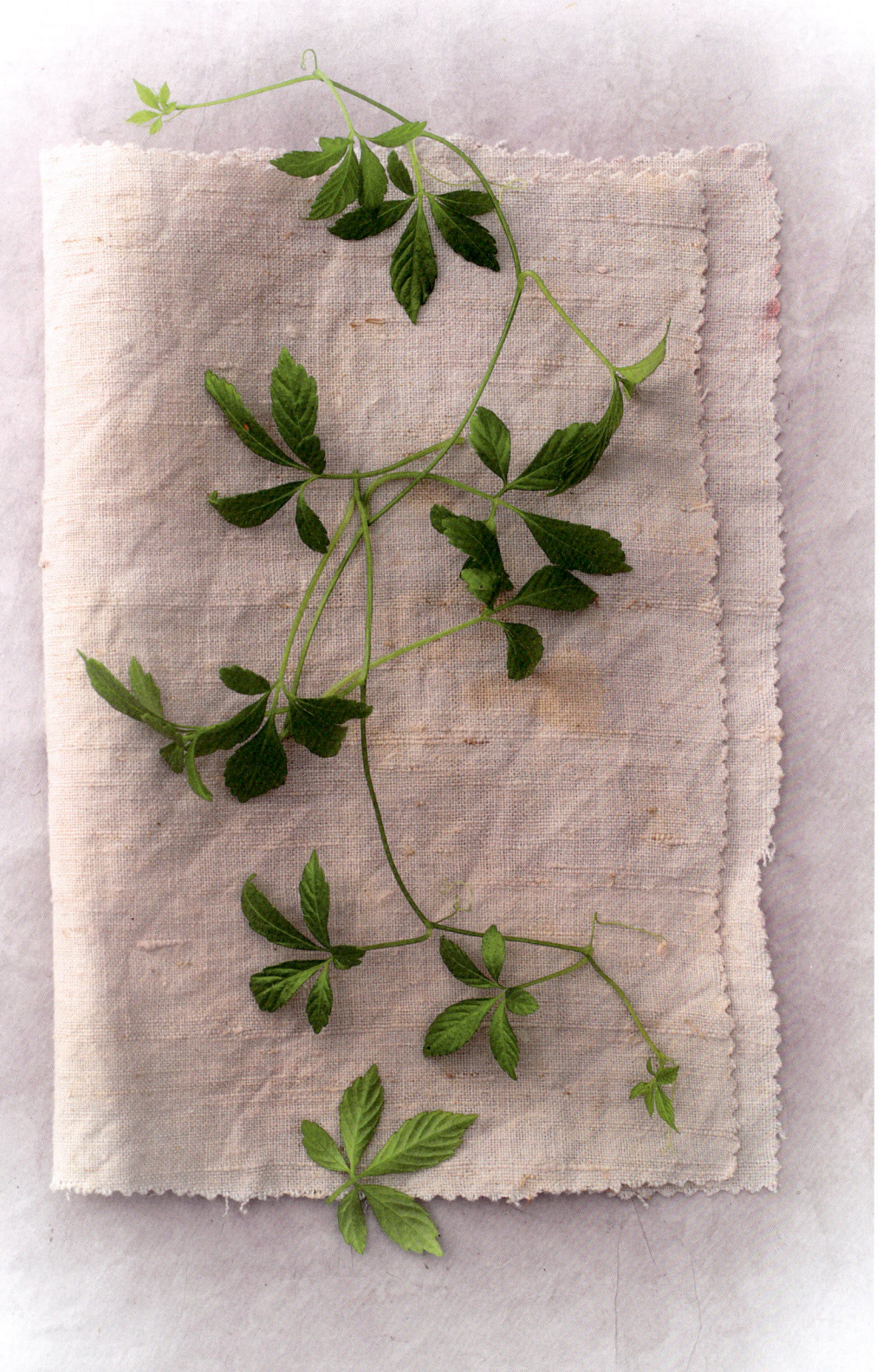

KÜMMEL

·

Carum carvi

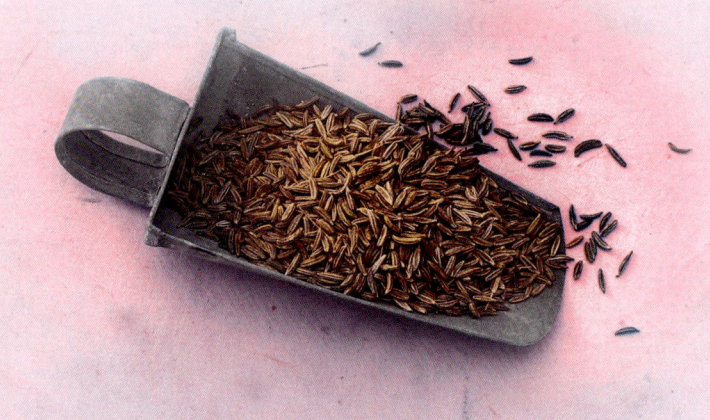

VORKOMMEN
Wild wachsend in Europa, Asien und Afrika; als Kulturpflanze weltweit

AUSSEHEN
Zweijährige Pflanze mit gefiederten Blättern und weißen oder rosafarbenen Blütendolden (Blütezeit: Mai bis Juli). Ab Juni reifen bis in den August hinein die sichelförmigen, braunen, aromatischen Samen.

WAS WIRD VERWENDET?
Die Samen

WAS KANN DIE PFLANZE?
Kümmel ist eine der besten Heilpflanzen bei Magen- und Darmbeschwerden. Er lindert schon im Säuglings- und Kindesalter Blähungen und Krämpfe auf sanfte Art. Bei stillenden Frauen regt er die Milchproduktion an. Äußerlich wird Kümmel bei rheumatischen Beschwerden eingesetzt (und zwar als Wickel, siehe Seite 23).

WAS KANN ICH DAMIT MACHEN?
Vier-Winde-Tee (siehe Seite 36) und Kartoffelsud (siehe Seite 110)

WAS SAGT DIE WISSENSCHAFT DAZU?
Kommission E und ESCOP empfehlen die Samen sowie Kümmelöl bei Verdauungsbeschwerden, Blähungen und Völlegefühl sowie bei Schmerzen im Magen-Darm-Trakt.

VORSICHT
Bei einer Allergie gegen Korb- oder Doldenblütler sollten Sie auf die Anwendung von Kümmel verzichten. Anderenfalls riskieren Sie, dass allergische Reaktionen auftreten. Weil zudem keine Erkenntnisse zu Schwangerschaft und Stillzeit vorliegen, sollten Sie in diesen Monaten auf Kümmel verzichten.

LAVENDEL

•

Lavandula angustifolia

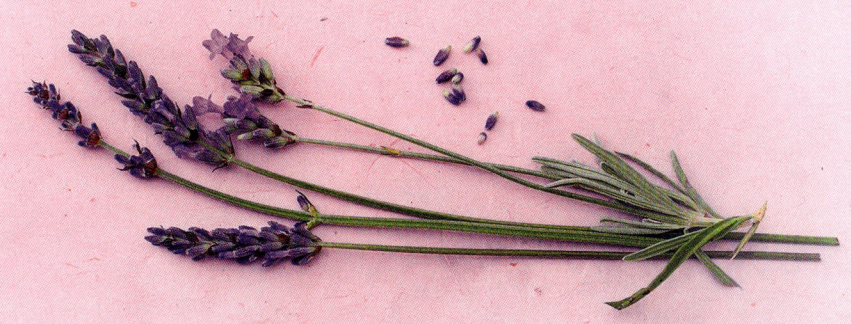

VORKOMMEN
Stammt ursprünglich aus dem Mittelmeerraum, findet sich heutzutage aber in vielen Gärten auf der ganzen Welt.

AUSSEHEN
Mehrjähriger Halbstrauch mit aufrechten, stark verästelten Zweigen und aromatischem Duft. Die schmalen, etwa 4–5 cm langen, an den Seiten oft eingerollten Blätter sind anfangs grau-blau, später grün. Die langstieligen violetten Blütenähren stehen von Juni bis August in voller Pracht.

WAS WIRD VERWENDET?
Die Blüten

WAS KANN DIE PFLANZE?
Lavendel wirkt entspannend auf Muskulatur und Psyche und hilft daher bei Magenkrämpfen, Unruhe sowie Einschlafstörungen. Äußerlich angewendet hilft er bei Rheuma und schlecht heilenden Wunden.

WAS KANN ICH DAMIT MACHEN?
Lavendelöl (siehe Seite 93), Lavendel-Roll-on (siehe Seite 98), Hautöl (siehe Seite 113), Stilltee (siehe Seite 115), Teebaumöl-Mundwasser (siehe Seite 141)

WAS SAGT DIE WISSENSCHAFT DAZU?
Die Kommssion E empfiehlt Lavendel bei innerer Unruhe, Einschlafproblemen und nervösen Magen-Darm-Beschwerden. Pharmakologische Untersuchungen der Universität Frankfurt belegten 2010, dass ein Lavendelöl-Präparat bei Angststörungen genauso wirkt wie herkömmliche Psychopharmaka.

VORSICHT
In seltenen Fällen kann ätherisches Lavendelöl allergische Reaktionen auslösen. Ansonsten gibt es keine Anwendungsbeschränkungen.

LEIN

·

Linum usitatissimum

VORKOMMEN
Weltweit

AUSSEHEN
Die einjährige Lein- oder Flachspflanze mit den zierlichen Stängeln und schmalen, lanzettförmigen, graugrünen Blättern kann eine Höhe von bis zu 150 cm erreichen. Zwischen Juni und August erscheinen kurzlebige, kleine, weiß-blaue bis blaue Blüten mit himmelblauem Griffel. Aus den Blüten entwickeln sich rundliche Samenkapseln, die je 8–10 braune oder schwarze Samen enthalten.

WAS WIRD VERWENDET?
Die Samen

WAS KANN DIE PFLANZE?
Leinsamen werden aufgrund ihrer entzündungshemmenden Eigenschaften und der in ihnen enthaltenen Schleimstoffe traditionell als natürliche Verdauungshilfe eingesetzt. Äußerlich findet Leinsamen außerdem als Wickel bei Bauchschmerzen und Husten Anwendung.
Leinöl ist eines der Pflanzenöle mit der höchsten Konzentration an mehrfach ungesättigten Fettsäuren. Einmalig ist sein hoher Anteil an Omega-3- Fettsäuren: 55 g auf 100 g Öl; bei fettem Fisch wie Makrele sind es gerade einmal 3 g. Die gesunden Omega-3-Fettsäuren schützen vor Herz-Kreislauf-Erkrankungen und bringen bei entzündlichen Erkrankungen, wie Rheuma, oder auch bei Darmerkrankungen Erleichterung.

WAS KANN ICH DAMIT MACHEN?
Gewinner-Frühstück (siehe Seite 46); zum Abführen nehmen Sie 3-mal täglich 1–2 EL frisch geschrotete Leinsamen mit viel Flüssigkeit zu sich.

WAS SAGT DIE WISSENSCHAFT DAZU?
Kommission E und ESCOP befürworten Leinsamen bei Verstopfung und Entzündungen im Magen-Darm-Bereich. Im Mittelpunkt der Forschung zu Leinöl steht zur Zeit seine positive Wirkung auf das Gehirn. Das Öl kann Merkfähigkeit und Konzentration verbessern, die Stimmung aufhellen und Hyperaktivität vorbeugen. Auch seine cholesterin- und blutfettsenkende Wirkung ist Gegenstand vieler Studien.

VORSICHT
Leinsamen dürfen bei Darmverschluss nicht verwendet werden, bei Darmentzündungen nur im gequollenen, gekochten Zustand als Schleim. Schädliche Nebenwirkungen von Leinöl sind lediglich bei einer starken Überdosierung bekannt (über 100 g am Tag). Die Haltbarkeit von Leinöl ist aufgrund des hohen Anteils an Omega-3-Fettsäuren stark begrenzt. Bewahren Sie die Flasche nach dem Öffnen im Kühlschrank auf und verbrauchen Sie sie zügig. Das Öl darf nicht erhitzt werden und entfaltet seine Wirkung am besten in eiweißhaltigen Speisen wie zum Beispiel Quark und Naturjoghurt.

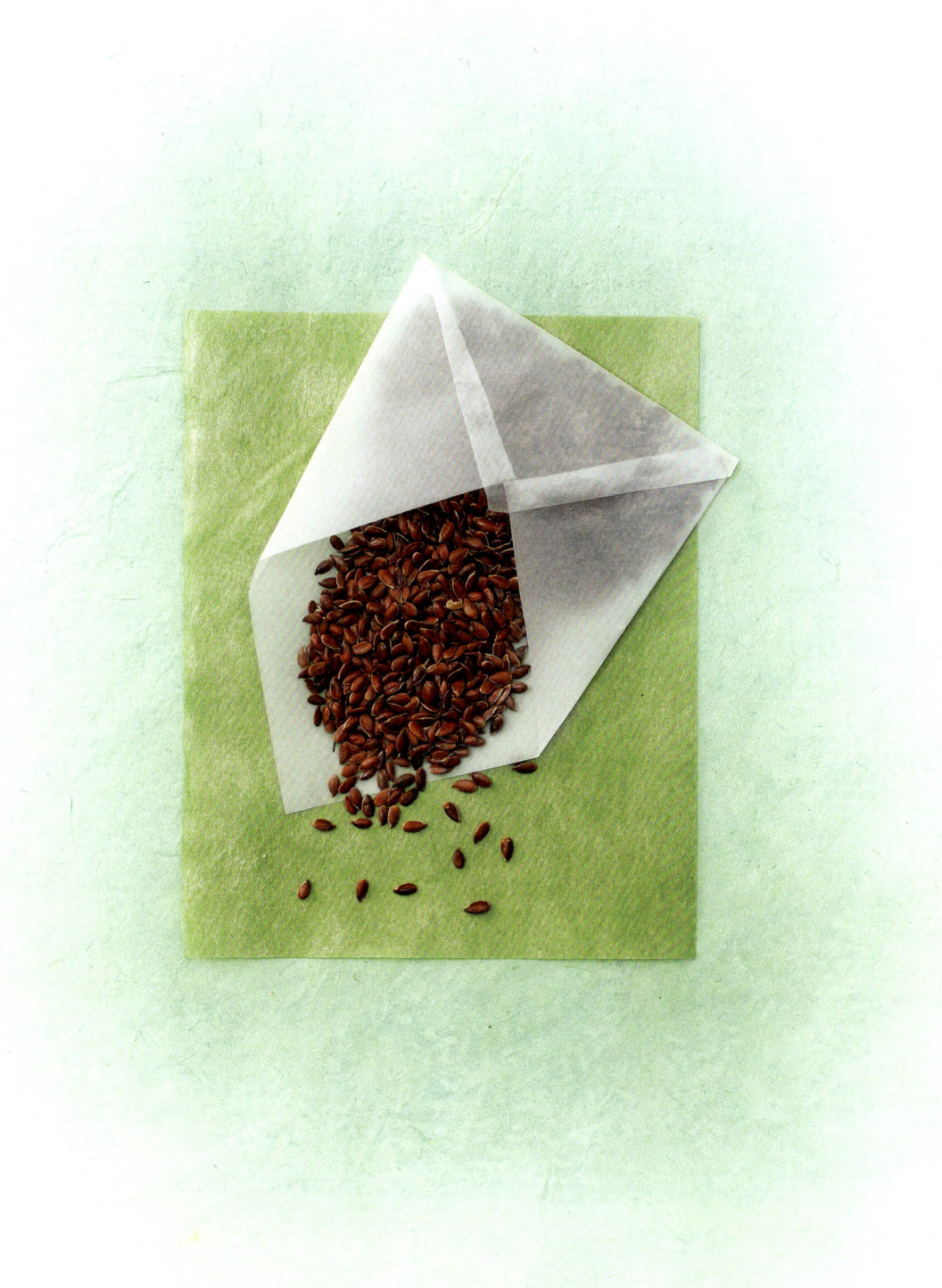

LINDE

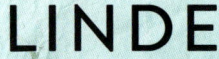

Tilia species

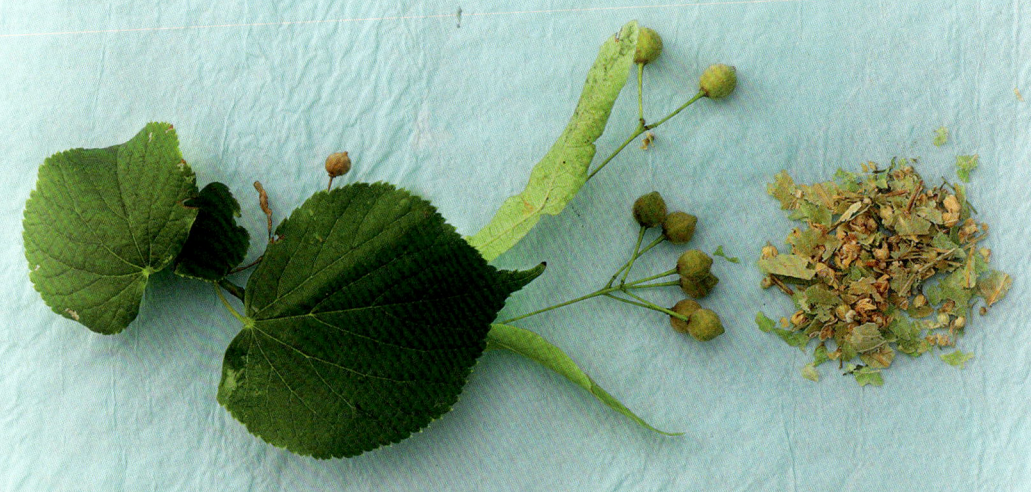

VORKOMMEN
Europa

AUSSEHEN
Je nach Art bis zu 40 m hoher Laubbaum mit gro-
ßen, herzförmigen, am Rand gesägten Blättern. Im
Juni öffnen sich gelbliche, duftende Blüten, die in
Rispen mit einem auffälligen, langen Hochblatt
verwachsen sind. Dieses dient den erbsengroßen
Fruchtknoten später als »Flughilfe«.
Für Heilzwecke verwendet man vor allem die Blü-
ten der Sommerlinde.

WAS WIRD VERWENDET?
Die getrockneten Blütenstände

WAS KANN DIE PFLANZE?
Lindenblüten steigern die Abwehrkräfte, wirken
schweißtreibend und fiebersenkend. Außerdem
haben sie einen beruhigenden Effekt bei Stress
und nervös bedingtem Bluthochdruck.

WAS KANN ICH DAMIT MACHEN?
Grippetee (siehe Seite 70), Nebenhöhlentee (siehe
Seite 73); Sie können auch einen »puren« Tee aus
den Lindenblüten bereiten. Dazu 1 TL davon mit
200 ml kochendem Wasser überbrühen und zugedeckt 10 Minuten ziehen lassen.
Bei einer Erkältung empfiehlt sich die Einnahme,
sobald sich die ersten Symptome zeigen, da der
Tee die Abwehrkräfte steigert.

WAS SAGT DIE WISSENSCHAFT DAZU?
Die Kommission E empfiehlt Lindenblüten bei Erkältungskrankheiten und trockenem Reizhusten.

VORSICHT
Da zur Anwendung in Schwangerschaft
und Stillzeit keine wissenschaftlichen
Erkenntnisse vorliegen, sollten Sie
zunächst mit Ihrem Arzt sprechen.

LÖWENZAHN

·

Taraxacum officinale

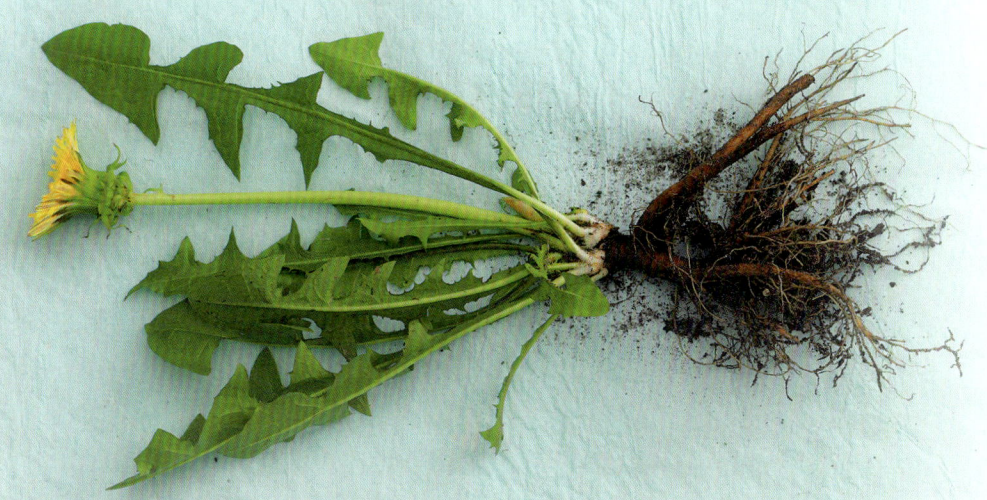

VORKOMMEN
Mitteleuropa

AUSSEHEN
Korbblütler mit bis zu 30 cm großen, unregelmäßig gelappten Blättern und hohlem Stängel. Die goldgelbe Blüte (April bis Juni) wird nach dem Verblühen zu der von Kindern geliebten »Pusteblume«.

WAS WIRD VERWENDET?
Blätter, Blüte und Wurzel

WAS KANN DIE PFLANZE?
Löwenzahn ist bekannt für seine entwässernde und entgiftende Wirkung. Er wird gerne bei Verdauungsbeschwerden, bei Störungen der Leber- und Gallenfunktion sowie bei Gicht und Rheuma verwendet.

WAS KANN ICH DAMIT MACHEN?
Frühlingstee (siehe Seite 91)

WAS SAGT DIE WISSENSCHAFT DAZU?
Auch wenn klinische Studien zu Löwenzahn fehlen, empfehlen Kommission E und ESCOP Löwenzahn bei Beschwerden des Magen-Darm-Trakts, zur Wiederherstellung der Leber- und Gallenfunktion sowie zur Förderung der Harnausscheidung.

VORSICHT
Löwenzahn sollte nicht bei Gallen- und Darmverschluss angewendet werden. Bei Gallensteinen sollten Sie vor einer Anwendung mit dem behandelnden Arzt sprechen. Der Kontakt mit dem Milchsaft aus dem Stängel kann darüber hinaus allergische Reaktionen hervorrufen und innerlich zu Vergiftungserscheinungen führen. Der Milchsaft hinterlässt zudem auf Textilien schwer zu entfernende Flecken.

MÄDESÜSS

•

Filipendula ulmaria

VORKOMMEN
Europa

AUSSEHEN
Ausdauernde krautige Pflanze mit einer Höhe von bis zu 2 m. Den rötlichen Stielen entspringen kräftig grüne, gefiederte Blätter mit deutlich sichtbaren Adern und weiß beflaumter Unterseite. Die weißen Doldenblüten des Mädesüß zeigen sich von Juni/Juli bis August. Sie verströmen vor allem abends einen intensiven süßen Duft.

WAS WIRD VERWENDET?
Blüten, Blätter und Wurzel

WAS KANN DIE PFLANZE?
Mädesüß enthält Salicylsäure, jenen Wirkstoff, der auch für die Wirkung von Aspirin® verantwortlich ist. Genau wie sein chemisches Pendant hilft das Kraut daher gegen Schmerzen, allerdings schützt es im Gegensatz zu diesem gleichzeitig die Magenschleimhaut und verringert die Produktion von Magensäure. Die Natur ist eben oft schlauer als unsere Medikamente. Darüber hinaus wirkt das Kraut entzündungshemmend, fiebersenkend, antirheumatisch und harntreibend.

WAS KANN ICH DAMIT MACHEN?
Grippetee (siehe Seite 70), Nebenhöhlentee (siehe Seite 73). Aufgrund seiner säurebindenden und entzündungshemmenden Eigenschaft hilft reiner Mädesüßtee (1 TL Kraut auf 200 ml kochendes Wasser, 10 Minuten ziehen lassen) auch bei Magenschleimhautentzündung und Sodbrennen. Bei rheumatischen Gelenkbeschwerden tauchen Sie eine Kompresse in den fertigen Tee und legen diese etwa ½ Stunde auf das betroffene Gelenk.

WAS SAGT DIE WISSENSCHAFT DAZU?
Die Kommission E befürwortet Mädesüß bei Erkältungskrankheiten zur Unterstützung herkömmlicher Therapien.

VORSICHT
Wer gegen Salicylsäure allergisch ist, sollte auf Mädesüß verzichten. Da bislang keine gesicherten Erkenntnisse über die Verwendung in Schwangerschaft und Stillzeit bestehen, ist in dieser Zeit ebenfalls von entsprechenden Anwendungen abzuraten.

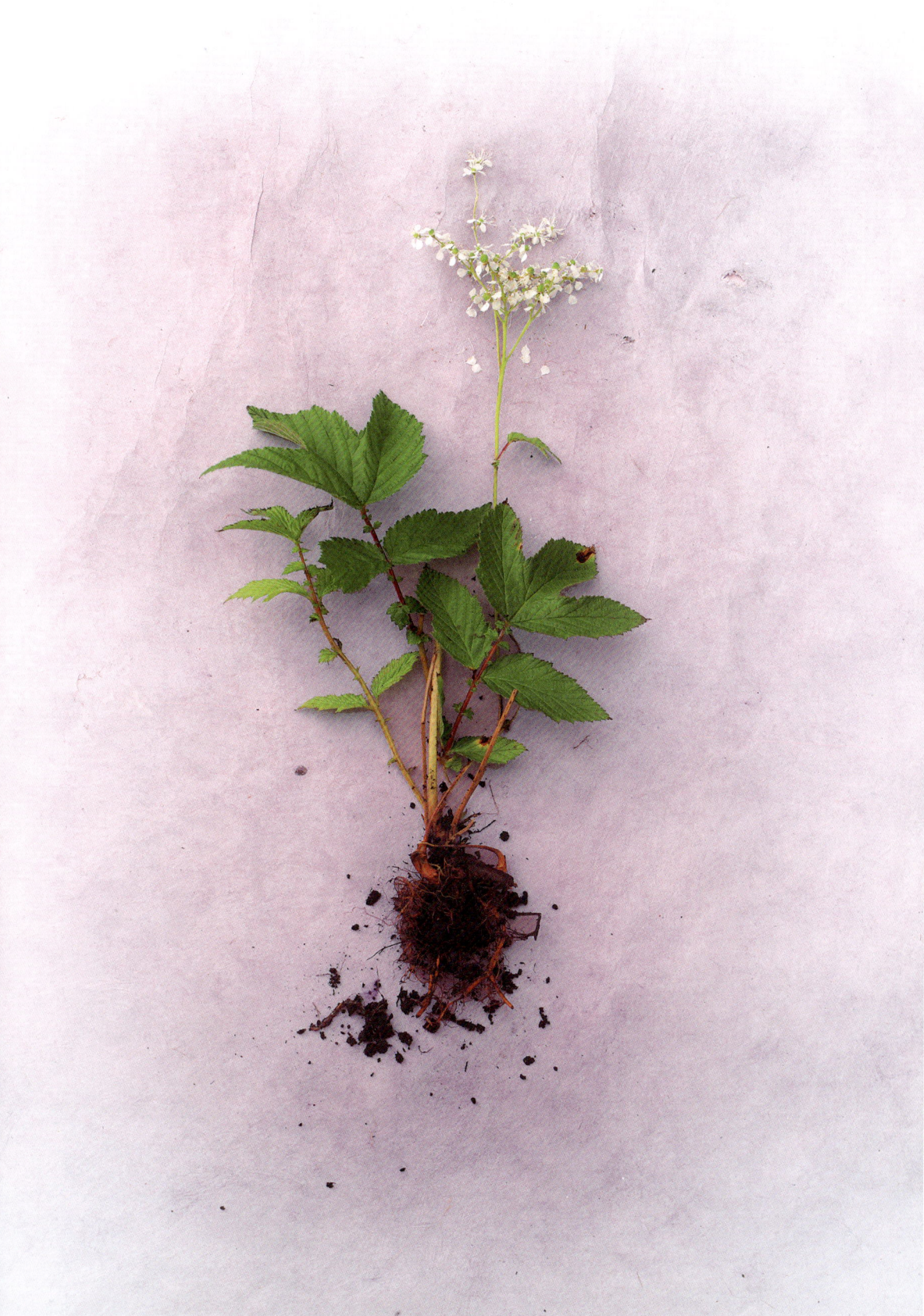

MAJORAN

·

Origanum majorana

VORKOMMEN
Ursprünglich Asien; seit der Antike im gesamten Mittelmeerraum beheimatet

AUSSEHEN
Mehrjähriges (im Garten meist nur ein- oder zwei-jähriges) Kraut aus der Familie der Lippenblütler. Aus den bis zu 50 cm hohen, dünnen Stängeln wachsen gegenständige, eiförmige, kurz behaarte Blätter. Die kleinen, weißen bis rötlichen Blüten öffnen sich von Juni bis September in kugelförmigen Ähren. Botanisch ist Majoran eng verwandt mit Oregano, Thymian und Salbei.

WAS WIRD VERWENDET?
Das ganze Kraut

WAS KANN DIE PFLANZE?
Majoran befreit die Atmung und lindert die Symptome eines Schnupfens. Auch auf das Nervensystem hat er eine beruhigende, ausgleichende Wirkung. Im Verdauungstrakt zeigt er sich als entkrampfend und verdauungsfördernd; er beugt Blähungen und Koliken vor. Aus diesem Grund, und natürlich auch wegen seines starken Aromas, ist er Teil vieler Gewürzmischungen für Würste, zum Beispiel in der Leberwurst.

Als Zusatz in einem Dampfbad kann Majoran die Symptome von Erkältungskrankheiten lindern, wirkt aber auch gegen unreine Haut.

WAS KANN ICH DAMIT MACHEN?
Majoransalbe (siehe Seite 33), Nebenhöhlentee (siehe Seite 73). Als alkoholfreier Digestif nach einem reichhaltigen Mahl hilft ein Tee aus frischem oder getrocknetem Majoran: Geben Sie 1 TL Blätt-chen in eine Tasse und gießen Sie mit 200 ml kochendem Wasser auf. Abgedeckt 10 Minuten ziehen lassen, fertig!

WAS SAGT DIE WISSENSCHAFT DAZU?
Das alte, traditionelle Heilwissen um diese Pflanze wurde bisher leider noch nicht von wissenschaftlichen Studien untermauert.

VORSICHT
Wie alle anderen Heilkräutertees auch sollte Majoran-Tee nicht länger als sechs Wochen am Stück getrunken werden. Anderenfalls können Kopfschmerzen entstehen. Der Tee ist auch nicht für Schwangere geeignet.

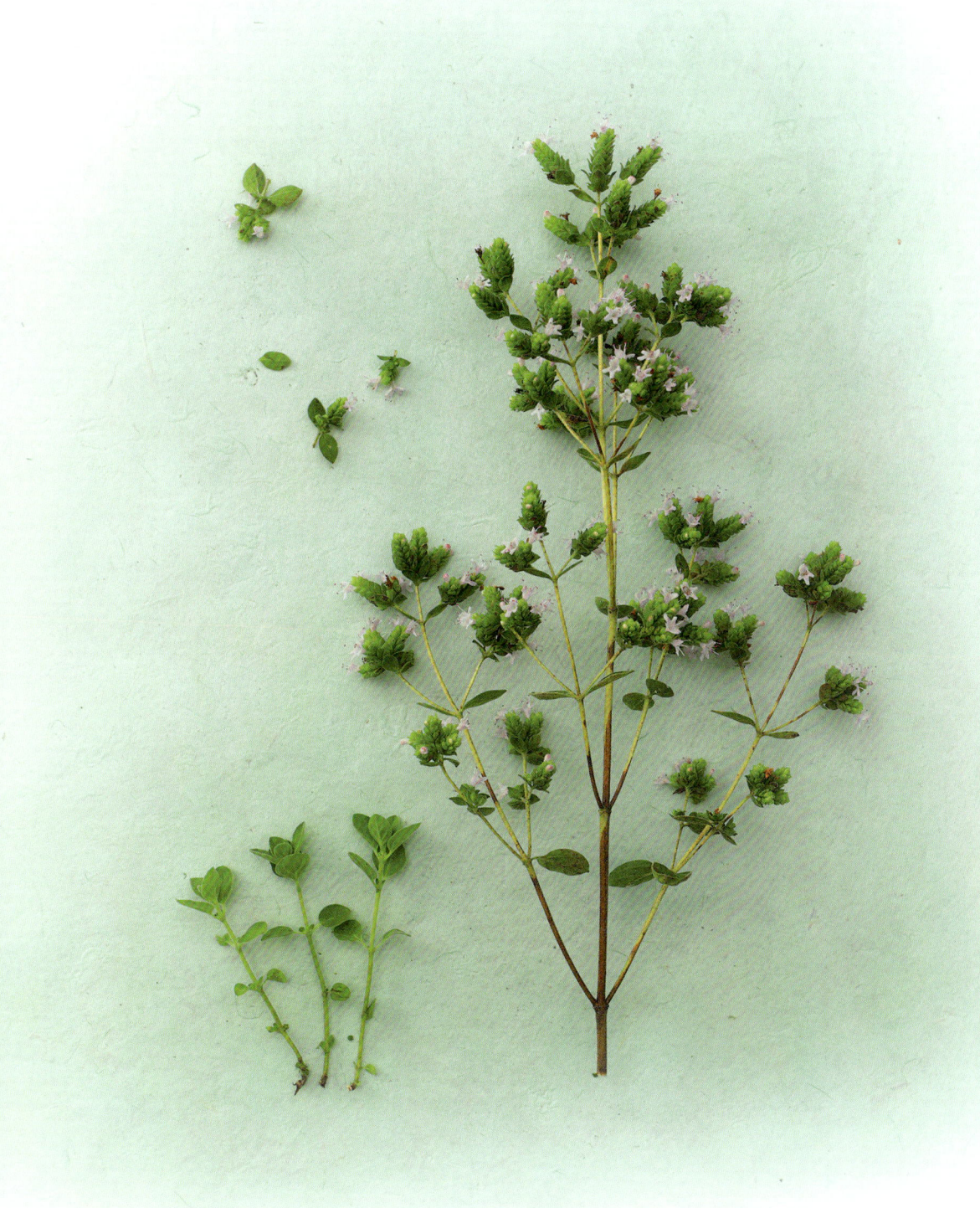

MEERRETTICH

•

Armoracia rusticana

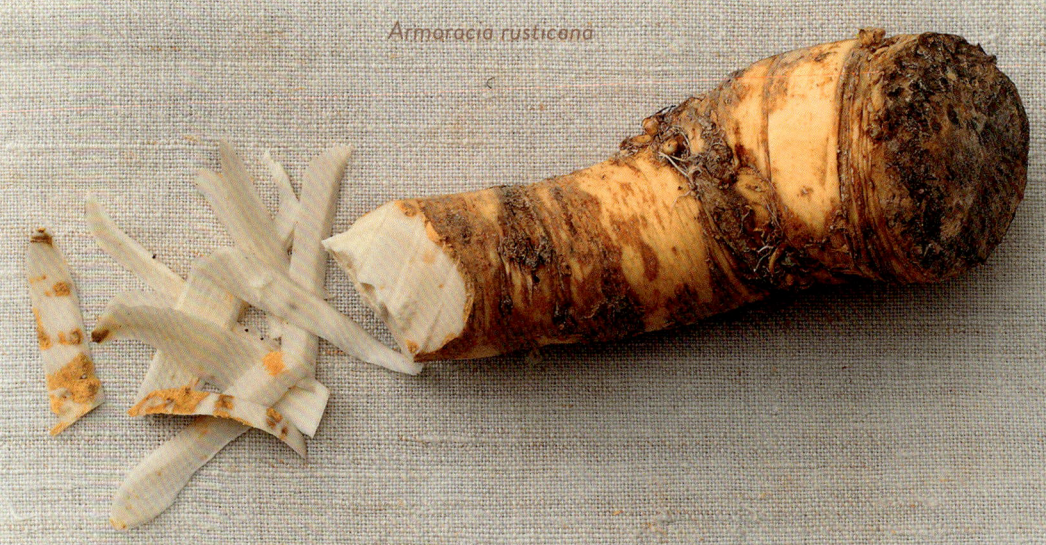

VORKOMMEN
Ursprünglich Südosteuropa, heute weltweit

AUSSEHEN
Winterharte, kräftige Pflanze mit großen ovalen Blättern und stark hervortretenden Nerven. In der von Mai bis Juli während Blütezeit öffnen sich an den bis zu 120 cm hohen Schäften zahlreiche stark duftende, kleine, weiße Blüten. Die dicke, holzige Pfahlwurzel kann bis zu 50 cm lang werden. Sie wird vom Herbst bis ins nächste Frühjahr hinein geerntet.

WAS WIRD VERWENDET?
Ausschließlich die Wurzel, frisch oder getrocknet

WAS KANN DIE PFLANZE?
Wenn Sie Meerrettich reiben oder schneiden, riechen und spüren Sie sofort die in ihm enthaltenen Senföle. Ihnen verdankt die Wurzel nicht nur ihre Schärfe, sondern auch die großartige Wirkung auf die Atemwege. Meerrettich ist aber auch bekannt für seine verdauungsfördernde Eigenschaft. Sogar

äußerlich wird die unscheinbare Wurzel oft angewendet: in Form von Salben bei Gicht und Rheuma. Denn sie regt die Durchblutung an.

WAS KANN ICH DAMIT MACHEN?
Meerrettich-Hustensaft (siehe Seite 62)

WAS SAGT DIE WISSENSCHAFT DAZU?
Die bakterientötende Eigenschaft von Meerrettich wurde anhand vieler Studien bewiesen. Daher empfehlen auch Kommission E und ESCOP seine Anwendung bei Erkältungskrankheiten und Harnwegsinfekten sowie – äußerlich angewandt– bei leichten Muskelschmerzen.

VORSICHT

Wegen der Schärfe eignen sich Meerrettichanwendungen nicht für Kleinkinder, bei Darmgeschwüren sowie bei einer Nierenentzündung.

MELISSE

•

Melissa officinalis

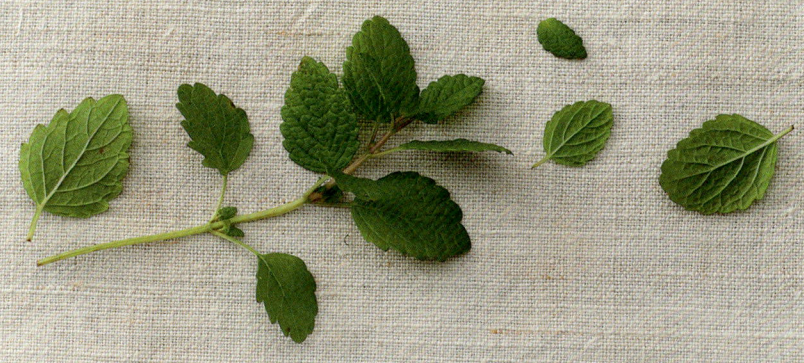

VORKOMMEN

Stammt ursprünglich aus dem Mittelmeerraum und Westasien, ist heute aber als Kulturpflanze in ganz Europa und in Nordamerika beheimatet.

AUSSEHEN

Ausdauernde, bis zu 90 cm hohe Pflanze mit aufrechten, verzweigten Stängeln, hellgrünen, eiförmigen und am Rand unregelmäßig gekerbten Blättern. Von Juli bis August öffnen sich die weißen bis leicht rötlichen, kleinen Lippenblüten. Die gesamte Pflanze duftet nach Zitrone, weshalb sie vielerorts auch Zitronenmelisse genannt wird.

WAS WIRD VERWENDET?

Die Blätter

WAS KANN DIE PFLANZE?

Die Melisse wird nicht nur wegen ihrer beruhigenden, stimmungsausgleichenden und angstlösenden Wirkung geschätzt, sondern auch zur Behandlung von typischen Frauenleiden wie Menstruationsprobleme und Wechseljahrbeschwerden. Das Kraut fordert die Verdauung, lindert Magenkrämpfe und wirkt gegen Erkältungskrankheiten. Äußerlich angewandt hilft es durch seine virentötende Eigenschaft gegen Lippenherpes.

WAS KANN ICH DAMIT MACHEN?

Herz-Nerven-Tonikum (siehe Seite 80), Melissengeist (siehe Seite 90), Stilltee (siehe Seite 115), Anti-Herpes-Salbe (siehe Seite 140). Tee aus frischer oder getrockneter Melisse: 1 TL in einer Teetasse mit 200 ml kochendem Wasser übergießen und zugedeckt 10 Minuten ziehen lassen.

WAS SAGT DIE WISSENSCHAFT DAZU?

Die Kommission E befürwortet Melisse bei nervösen Einschlafschwierigkeiten und leichten Magen-Darm-Beschwerden. Die ESCOP empfiehlt sie darüber hinaus auch bei Angespanntheit, innerer Unruhe und geistiger Verwirrtheit, außerdem auch – äußerlich angewendet – bei Herpes.

MORINGA

·

Moringa oleifera

VORKOMMEN

Stammt ursprünglich aus dem Himalajagebiet Nordindiens, inzwischen ist die Pflanze in vielen tropischen und subtropischen Ländern verbreitet.

AUSSEHEN

Schnell wachsender Baum aus der Familie der Bennussgewächse. Seine blassgrünen Blätter sind zwei- bis dreifach gefiedert. Die Blüten sind weiß bis cremefarben und duften leicht nach Veilchen. Aus ihnen entwickeln sich nach der Befruchtung lange Kapselfrüchte, die nach dem Reifen platzen und die Samen freigeben.

WAS WIRD VERWENDET?

Blätter, Früchte, Samen und Wurzel; in Letztgenanter sind die Wirkstoffe so hoch konzentriert, dass ihre Anwendung Ärzten und Heilpraktikern überlassen bleiben sollte.

WAS KANN DIE PFLANZE?

Aufgrund des hohen Gehalts an Vitaminen, Mineralstoffen, Spurenelementen und essenziellen Aminosäuren ist Moringa ein ideales Nahrungsmittel für alle Menschen mit erhöhtem Nähr- und Vitalstoffbedarf, zum Beispiel in anhaltenden Stressphasen, während der Stillzeit und in den Wechseljahren, im Alter oder bei chronischen Krankheiten. In Afrika und Asien wird die Pflanze bei Kindern und älteren Menschen gegen Mangelernährung eingesetzt. Weil Moringa extrem eiweißreich ist, empfiehlt sie sich zudem perfekt für Vegetarier.

Abgesehen davon ist die antioxidative Wirkung von Moringa so hoch wie bei keiner anderen Pflanze. Sie vermag also ungleich mehr freie Radikale unschädlich zu machen, schützt so die Zellen und das Zellgewebe im Körper besonders effektiv und stärkt die Infektabwehr. Die Wurzeln der Moringa werden aufgrund ihrer antibiotischen und entzündungshemmenden Eigenschaft traditionell bei Gicht und Rheuma eingesetzt.

WAS KANN ICH DAMIT MACHEN?

Moringa-Smoothie (siehe Seite 145). Sie können die Blätter außerdem roh als Salat essen, in der Suppe mitkochen oder in Pulverform als Nahrungsergänzung einnehmen. Die bohnenähnlichen Früchte werden roh oder gekocht als Gemüse verzehrt; sie sind sehr nahrhaft und erinnern im Geschmack an Spargel. Die Samen können wie Erbsen gegart werden. Meist jedoch röstet man sie und presst sie zu Moringaöl.

WAS SAGT DIE WISSENSCHAFT DAZU?

Es gibt über 700 Studien zur positiven Wirkung von Moringa. Vor allem in den USA gilt die Pflanze daher als hochwertiges Nahrungsergänzungsmittel.

VORSICHT

Zwar wird Moringa in Indien und Afrika traditionell in der Schwangerschaft eingenommen. Da jedoch keine Studien zu eventuellen Nebenwirkungen vorliegen, ist davon sicherheitshalber abzuraten.

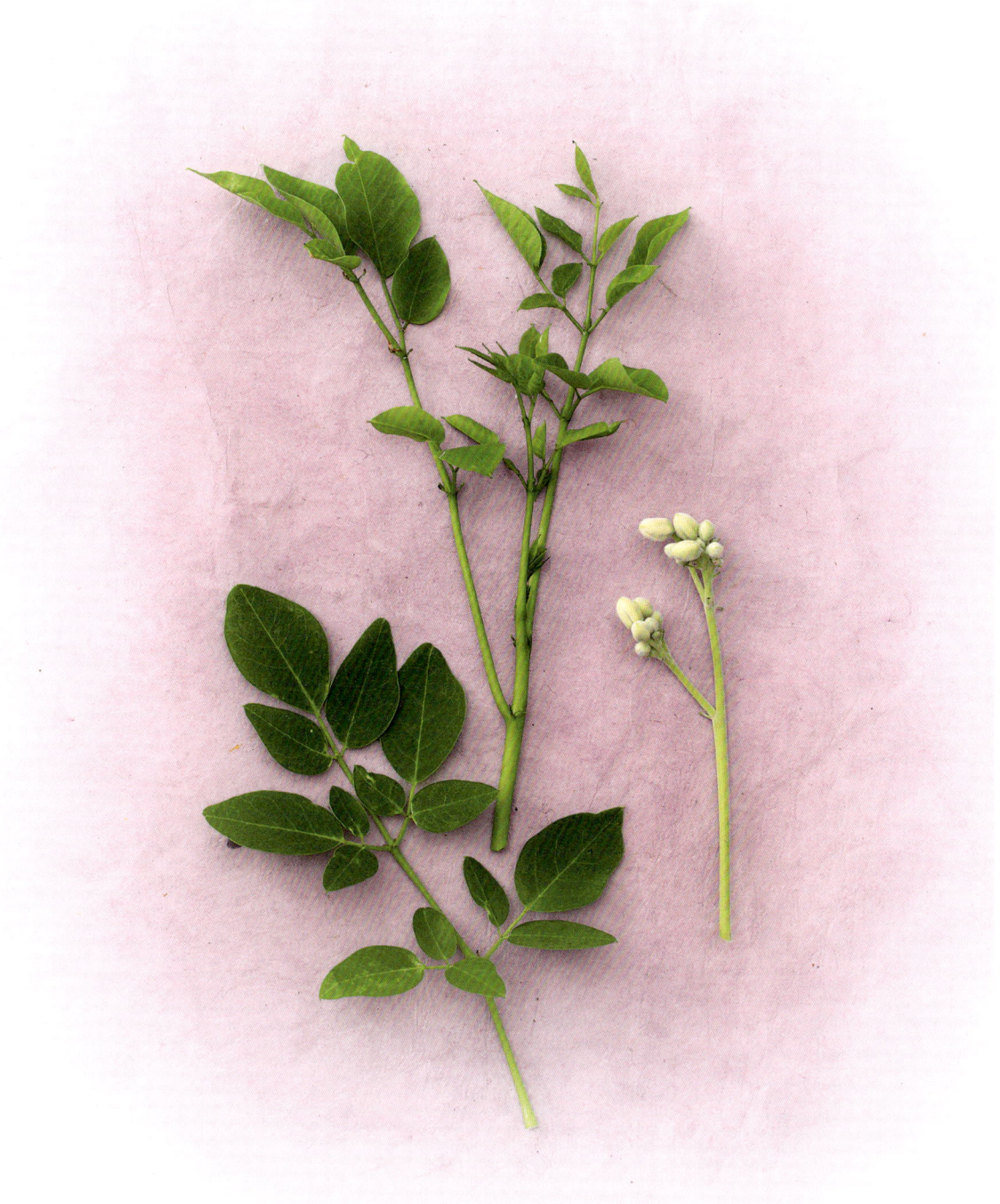

NIEMBAUM

•

Azadirachta indica

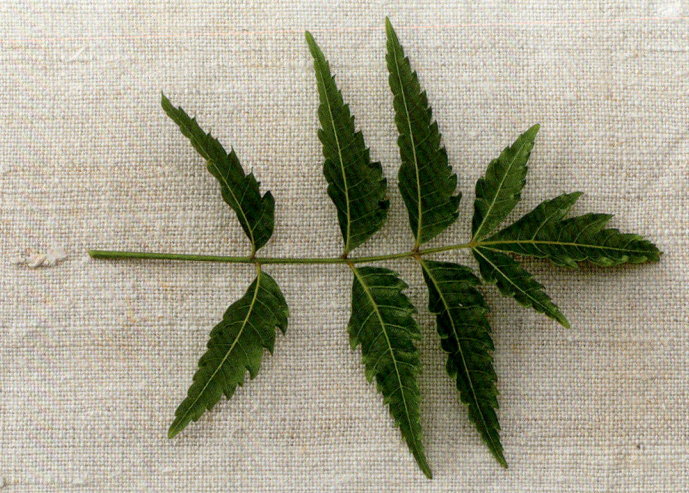

VORKOMMEN

Ursprünglich Südwestindien und Burma, heutzutage in vielen tropischen und subtropischen Ländern.

AUSSEHEN

Immergrüner Baum mit mächtiger Krone und bis zu 40 cm langen, gefiederten Blättern. Die kleinen, weißen Blüten wachsen in Rispen. Ihr Geruch erinnert an Jasmin. Nach der Blüte bilden sich die olivenähnlichen Niemfrüchte. Aus ihnen wird das Niemöl oder Neemöl gewonnen.

WAS WIRD VERWENDET?

Öl aus den Früchten

WAS KANN DIE PFLANZE?

Das Öl aus den Samen des Niembaums wird in der Schädlingsbekämpfung als Insektizid bei Pflanzen, gegen Milben und andere unerwünschte »Mitbewohner« bei Hunden und Katzen sowie bei Lausbefall beim Menschen eingesetzt.

WAS KANN ICH DAMIT MACHEN?

Anti-Läuse-Shampoo (siehe Seite 39)

WAS SAGT DIE WISSENSCHAFT DAZU?

Es ist wissenschaftlich nachgewiesen, dass Niemöl Parasiten wie zum Beispiel Läuse bekämpfen kann. Eine zunächst vermutete Auswirkung auf Hausstaubmilben konnte dagegen nicht bestätigt werden. Im Tierversuch zeigt Niemöl eine gute Wirkung gegen Malaria, daran wird im Moment noch geforscht.

VORSICHT

Äußerlich angewandt sind keine Nebenwirkungen bekannt. Niemöl hat jedoch einen starken erdig-nussigen Geruch, den nicht jeder mag. Solange entsprechende Studien fehlen, ist von der innerlichen Anwendung abzuraten.

PETERSILIE

•

Petroselinum crispum

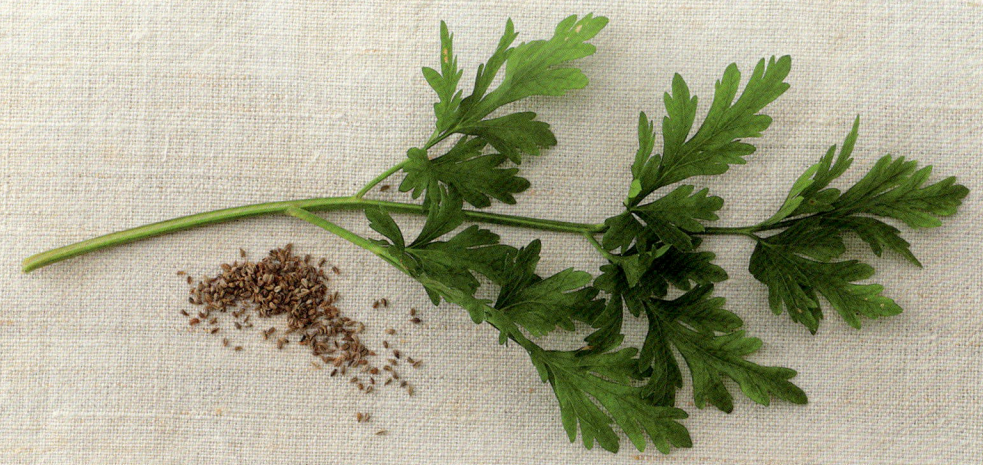

VORKOMMEN

Europa, vor allem im Mittelmeerraum

AUSSEHEN

Zweijährige Pflanze mit dunkelgrünen, je nach Sorte glatten oder krausen Blättern. Im zweiten Jahr bilden sich zwischen Juni und Juli Blüten und im Herbst wenige Millimeter große, braune, eiförmige Samen.

WAS WIRD VERWENDET?

Blätter und Samen

WAS KANN DIE PFLANZE?

Petersilie wirkt entwässernd und harntreibend, weshalb sie in der Volksmedizin bei leichten Blasenbeschwerden eingesetzt wurde. Sie unterstützt die Verdauung, fördert die Menstruation und hemmt Entzündungen. Zunehmend wird sie auch bei der Behandlung von Wechseljahrbeschwerden eingesetzt. Ein paar Stiele, im Mund zerkaut, helfen zudem schnell gegen Mundgeruch und »Knoblauchfahne«.

Zerreibt man einige Blätter auf der Haut, lindert dies bei Mückenstichen den Juckreiz.

WAS KANN ICH DAMIT MACHEN?

Petersilienkissen (siehe Seite 32)

WAS SAGT DIE WISSENSCHAFT DAZU?

Die Universität von Missouri/USA konnte 2012 im Rahmen einer Tierstudie nachweisen, dass die ätherischen Öle der Petersilie Brusttumore hemmen können. Eine japanische Studie schreibt der Petersilie ähnliche Phytohormon-Eigenschaften zu wie der Sojabohne.

VORSICHT

In der Schwangerschaft kann Petersilie in größeren Mengen die Wehen fördern. Bei akuter Nierenentzündung darf Petersilie nicht verzehrt werden.

PU-ERH

•

Camellia sinensis

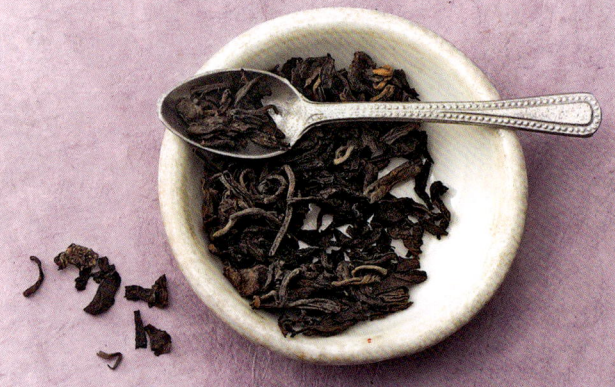

VORKOMMEN
Stammt ursrpünglich aus dem Gebiet um die Stadt Pu'er in der chinesischen Provinz Yunnan.

AUSSEHEN
Kompakte, reich verzweigte große Sträucher oder kleine Bäume mit ledrigen, glänzend dunkelgrünen, an der Unterseite teils behaarten Blättern. Je nach Standort erscheinen im Spätwinter, im Sommer oder Herbst weiße Blüten mit gelben Staubfäden.

WAS WIRD VERWENDET?
Die Blätter

WAS KANN DIE PFLANZE?
In China darf er bei einem reichhaltigen Essen aufgrund seiner verdauungsfördernden Eigenschaft bis heute nicht fehlen. Weil er die Leber reinigt, schätzt die traditionelle chinesische Medizin Pu-Erh auch nach Alkoholgenuss. Zudem soll er helfen, den Cholesterinwert im Blut zu senken.

WAS KANN ICH DAMIT MACHEN?
Anti-Kater-Tee (siehe Seite 94)

WAS SAGT DIE WISSENSCHAFT DAZU?
Nicht für jede Wirkung, die man dem Tee nachsagt, finden sich auch wissenschaftliche Belege. Das gilt zum Beispiel für die Behauptung, Pu-Er würde die Fettverbrennung ankurbeln. Auch die cholesterinsenkende Eigenschaft ist bisher nur im Tierexperiment nachgewiesen. Als gesichert gilt dagegen der hohe Gehalt an sekundären Pflanzenstoffen, die nachweislich vor Radikalen schützen, das Immunsystem stimulieren und Entzündungen hemmen.

VORSICHT
Pu-Erh-Tee enthält zwar nicht so viel Koffein wie Kaffee, sollte aber trotzdem nicht übermäßig konsumiert werden (maximal drei Tassen täglich trinken).

RINGELBLUME

•

Calendula officinalis

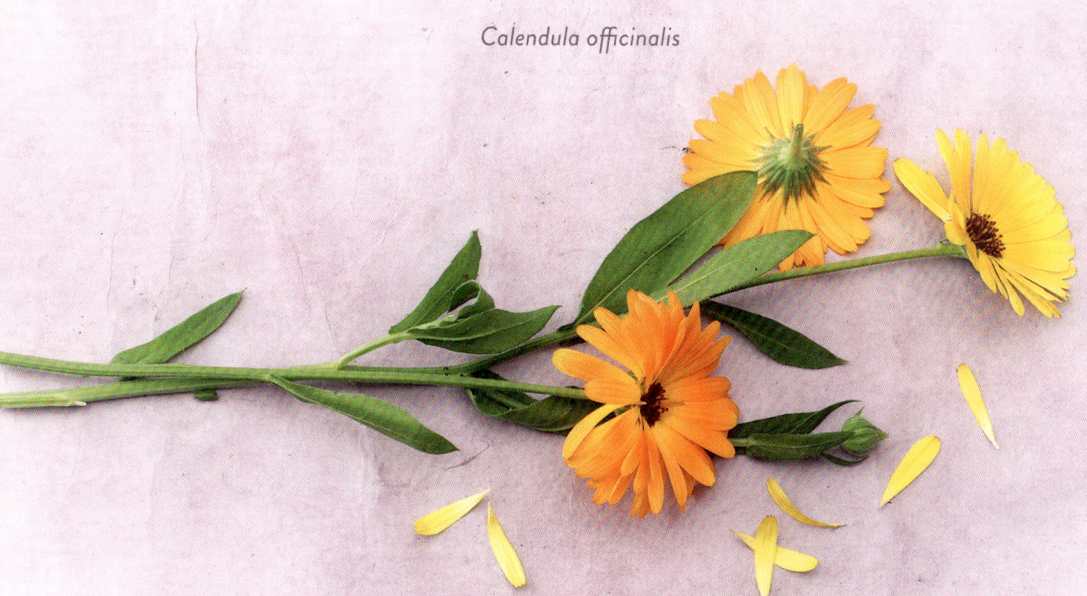

VORKOMMEN
Stammt ursprünglich aus Osteuropa, ist heute aber als Kulturpflanze weltweit verbreitet.

AUSSEHEN
Meist einjährige Pflanze mit 30 bis 50 cm hohem, aufrechtem und kurz behaartem Stängel. Die eiförmigen, ebenfalls flaumig behaarten Blätter sind hell- bis mittelgrün. Von Juni bis in den Oktober hinein bildet die Pflanze ausdauernd leuchtend gelbe bis orangefarbene Blütenkörbchen.

WAS WIRD VERWENDET?
Die Blüten und Blätter

WAS KANN DIE PFLANZE?
Die ätherischen Öle der Ringelblume wirken entzündungshemmend und unterdrücken das Wachstum von Bakterien und Pilzen. Weil ihre Wirkstoffe bei verletzter Haut und Schleimhaut den Heilprozess beschleunigen und Infektionen verhindern, ist die Blume längst ein Klassiker in der Naturapotheke. Innerlich wird sie trotzdem nur noch selten angewandt, obwohl sie eine regulierende Wirkung auf die Menstruation hat.

WAS KANN ICH DAMIT MACHEN?
Wundreiniger (siehe Seite 53), Meersalz-Schnupfenspray (siehe Seite 66)

WAS SAGT DIE WISSENSCHAFT DAZU?
Kommission E und ESCOP befürworten die äußerliche Anwendung bei (Schleim-)Hautentzündungen und zur Wundheilung.

VORSICHT
Bei einer Allergie gegen Korbblütler dürfen Ringelblumenpräparate nicht verwendet werden. Ansonsten sind keine Nebenwirkungen bekannt.

ROSE

•

Rosa-Arten

VORKOMMEN

Weltweit

AUSSEHEN

Es gibt hunderte verschiedene Rosenarten mit unterschiedlichen Wuchsformen, Blüten und Farben. Stamm, Äste und Zweige sind mit Dornen besetzt. Die meist eiförmigen gefiederten Blätter mit fünf und mehr am Rand gesägten Fiederblättchen sind bei den meisten Arten grün, manchmal auch rot. Die Blüten sitzen in Trauben, Rispen oder Dolden (bei manchen Sorten auch einzeln) an den Seiten und/oder Enden der Zweige und erscheinen je nach Art und Sorte von Juni bis weit in den Herbst hinein. Aus den Blüten entwickeln sich dekorative Früchte: die Hagebutten.

WAS WIRD VERWENDET?

Blüten duftender Rosen (nur sie haben Heilkräfte)

WAS KANN DIE PFLANZE?

Im Mittelalter verabreichte man die Rose aufgrund ihrer zusammenziehenden und kühlenden Eigenschaften als Tee bei Kopfweh, Gebärmutterschmerzen und Durchfall. Durchgesetzt hat sich jedoch vor allem die äußerliche Anwendung bei Insektenstichen, Hauterkrankungen und geschwollenen oder entzündeten Augen. Auch in der Hautpflege wird Rosenöl gerne verwendet, beispielsweise gegen Schwangerschaftsstreifen. Einen festen Platz hat die Königin der Blumen in der Aromatherapie: Das Inhalieren von Rosenduft soll helfen, Stress abzubauen und die innere Ruhe wiederzufinden.

WAS KANN ICH DAMIT MACHEN?

Rosengel (siehe Seite 34), Rosen-Riechpulver (siehe Seite 82), Dammöl (siehe Seite 114)

WAS SAGT DIE WISSENSCHAFT DAZU?

Gynäkologen der Universität Paris fanden im Rahmen einer Studie heraus, dass das regelmäßige Einatmen von Rosenduft den weiblichen Hormonhaushalt positiv beeinflusst und Regelschmerzen sowie Wechseljahrbeschwerden mildert. Wissenschaftler der Universität Lübeck ließen Versuchsteilnehmer bei Rosenduft lernen und schickten sie dann ins Bett. Ein Teil der Probanden schlief in geruchsfreien Räumen, der andere in solchen, die nach Rosen dufteten. Das Ergebnis der Untersuchung: In der Rosenduft-Gruppe erinnerten sich 97 Prozent der Teilnehmer an das, was sie zuvor gelernt hatten. Bei den anderen behielten es nur 85 Prozent im Gedächtnis.

> **VORSICHT**
>
> Es sind zwar keine Nebenwirkungen bei der Anwendung von Rosen-Präparaten bekannt. Allerdings sollten Sie unbedingt auf Qualität achten. Verwenden Sie ausschließlich unbehandelte Rosenblüten und naturreines ätherisches Rosenöl in Bioqualität, auch wenn dieses mit circa 16 Euro pro Milliliter sehr teuer ist. Synthetischer Rosenduft ist zwar billiger, hat aber keine Heilwirkung.

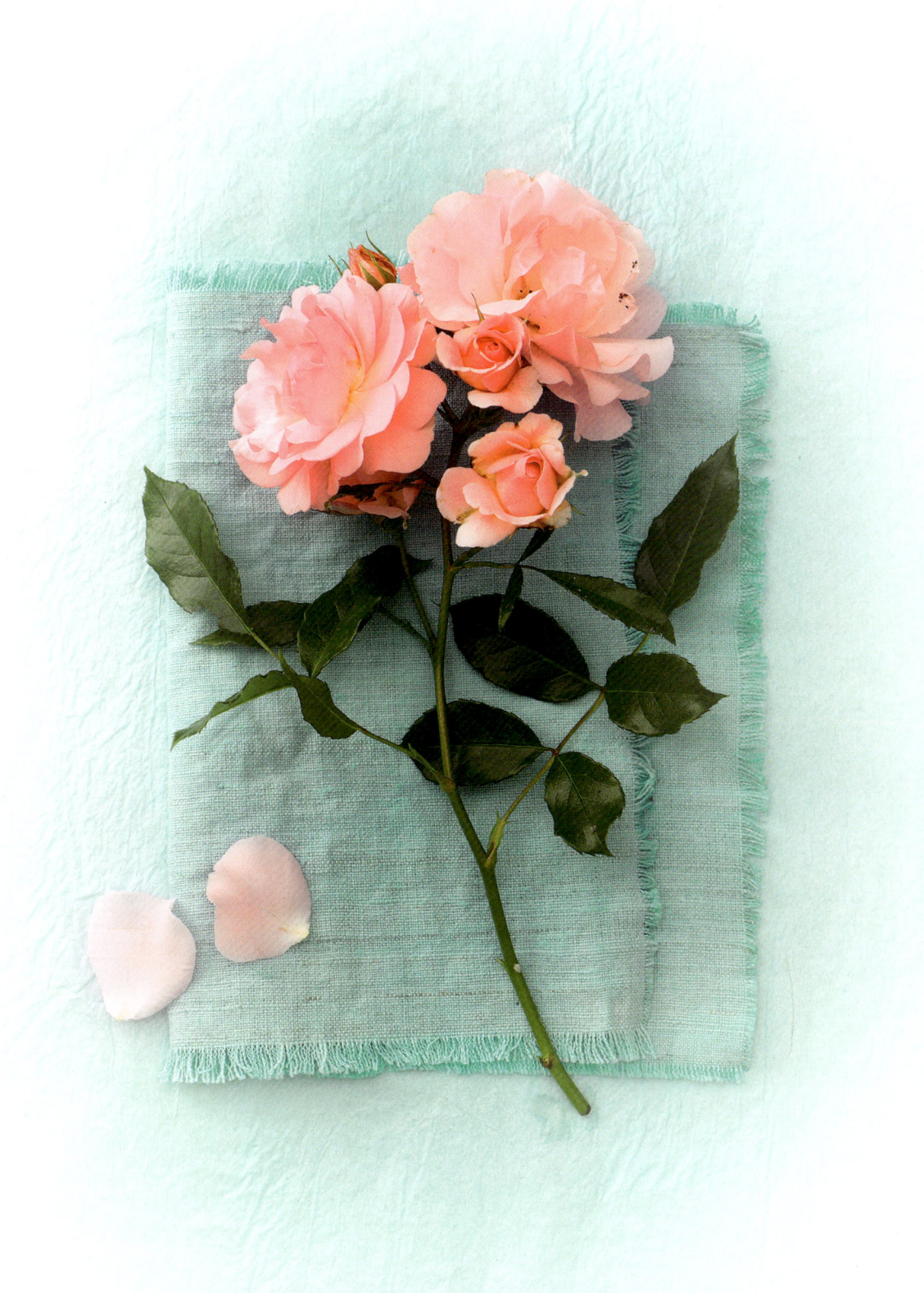

ROSMARIN

·

Rosmarinus officinalis

VORKOMMEN

Stammt ursprünglich aus dem Mittelmeerraum, wird heute aber europaweit angebaut.

AUSSEHEN

Mehrjähriger, immergrüner, buschig verzweigter Strauch von bis zu 150 cm Höhe. Die bis zu 4 cm langen, schmalen, ledrigen, dunkelgrünen, unten silbrig-weiß beflaumten Blättchen rollen sich zur Unterseite hin ein und erinnern daher auf den ersten Blick an Tannennadeln. Zwischen März und Mai und manchmal auch im September öffnen sich viele kleine, hellblaue Blüten.

WAS WIRD VERWENDET?

Blätter und Blüten

WAS KANN DIE PFLANZE?

Bei innerlicher Anwendung entspannt Rosmarin den Verdauungstrakt, weswegen er gerne bei krampfartigen Beschwerden eingesetzt wird. Er stärkt aber auch das Herz und kurbelt den Blutdruck an. Sein aromatischer Duft macht wach, steigert die Konzentrationsfähigkeit und verbessert das Erinnerungsvermögen. Als Badezusatz regt er die Durchblutung an, lindert rheumatische Beschwerden, lockert die Muskeln und belebt die Sinne.

WAS KANN ICH DAMIT MACHEN?

Franzbranntwein (siehe Seite 56), Rosmarinwein (siehe Seite 131). Für ein Rosmarinbad verrühren Sie 10 Tropfen Rosmarinöl mit einem Becher Sahne und geben die Mischung ins heiße Badewasser. 15–20 Minuten darin entspannen.

WAS SAGT DIE WISSENSCHAFT DAZU?

Die Kommission E befürwortet die Einnahme von Rosmarin bei Verdauungsbeschwerden und empfiehlt das Kraut äußerlich angewandt auch als Unterstützung zu etablierten Therapien bei Durchblutungsstörungen und rheumatischen Beschwerden.

VORSICHT

In der Schwangerschaft und Stillzeit sollten Sie Rosmarin nicht in großen Mengen einnehmen, weil dies zu Gebärmutterblutungen führen kann. Verzichten Sie außerdem vor dem Schlafengehen auf Rosmarinbäder, da diese munter machen (alle anderen Anwendungen sind auch abends erlaubt). Wie bei allen Lippenblütlern können allergische Reaktionen auftreten.

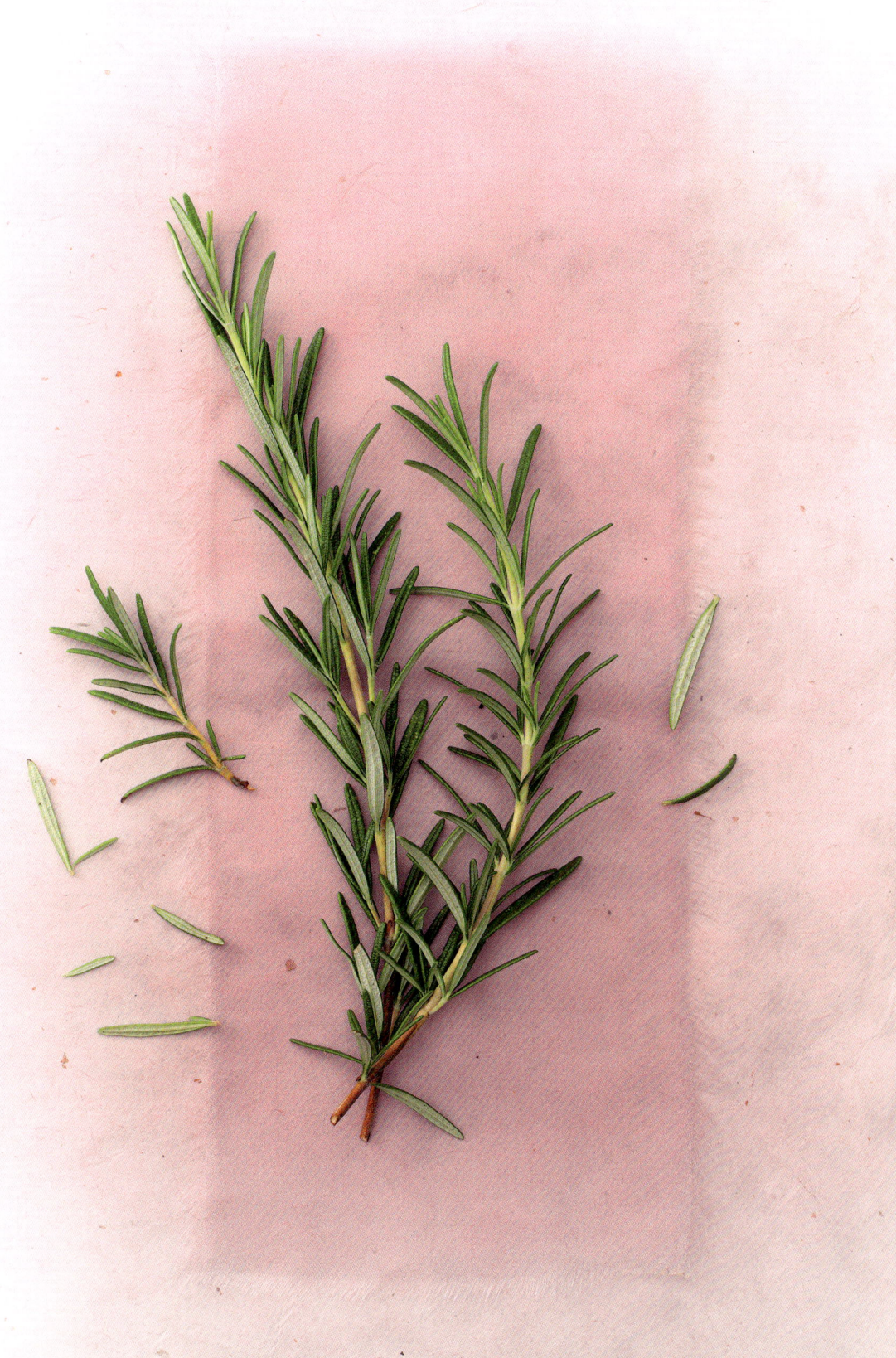

SALBEI

·

Salvia officinalis

VORKOMMEN

Ursprünglich Mittelmeerraum, heute in allen gemäßigten Klimaregionen.

AUSSEHEN

Meist ausdauernder, verzweigter (Halb-)Strauch mit borkigen, im oberen Bereich behaarten Zweigen. Die filzigen, ovalen Blätter sind zunächst graugrün, später eher silbrig. Ab dem späten Frühjahr erscheinen in den Blattachseln blau-violette Blüten (Lippenblüten).

WAS WIRD VERWENDET?

Die Blätter

WAS KANN DIE PFLANZE?

Aufgrund seiner schleimlösenden und antibakteriellen Eigenschaft wird Salbei bei Husten, Erkältung und Halsschmerzen in der Naturapotheke sehr geschätzt. Auch bei Magen-Darm-Beschwerden, Durchfall und Appetitlosigkeit sowie zum Spülen oder Gurgeln bei Zahnentzündungen und Verletzungen der Mundschleimhaut hat er sich bewährt. Frauen verlassen sich bei übermäßigem Schwitzen, Hitzewallungen und anderen Wechseljahrbeschwerden schon lange auf die Wirkung dieses Krautes. Außerdem soll es die Gedächtnisleistung verbessern.

WAS KANN ICH DAMIT MACHEN?

Salbeibonbons (siehe Seite 55), Gurgellösung (siehe Seite 68), Rosen-Riechpulver (siehe Seite 82)

WAS SAGT DIE WISSENSCHAFT DAZU?

Es gibt viele kleinere Studien, die bestätigen, dass Salbei antibakteriell wirkt und die Schweißproduktion hemmt. Sowohl Kommission E als auch ESCOP befürworten die Einnahme bei Funktionsstörungen des Magen-Darm-Trakts und vermehrter Schweißproduktion sowie die äußerliche Anwendung bei Entzündungen im Mund- und Rachenraum.
Zur Zeit forschen Wissenschaftler über die Wirkung von Salbei bei Demenz.

VORSICHT

Stillende Frauen sollten Salbei nicht verwenden, da er die Milchproduktion hemmt. Salbei enthält zudem geringe Mengen an Kampher und Thujon, die bei Überdosierung zu Krämpfen und Schwindel führen können. Allerdings besteht dieses Risiko nur bei konzentrierten Produkten (Kapseln, Tabletten). Bei Tee und anderen wässrigen Anwendungen ist die Gefahr einer Überdosierung auszuschließen.

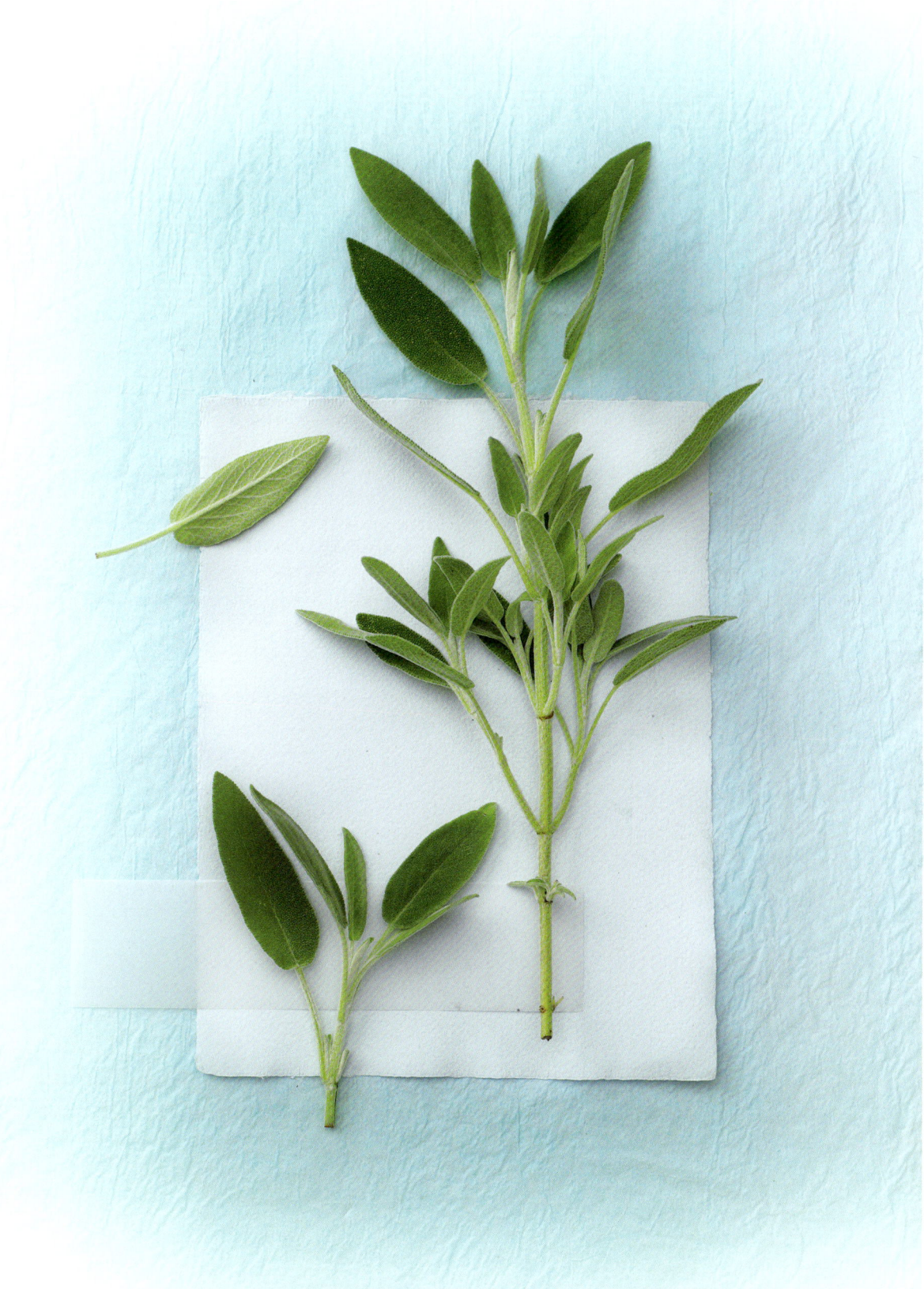

SCHAFGARBE

•

Achillea millefolium

VORKOMMEN
Europa und gemäßigtes Asien

AUSSEHEN
Mehrjährige, ausdauernde, bis zu 70 cm hohe Pflanze mit länglichen, mehrfach gefiederten Blättern. Auf den aufrechten bis zu 70 cm hohen, behaarten Stängeln bilden sich zwischen Mai und Oktober Scheindolden aus kleinen, weißen oder leicht rosafarbenen, körbchenförmigen Blüten.

WAS WIRD VERWENDET?
Sowohl die Blüten als auch das ganze Kraut

WAS KANN DIE PFLANZE?
Die Schafgarbe wurde früher auch »Blutstillkraut« genannt – und genau das tut sie auch: Sie hilft, Blutungen zu stillen. Diese Eigenschaft macht sie in Verbindung mit ihren entzündungshemmenden Wirkstoffen unschlagbar im Kampf gegen Hämorrhoiden. Darüber hinaus wirkt die Pflanze krampflösend, hilft bei Verdauungsbeschwerden und Appetitlosigkeit und soll sogar Wechseljahrbeschwerden lindern.
Auch bei Pickeln kann die Schafgarbe helfen: Tauchen Sie einfach eine Kompresse in Schafgarbentee (1 TL Blüten in einer Tasse mit 200 ml kochendem Wasser übergießen und 10 Minuten ziehen lassen), drücken Sie sie leicht aus und legen Sie sie auf die entzündete Hautpartie.

WAS KANN ICH DAMIT MACHEN?
Mönchspfeffer-Heilessig (siehe Seite 102), Schafgarbensalbe (siehe Seite 117), Magenbitter (siehe Seite 143)

WAS SAGT DIE WISSENSCHAFT DAZU?
Auch wenn die krampflösende und entzündungshemmende Wirkung der Schafgarbe wissenschaftlich nicht eindeutig belegt ist, empfiehlt die Kommission E die Einnahme des Krauts bei Appetitlosigkeit und Verdauungsbeschwerden sowie die äußerliche Anwendung (Sitzbad) bei funktionellen Unterbauchbeschwerden bei Frauen (zum Beispiel Reizdarm und Unterleibsbeschwerden).

> **VORSICHT**
> Wenn Sie allergisch gegen Korbblütler sind, sollten Sie Schafgarbe erst an einer kleinen Hautstelle testen.

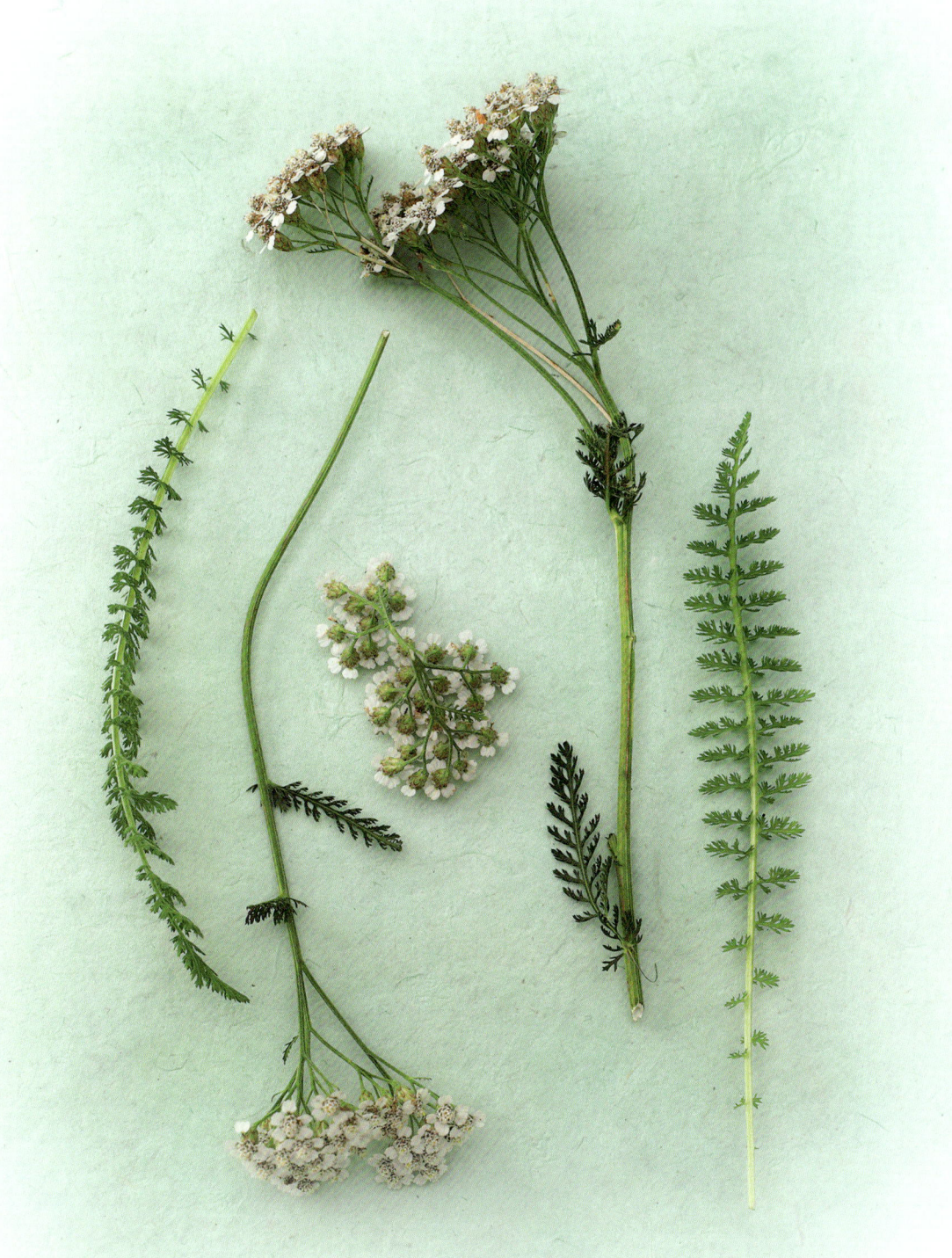

SCHLÜSSELBLUME

•

Primula veris

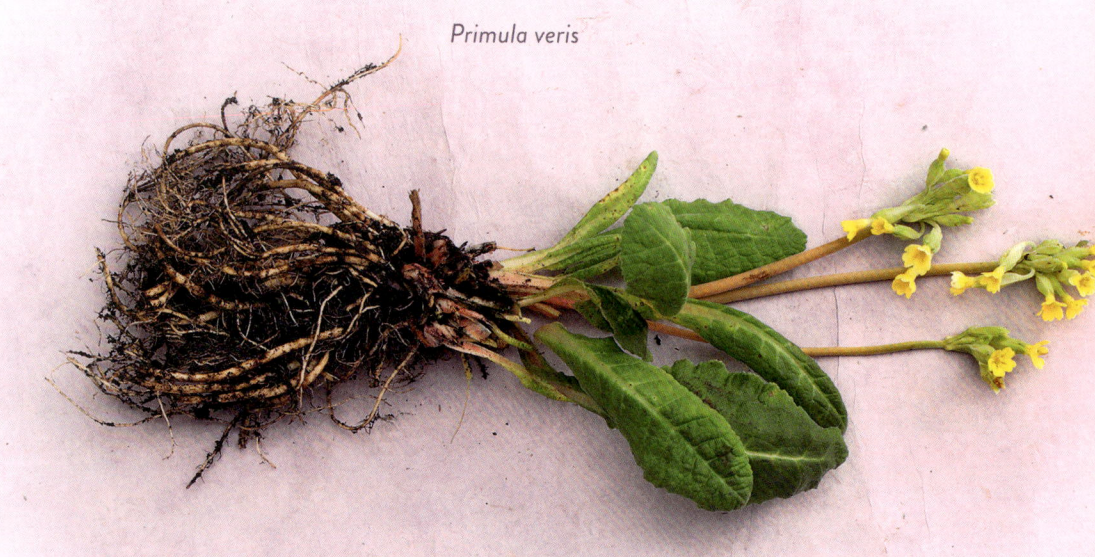

VORKOMMEN
Überwiegend in Europa

AUSSEHEN
Ausdauernde, krautige, bis zu 20 cm hohe Pflanze mit winterharter kurzer, dicker Wurzel (Rhizom). Die eiförmigen Blätter sind grundständig rosettenförmig angeordnet; sie sind an der Unterseite hellgrün, an der Oberfläche dunkelgrün und runzelig. Die hellgelben Blütendolden (Blütezeit zwischen März und April) verbreiten einen honigartigen, lieblichen Geruch.

WAS WIRD VERWENDET?
Die Wurzeln und Blüten

WAS KANN DIE PFLANZE?
Die Schlüsselblume sorgt bei Husten dafür, dass der Schleim flüssiger wird und sich somit leichter abhusten lässt. Außerdem reinigt sie das Blut und wirkt entspannend auf das Nervensystem.

WAS KANN ICH DAMIT MACHEN?
Schleimlösertee (siehe Seite 71) und Frühlingstee (siehe Seite 91)

WAS SAGT DIE WISSENSCHAFT DAZU?
Wissenschaftler der 1999 an der Universität Würzburg gegründeten Forschungsgruppe »Klostermedizin«, die das alte Wissen der Kräuter erschließt und die Bedeutung der Heilpflanzen im Kontext ihrer Zeit analysiert, belegten, dass die Schlüsselblume bei Husten zähen Schleim löst.

VORSICHT
Schlüsselblumen stehen in freier Wildbahn unter Naturschutz und dürfen deswegen nicht gesammelt werden. Manche Menschen reagieren auf den (Haut-)Kontakt mit den Blüten mit einem juckenden Ausschlag.

SCHÖLLKRAUT

•

Chelidonium majus

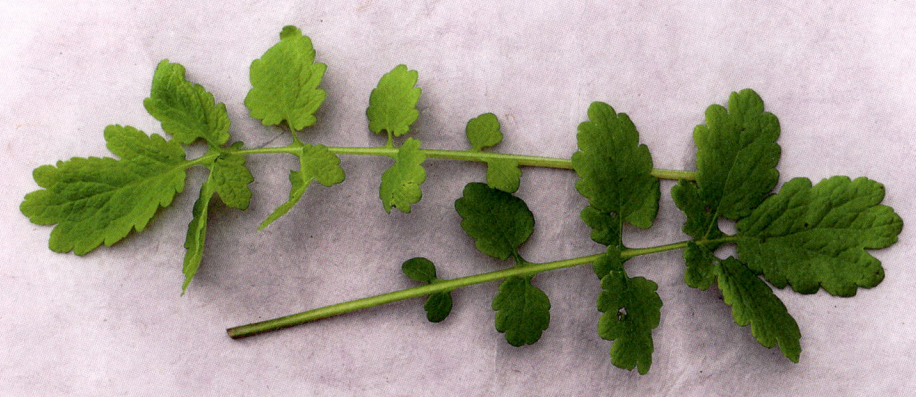

VORKOMMEN
Europa und Asien

AUSSEHEN
Bis zu 70 cm hohe Pflanze mit grau-grünen, fedrigen Blättern. Blütezeit: April bis September.

WAS WIRD VERWENDET?
Die oberirdischen, zur Blütezeit gesammelten und getrockneten Teile

WAS KANN DIE PFLANZE?
Schöllkraut wird seit der Antike bei Gallen- und Leberleiden verwendet, außerdem bei Rheuma und Gicht. Wegen seiner krampflösenden Wirkung wird es auch bei Menstruationsbeschwerden eingesetzt. Äußerlich wird es bei Hauterkrankungen, Ekzemen und Warzen angewendet.

WAS KANN ICH DAMIT MACHEN?
Schlanköl (siehe Seite 103)

WAS SAGT DIE WISSENSCHAFT DAZU?
Kommission E und ESCOP empfehlen Schöllkraut bei Verdauungsstörungen sowie bei krampfartigen Beschwerden im Oberbauch und im Bereich der Gallenblase und -wege.

VORSICHT

Darf bei einem Verschluss der Gallenwege, in der Schwangerschaft und Stillzeit sowie bei Kindern unter 12 Jahren nicht innerlich angewendet werden. Wenn Sie ein hochdosiertes Fertigpräparat länger als vier Wochen am Stück anwenden, sollten Sie Ihre Leberenzyme bestimmen lassen, weil sich der Effekt in seltenen Fällen umkehren kann (schlechte Leberfunktion, Gelbsucht). Nach Absetzen des Medikaments geht diese Erscheinung vollständig zurück.

STIEFMÜTTERCHEN

·

Viola tricolor

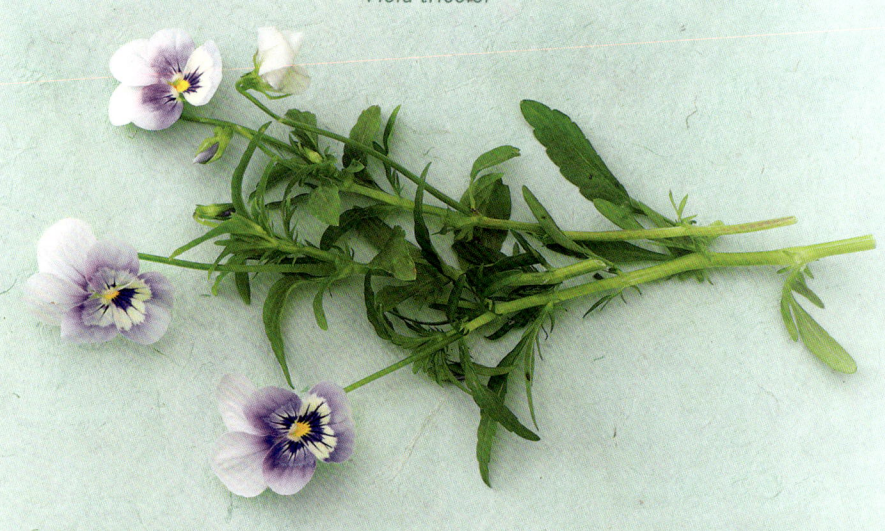

VORKOMMEN

Gedeiht in allen gemäßigten europäischen Klimazonen und in Asien.

AUSSEHEN

Mehrjährige, etwa 10–30 cm große Blume aus der
Familie der Veilchengewächse mit herzförmigen
und länglichen Blättern. Die dreifarbigen (tricolor)
Blüten (blauviolett, gelb, weiß) zeigen sich von Mai
bis August.

WAS WIRD VERWENDET?

Das blühende Kraut

WAS KANN DIE PFLANZE?

Das Wilde Stiefmütterchen (die Kulturpflanze be-
sitzt kaum Heilkraft) ist eine hervorragende Kinder-
Heilpflanze, da sie sehr schonend wirkt und gut
vertragen wird. Gerade bei den zunehmenden
Hauterkrankungen wie Neurodermitis, atopischen
Ekzemen oder Windeldermatitis schafft das Wilde

Stiefmütterchen Erleichterung. Es entspannt die
Haut, lindert Schmerz und Juckreiz und verhütet
Infektionen. Es wird äußerlich, aber auch innerlich
in Form von Tee (zum Beispiel gegen Erkältung und
Husten) eingesetzt.

WAS KANN ICH DAMIT MACHEN?

Stiefmütterchen-Umschlag (siehe Seite 43)

WAS SAGT DIE WISSENSCHAFT DAZU?

Die Kommission E empfiehlt das wilde Stiefmütterchen bei leicht nässenden Hauterkrankungen sowie Milchschorf. Generell besteht bei dieser Pflanze
jedoch noch ein großer Nachholbedarf an wissenschaftlich fundierten Studien.

TAUSENDGÜLDENKRAUT

•

Centaurium Erythraea

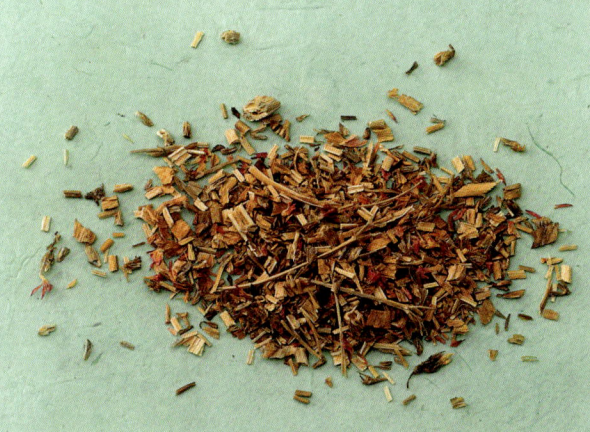

VORKOMMEN

Europa, Nordafrika und Nordamerika

AUSSEHEN

Ein- bis zweijährige Pflanze mit einer Höhe von bis
zu 40 cm. Die länglich-eiförmigen Blätter sind am
Grund rosettenförmig, ansonsten gegenständig am
Stängel angeordnet. Zwischen Juni und August bilden sich rosafarbene Blüten, die sich jedoch erst
bei Temperaturen ab 20 °C öffnen.

WAS WIRD VERWENDET?

Das ganze blühende Kraut ohne Wurzel

WAS KANN DIE PFLANZE?

Tausendgüldenkraut gehört zur Familie der Enzian-
gewächse und enthält wie diese viele Bitterstoffe.
Es kommt vor allem bei Beschwerden im Magen
und Verdauungstrakt, bei Appetitlosigkeit sowie
bei Leber- und Gallenproblemen zum Einsatz. Wird
in der Phytotherapie oft mit Enzian kombiniert.

WAS KANN ICH DAMIT MACHEN?

Heilessig (siehe Seite 81), Magenbitter (siehe Seite
143). Für reinen Tausendgüldenkraut-Tee übergießen
Sie 1 TL getrocknetes Kraut mit 200 ml kochendem
Wasser und lassen es zugedeckt 10 Minuten ziehen
(schmeckt, wie gesagt, sehr bitter; Sie können aber
gern etwas Honig zugeben).

WAS SAGT DIE WISSENSCHAFT DAZU?

Auch wenn aussagekräftige wissenschaftliche
Studien fehlen, befürwortet die Kommission E das
Tausendgüldenkraut bei Verdauungsbeschwerden
und Appetitlosigkeit.

VORSICHT

Verwenden Sie Tausendgüldenkraut
nicht bei Magen-Darm- und Zwölf-
fingerdarm-Geschwüren. Ansonsten
sind keine Nebenwirkungen bekannt.

THYMIAN

•

Thymus vulgaris

VORKOMMEN

Stammt ursprünglich aus dem Mittelmeerraum, ist heutzutage jedoch in ganz Europa verbreitet.

AUSSEHEN

Mehrjähriger, zumindest zum Teil verholzter Zwergstrauch von bis zu 50 cm Höhe. Den kurz behaarten Stängeln entsprießen kleine ovale, häufig zur Unterseite hin gebogene Blättchen. Sie sind auf der Oberseite graugrün und an der helleren Unterseite flaumig behaart. Von April bis September bilden sich blau-violette bis hellrote Blüten. Die ganze Pflanze verströmt einen intensiven Duft.

WAS WIRD VERWENDET?

Frische und getrocknete Blätter und Blüten

WAS KANN DIE PFLANZE?

Das ätherische Öl des Thymians (Thymol) wirkt schleimlösend, bakterientötend und auswurffördernd. Deshalb wird die Pflanze gerne bei Bronchitis und Keuchhusten eingesetzt. Darüber hinaus regt Thymian die Verdauung an und trägt dazu bei, dass fettes Essen besser vertragen wird.

WAS KANN ICH DAMIT MACHEN?

Reizhustentee (siehe Seite 72), Thymiancreme (siehe Seite 77), Liebeslikör (siehe Seite 120). Für reinen Thymiantee übergießen Sie 1 TL Kraut mit 200 ml kochendem Wasser und lassen alles abgedeckt 10 Minuten ziehen.

WAS SAGT DIE WISSENSCHAFT DAZU?

So viel schon mal vorweg: Thymian ist gut erforscht und seine antibiotische, antivirale und pilztötende Eigenschaft wurde in Labortests mehrfach bestätigt. Daher empfehlen Kommission E und ESCOP Thymian bei Entzündungen der Atemwege, Bronchitis und Keuchhusten, die ESCOP zudem zur Behandlung einer entzündeten Magenschleimhaut und als Mittel gegen Mundgeruch.

VORSICHT

Während der Schwangerschaft und Stillzeit sollten Sie vor der Anwendung mit Ihrem Arzt oder Ihrer Hebamme Rücksprache halten, weil Thymian die Kontraktion der Gebärmutter fördern soll (was allerdings umstritten ist).

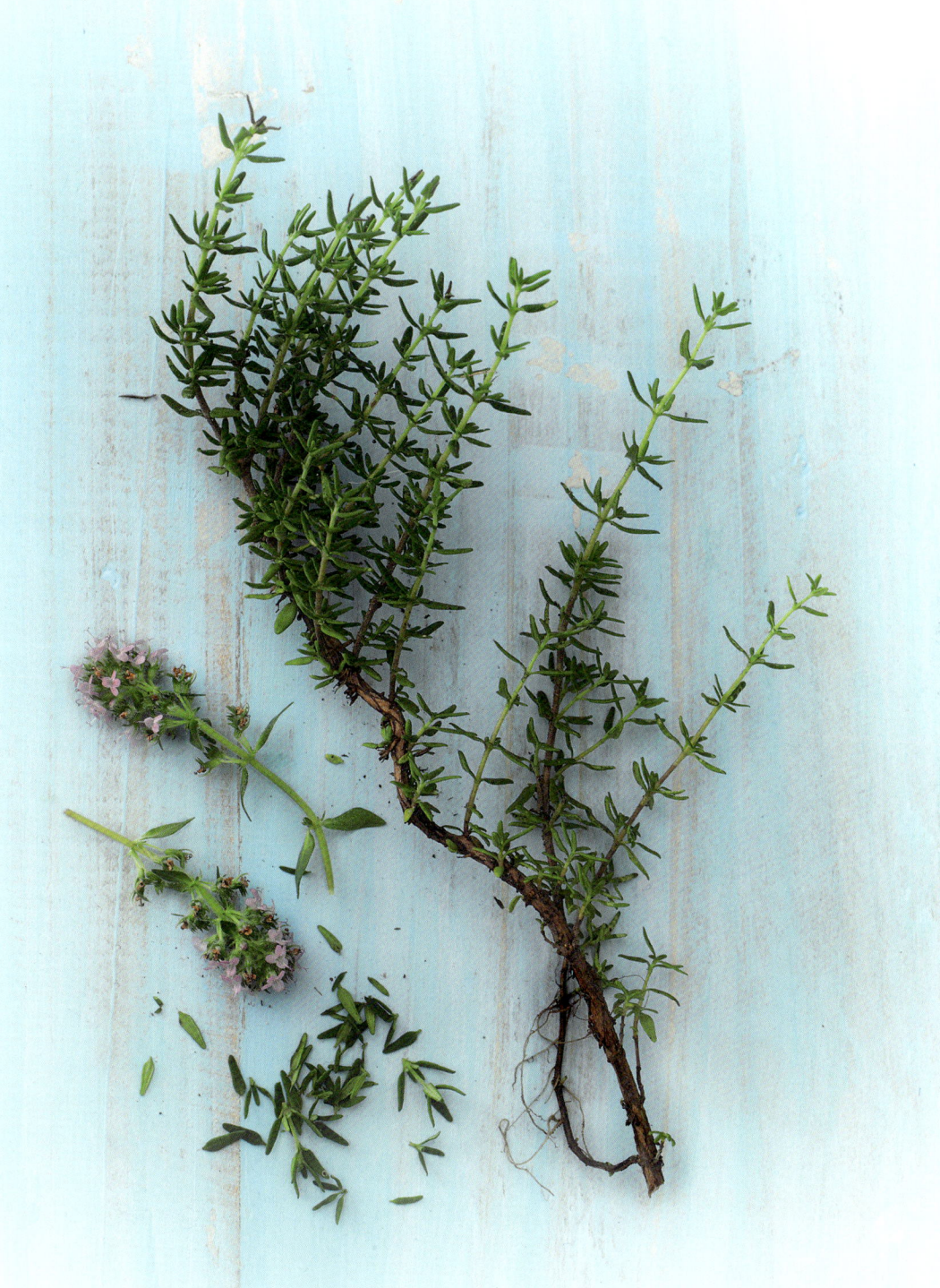

TRAUBENSILBERKERZE

•

Cimicifuga racemosa

VORKOMMEN
Ursprünglich in den Wäldern Kanadas und der USA; seit einiger Zeit auch in Europa kultiviert.

AUSSEHEN
Mehrjährige, bis zu 2,5 m hohe Pflanze aus der Familie der Hahnenfußgewächse. Aus dem winterharten, stark verzweigten, schwärzlichen Wurzelstock wächst ein aufrechter, glatter Stängel mit großen, dreifach gefiederten Blättern. Der große, traubige Bütenstand aus zahlreichen kleinen, weißlich silbrigen Einzelblüten zeigt sich zwischen Juni und September in voller Pracht.

WAS WIRD VERWENDET?
Der getrocknete Wurzelstock

WAS KANN DIE PFLANZE?
Schon die Indianer Nordamerikas setzten die Traubensilberkerze gegen Rheuma, Ischias und Schlangenbisse ein. Heute hat die Pflanze ihren festen Platz in der Frauenheilkunde: Sie wird bei Menstruationsbeschwerden mit genauso großem Erfolg angewendet wie bei allen typischen Beschwerden der Wechseljahre. Denn die Inhaltsstoffe der Wurzel wirken ähnlich wie das weibliche Geschlechtshormon Östrogen. Sie sind chemisch zwar ganz anders aufgebaut als dieses, verändern aber einige Östrogen-Rezeptoren unserer Körperzellen so, dass sie östrogenartige Wirkungen entfalten können – ohne die typischen Nebenwirkungen einer klassischen Östrogenbehandlung.

WAS KANN ICH DAMIT MACHEN?
Traubensilberkerzen-Tinktur (siehe Seite 104)

WAS SAGT DIE WISSENSCHAFT DAZU?
Von den zahlreichen Studien zur Wirkung in den Wechseljahren sei hier nur eine der Universiät Basel aus dem Jahr 2003 herausgestellt: 152 Frauen mit Wechseljahrbeschwerden (im Alter zwischen 42 und 60 Jahren) nahmen über drei Monate täglich ein Traubensilberkerzen-Fertigpräparat zu sich, in unterschiedlichen Mengen. Am Ende der Testphase besserten sich die Beschwerden um 70 Prozent, und das unabhängig von der eingenommenen Dosis. Auch die Kommission E empfiehlt Traubensilberkerze bei PMS, Menstruations- und Wechseljahrbeschwerden. Die ESCOP zusätzlich auch bei nervöser Gereiztheit und Schlafproblemen.

VORSICHT
Wegen wehenfördernder Wirkung nicht während der Schwangerschaft nehmen. Frauen mit östrogenabhängigem Tumor wie Brust- oder Gebärmutterkrebs sollten vor der Einnahme unbedingt Rücksprache mit dem behandelnden Arzt halten. Untersuchungen zufolge hat die Traubensilberkerze zwar eher einen schützenden Effekt, trotzdem sollte eine entsprechende Anwendung nur unter ärztlicher Kontrolle erfolgen.

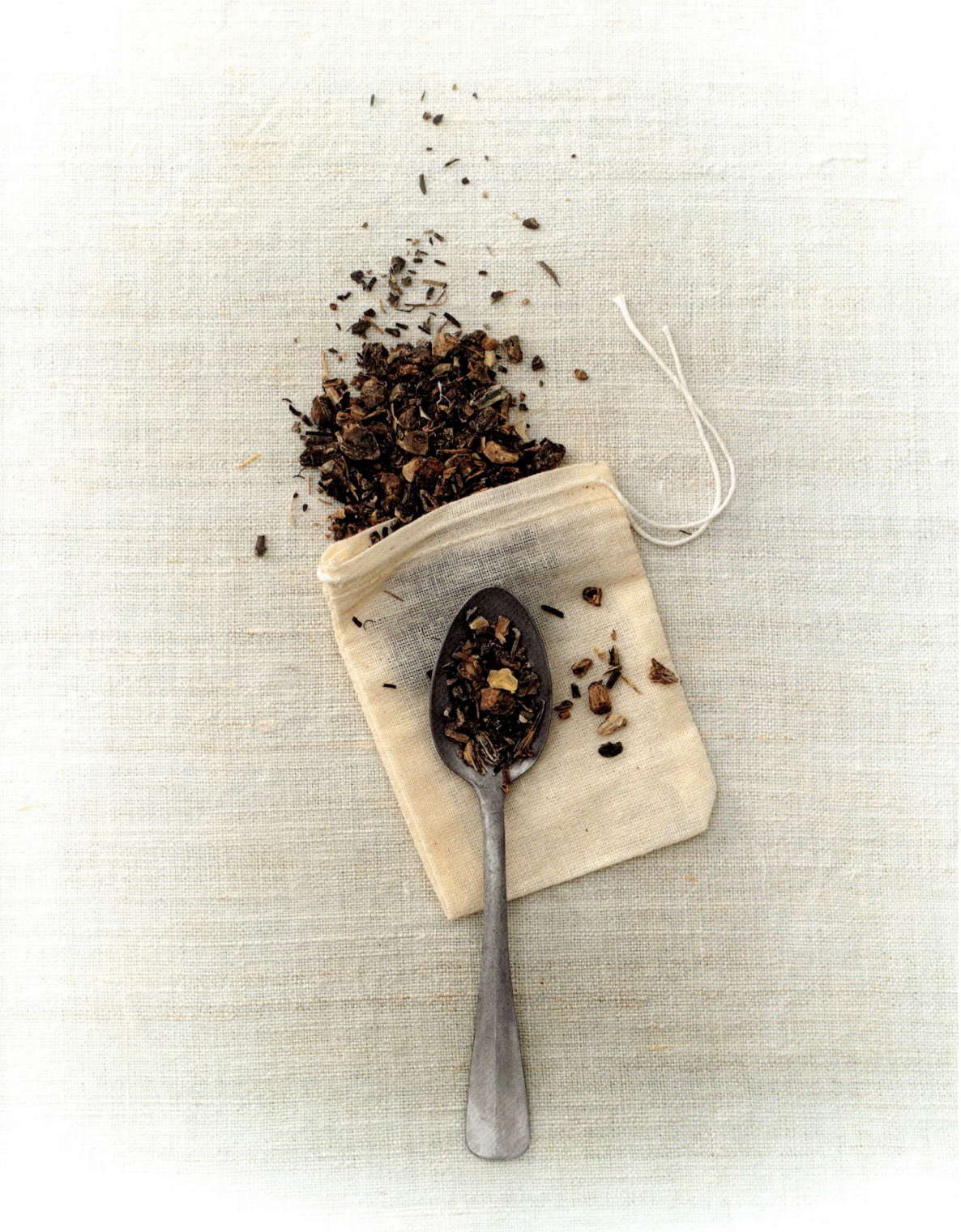

TULSI

·

Ocimum sanctum

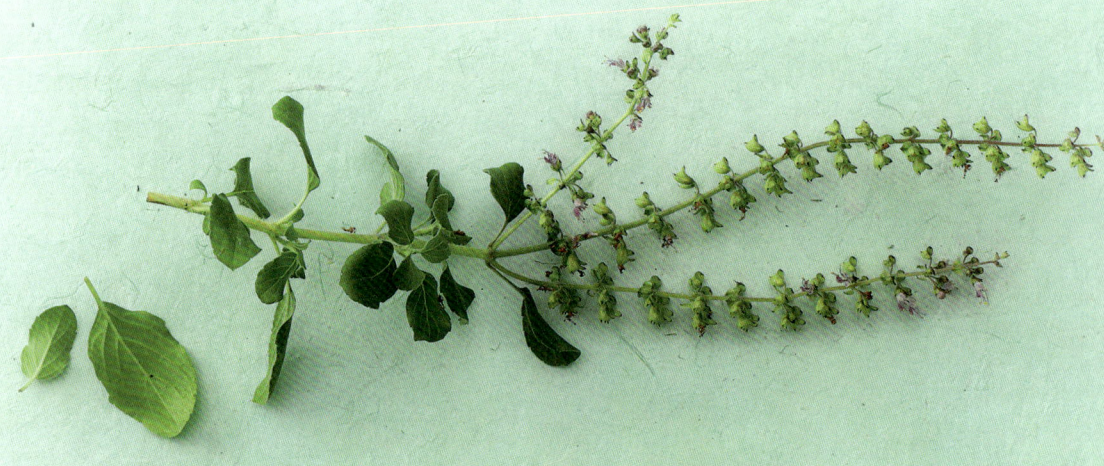

VORKOMMEN
Asien und Australien

AUSSEHEN
Mehrjährige, an der Basis verholzende Staude von bis zu 1 m Höhe. Die länglichen Blätter sind ebenso wie die Zweige fein behaart, am Rand gezähnt und verströmen einen aromatischen Duft. Die weißen bis purpurnen Blütenähren erscheinen zwischen Juni und September. Zählt zur Gattung Basilikum.

WAS WIRD VERWENDET?
Die ganze Pflanze

WAS KANN DIE PFLANZE?
Tulsi oder auch Indischer Basilikum gilt den Hindus als eine der heiligsten Pflanzen und spielt eine wichtige Rolle in der ayurvedischen Medizin. Es wirkt beruhigend, entspannend, immunsystemstärkend, verdauungsfördernd, antiseptisch und cholesterinsenkend. Tulsi lindert Stresssymptome, ohne müde zu machen. Im Gegenteil: Sie beruhigt die Nerven und steigert die Konzentration.

WAS KANN ICH DAMIT MACHEN?
Anti-Stress-Tee (siehe Seite 84)

WAS SAGT DIE WISSENSCHAFT DAZU?
In Tierstudien, klinischen Studien und Laborstudien konnte nachgewiesen werden, dass Tulsi Bakterien tötet, Stresssymptome lindert (unter anderem senkt die Pflanze stressbedingten Bluthochdruck) und schmerzstillend wirkt. Neueste Studien beschäftigen sich darüber hinaus mit der Frage, ob die Wirkstoffe in Tulsi helfen können, zu hohe Blutzuckerwerte zu senken.

VORSICHT
Tulsi darf weder in der Schwangerschaft noch in der Stillzeit angewendet werden.

VEILCHEN

•

Viola odorata

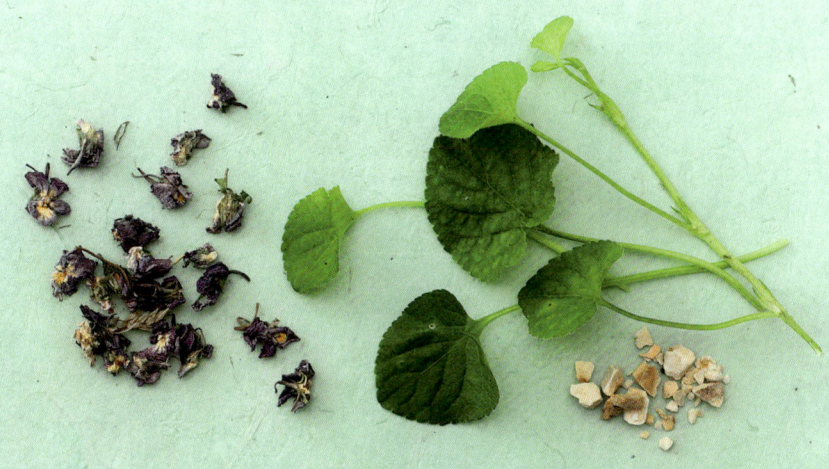

VORKOMMEN
Europa und Asien

AUSSEHEN
Kleine, meist mehrjährige Pflanze mit winterhartem Wurzelstock, der sich von Jahr zu Jahr weiter ausbreitet. Die gestielten dunkelgrünen Blätter sind zuweilen geteilt und am Rand gezähnt. Von März bis April erscheinen viele violettfarbene, angenehmen duftende Blüten.

WAS WIRD VERWENDET?
Das blühende Kraut und die Wurzel

WAS KANN DIE PFLANZE?
In der Antike wurden Veilchen gegen Kofweh und Sehstörungen eingesetzt. Heute ist die Pflanze oft Bestandteil von Hustentees, weil sie eine auswurffördernde Wirkung hat. Außerdem werden Veilchen wegen ihrer blutreinigenden Eigenschaft geliebt und geschätzt.

WAS KANN ICH DAMIT MACHEN?
Reizhustentee (siehe Seite 72) und Frühlingstee (siehe Seite 91)

WAS SAGT DIE WISSENSCHAFT DAZU?
Wissenschaftler der Universität Bochum konnten 2009 nachweisen, dass der Duft von Veilchen das Wachstum von Krebszellen bei Prostatakrebs im Reagenzglas vermindern kann. Ob sich daraus eventuell sogar ein Therapieansatz ableiten lässt, müssen weitere Studien zeigen.

> **VORSICHT**
>
> Nicht zu verwechseln mit der »Veilchenwurzel«, die in Apotheken und Bioläden als natürliche Zahnungshilfe für Babys angeboten wird. Sie hat nichts mit dem Heilkraut zu tun, sondern ist das Rhizom der Iris.

ZITRONE

·

Citrus medica/Citrus limonum

VORKOMMEN
Weltweit

AUSSEHEN
Raschwüchsiger, kleiner Baum mit bis zu 5 m Höhe. Die jungen Triebe des immergrünen Gehölzes sind mit Dornen besetzt. Die länglich ovalen, ledrigen und glänzend grünen Blätter sind am Rand leicht gesägt. Das ganze Jahr über bildet der Baum wunderschöne weiße Blüten, die zart duften. Aus den Blüten entwickeln sich innerhalb eines Jahres die bekannten Früchte, bei denen sich unter der gelben, ölhaltigen Schale in acht bis zehn durch Häutchen voneinander getrennten Segmenten das saure Fruchtfleisch befindet.

WAS WIRD VERWENDET?
Fruchtfleisch und -schale

WAS KANN DIE PFLANZE?
Aufgrund ihres hohen Vitamin-C-Gehalts ist die Zitrone das perfekte Hausmittel bei allen Erkältungskrankheiten. Darüber hinaus wirkt sie antibakteriell und entgiftend. Erstaunlicherweise hilft Zitrone trotz des sauren Geschmacks gegen Sodbrennen, was an ihren basisch wirkenden Bestandteilen liegt.

WAS KANN ICH DAMIT MACHEN?
Zitronenwickel (siehe Seite 74). Ich schwöre bei Erkältung außerdem auf 1–2 Tassen heiße Zitrone am Tag: Dazu geben Sie den Saft einer Zitrone in 200 ml heißes (nicht kochendes) Wasser und süßen nach Belieben mit Honig.

WAS SAGT DIE WISSENSCHAFT DAZU?
Dass Vitamin C gesund ist, weiß man schon lange. Verschiedene amerikanische Studien des Gesundheitsministeriums von Baltimore (2011) konnten zudem nachweisen, dass die Inhaltsstoffe der Zitrone eine Krebszellen hemmende Wirkung haben.

VORSICHT

Wenn Sie allergisch auf Zitronen reagieren, sollten Sie von entsprechenden Anwendungen Abstand nehmen.

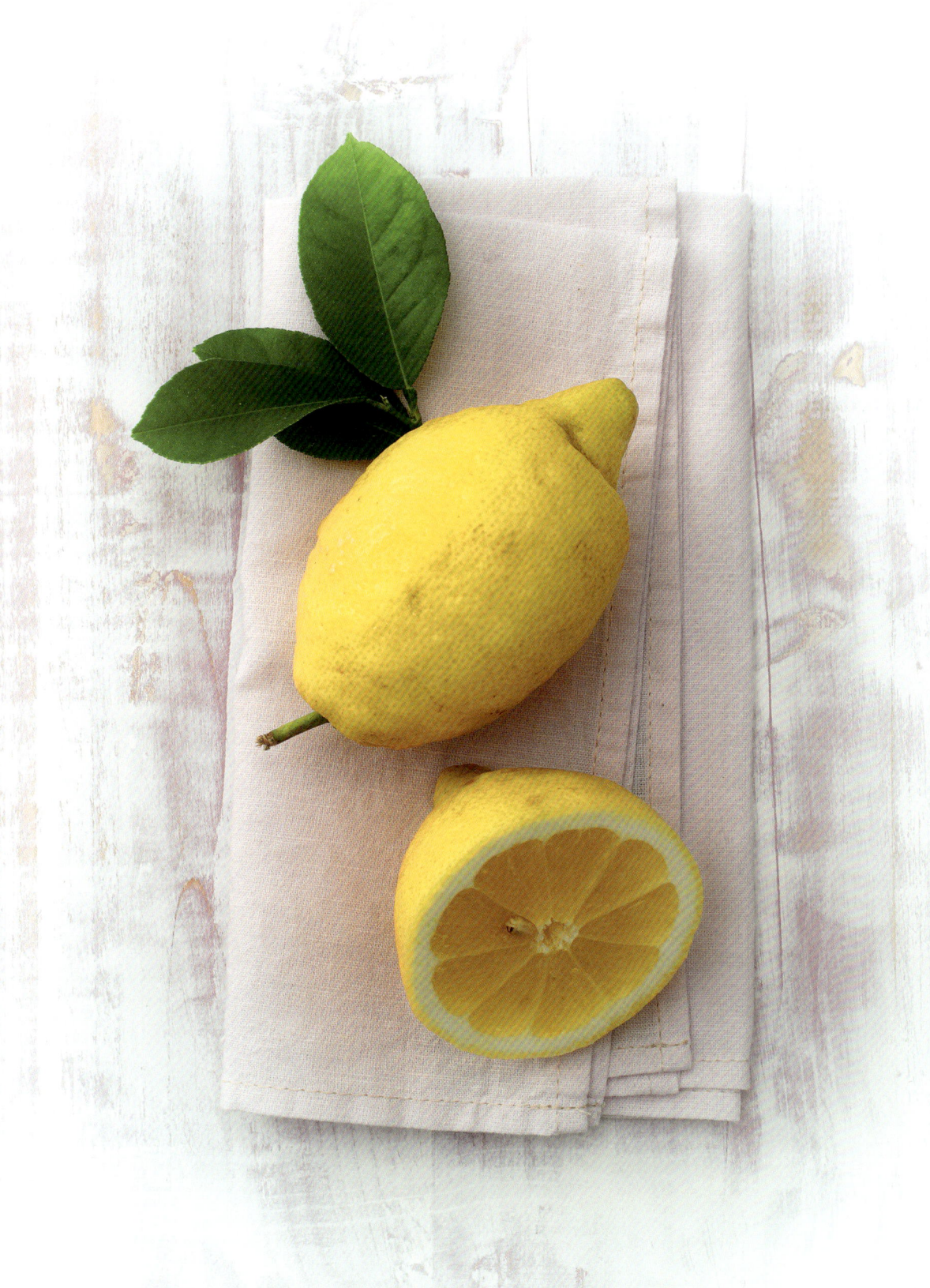

WEITERE HEILKRÄUTER FÜR DIE REZEPTE

1. ANGELIKAWURZEL (ANGELICA)
• Vorkommen: Nord- und Osteuropa, Sibirien, Himalaja und Nordamerika.
• Aussehen: Die Sommergrüne, nur einmal blühende, 1–3 m hohe Pflanze mit doppeldoldigen Blütenständen und vielen Blüten. Auch als Engelwurz bekannt.
• Wirkung: Abwehrsteigernd, antiseptisch, beruhigend, blutreinigend, durchblutungsfördernd, herzstärkend, krampflösend, stärkend.
• Bestandteil von: Virilitätstee (siehe Seite 122).

2. EIBISCHWURZEL (ALTHAEA OFFICINALIS)
• Vorkommen: Südosteuropa und Westasien.
• Aussehen: Bis zu 1,5 m hohes Malvengewächs mit hellrosa Blüten.
• Wirkung: Beruhigt gereizte Schleimhäute im Rachen bei Erkältung, trockenem Husten und Heiserkeit.
• Bestandteil von: Reizhustentee (siehe Seite 72).

3. FRAUENMANTEL (ALCHEMILLA)
• Vorkommen: Europa, Asien und Afrika.
• Aussehen: Zarte Pflanze mit kelchartig gelappten Blättern und zartgelben Blütenrispen.
• Wirkung: Adstringierend, blutstillend, blutreinigend, krampflösend, tonisierend, harntreibend.
• Bestandteil von: Mönchspfeffer-Heilessig (siehe Seite 102).

4. HAMAMELIS
• Vorkommen: Alle gemäßigten Gebiete der Nordhalbkugel.
• Aussehen: Sträucher und kleine Bäume mit graubrauner Rinde. Die ledrigen Blätter sind am Rand gezahnt, die Knospen kahl. Die Pflanze ist auch als Zaubernuss bekannt.
• Wirkung: Blutstillend, entzündungshemmend, zusammenziehend und Juckreiz stillend.
• Bestandteil von: Haarwasser (siehe Seite 123).

5. HIMBEERBLÄTTER (RUBUS IDAEUS)
• Vorkommen: Europa und gemäßigte Klimazone Asiens.
• Aussehen: Sommergrüner, im Mai und Juni blühender, bis 2 m hoher Strauch.
• Wirkung: Entspannt die Muskulatur von Uterus (Gebärmutter) und Verdauungstrakt.
• Bestandteil von: Schafgarbensalbe (siehe Seite 117).

6. ISLÄNDISCH MOOS (CETRARIA ISLANDICA)
• Vorkommen: Arktische Gebiete, auf Heiden, in Mooren und Nadelwäldern.
• Aussehen: 4–12 cm hohe Flechtenart. Die blattähnlichen, gekrümmten oder röhrenartig eingerollten Triebe sind oberhalb braun bis braungrün, auf der Unterseite weißgrün.
• Wirkung: Reizlindernd, schleimhautstärkend, antibakteriell, belebend, tonisierend.
• Bestandteil von: Reizhustentee (siehe Seite 72).

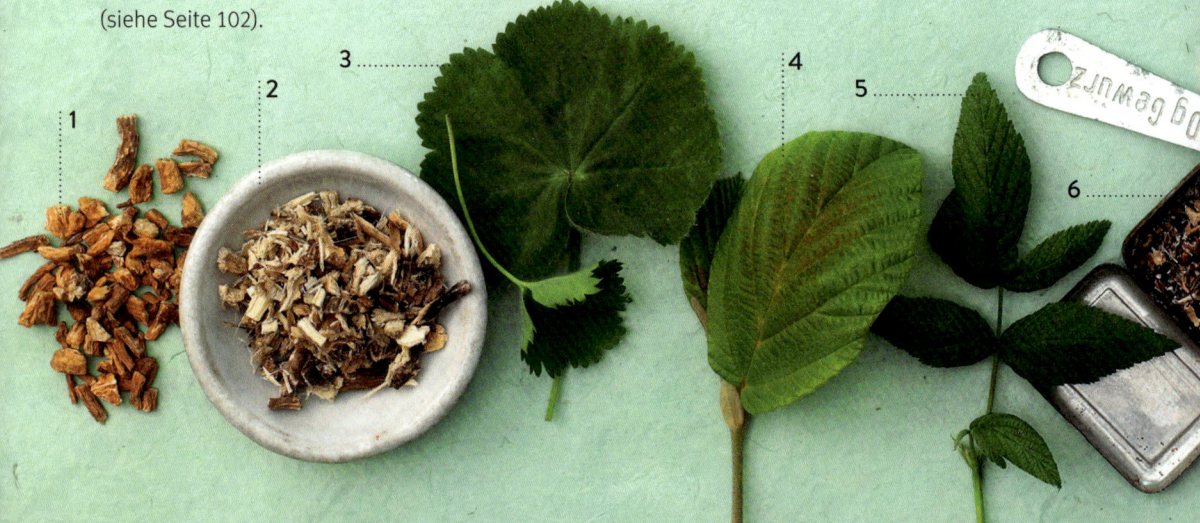

7. KALMUSWURZEL (ACORUS CALAMUS)
- Vorkommen: Ursprünglich Ostasien, heute Asien, Nordamerika, Mittel- und Osteuropa.
- Aussehen: Bis zu 1,5 m hohe Schilfpflanze mit bräunlich gelbem Kolben.
- Wirkung: Krampflösend im Magen-Darm-Bereich, hilft gegen Blähungen, Verstopfung, Bronchitis, Zahnschmerzen und Schlaflosigkeit, antidepressiv.
- Bestandteil von: Magenbitter (siehe Seite 143).

8. KAMILLE (MATRICARIA CHAMOMILLA)
- Vorkommen: Europa, Nordamerika und Australien.
- Aussehen: 15–50 cm hohes, stark riechendes Kraut mit zahlreichen weiß-gelben Blütenköpfchen.
- Wirkung: Schmerzlindernd, krampflösend, antiseptisch, besänftigt Körper, Geist und Seele.
- Bestandteil von: Heilerdemaske (siehe Seite 52).

9. KÖNIGSKERZE (VERBASCUM)
- Vorkommen: Europa und Nordasien.
- Aussehen: Bis zu 2 m hohe Pflanze mit kerzengeradem Stängel, grundständiger Blattrosette und leuchtend gelben Blüten.
- Wirkung: Heilend bei Bronchitis, Reizhusten, Husten und Asthma, aber auch bei Magen-Darm-Katarr.
- Bestandteil von: Schleimlösertee (siehe Seite 71).

10. LIEBSTÖCKEL (LEVISTICUM OFFICINALE)
- Vorkommen: Gesamter Mittelmeerraum.
- Aussehen: Bis zu 2 m hohe Pflanze aus der Familie der Doldengewächse. Auch als Maggikraut bekannt.
- Wirkung: Anregend, schweißtreibend, krampflösend, blutstillend, harntreibend, stoffwechselanregend, entzündungshemmend.
- Bestandteil von: Virilitätstee (siehe Seite 122).

11. MÖNCHSPFEFFER (VITEX AGNUS-CASTUS)
- Vorkommen: Gesamtes Mittelmeergebiet, gemäßigte Klimaregionen Asiens.
- Aussehen: Bis zu 4 m hoher Strauch mit handförmig gefiederten Blätten und weißen, rosafarbenen oder violetten Blütendolden.
- Wirkung: Hilft bei PMS, Zyklusstörungen, unerfülltem Kinderwunsch, Hoden- und Prostataentzündungen sowie Übererregbarkeit.
- Bestandteil von: Mönchspfeffer-Heilessig (siehe Seite 102).

12. MUSKATBLÜTE (MACIS)
- Vorkommen: Europa und weite Teile Asiens
- Aussehen: Blüte des Muskatbaums.
- Wirkung: anregend, adstringierend, beruhigend, krampflösend.
- Bestandteil von: Liebeslikör (siehe Seite 120).

13. MYRTE (MYRTUS COMMUNIS)
- Vorkommen: Gesamter Mittelmeerraum, Kanaren.
- Aussehen: Verzweigter, bis zu 5 m hoher immergrüner Strauch mit zahlreichen weißen Blüten.
- Wirkung: Sekretionsfördernd, appetitanregend.
- Bestandteil von: Nebenhöhlentee (siehe Seite 73).

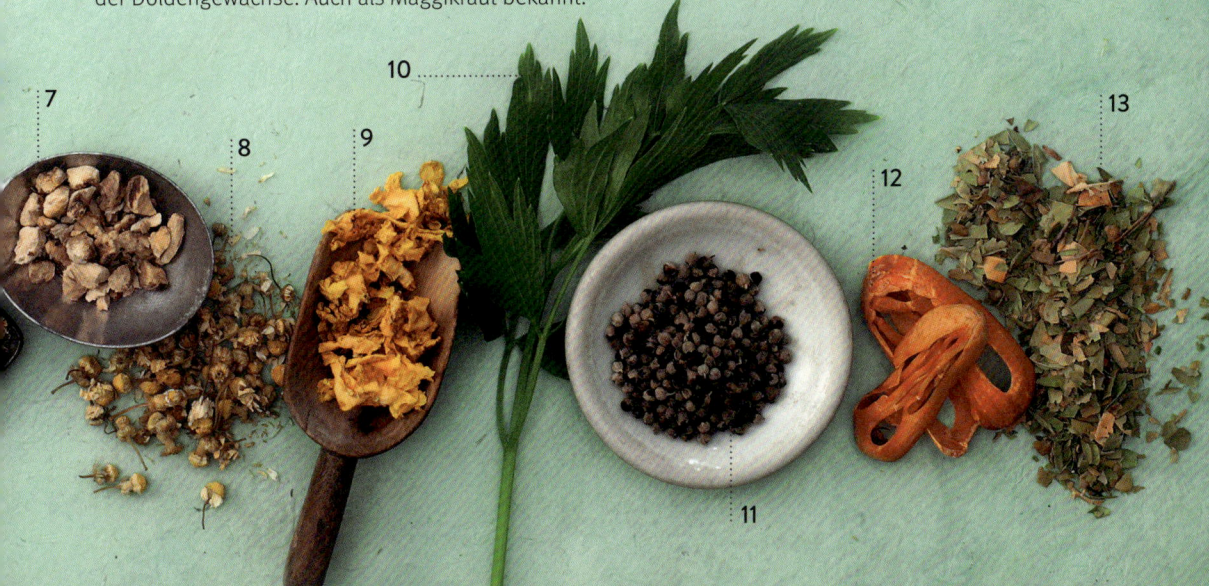

14. PFEFFERMINZE (MENTHA X PIPERITA)

- Vorkommen: Weltweit in allen gemäßigten Zonen.
- Aussehen: Winterharte Staude mit eiförmigen, gezahnten Blättern und violetten Blütenständen. Die ganze Pflanze verströmt einen intensiven Duft.
- Wirkung: Anregend, antimikrobiell, antiviral, auswurffördernd, beruhigend, galletreibend, krampflösend, verdauungsfördernd.
- Bestandteil von: Nebenhöhlentee (siehe Seite 73).

15. QUENDELKRAUT (THYMUS)

- Vorkommen: Mittelmeerraum.
- Aussehen: Bis zu 30 cm hoher Strauch, mit zahlreichen kleinen, eiförmigen und violettfarbenen Blüten. Auch als Feldthymian bekannt.
- Wirkung: Hilft bei Atemwegserkrankungen, Verdauungsstörungen, Leberleiden, Gallenerkrankungen und kolikartigen Schmerzen im Bauchbereich.
- Bestandteil von: Schleimlösertee (siehe Seite 71).

16. RHABARBERWURZEL (RHEI RADIX)

- Vorkommen: Tibet und China.
- Aussehen: Ausdauernde, kräftige Staude mit bis zu 1,5 m hohem Stängel und großen, rundlich-herzförmigen Blättern.
- Wirkung: Fördert die Ausscheidung, regt die Darmmobilität an.
- Bestandteil von: Magenbitter (siehe Seite 143).

17. SENNESBLÄTTER (SENNA ALEXANDRINA)

- Vorkommen: Afrika, Arabien.
- Aussehen: 0,5–1,5 m hoher Strauch mit gefiedertem Laub und leuchtend gelben Blütentrauben.
- Wirkung: Bewährt bei Verstopfung, Hämorrhoiden, nach rektalen operativen Eingriffen und zur Darmreinigung, erleichtert die Darmentleerung.
- Bestandteil von: Feigensirup (siehe Seite 138).

18. SONNENHUT (ECHINACEA)

- Vorkommen: Nordamerika.
- Aussehen: Korbblütler mit bis zu 4 cm großen orange- bis purpurfarbenen Blütenköpfen.
- Wirkung: Unterstützt bei allen Atemwegs- und Harninfekten, äußerlich angewandt bei schlecht heilenden Wunden.
- Bestandteil von: Nebenhöhlentee (siehe Seite 73).

19. SPITZWEGERICH (PLANTAGO LANCEOLATA)

- Vorkommen: Europa und Teile Asiens.
- Aussehen: Ausdauernde Pflanze mit grundständiger Blattrosette. Dem langen Stängel entspringt eine unscheinbare Blütenähre.
- Wirkung: Antibakteriell, adstringierend, blutreinigend, blutstillend, entzündungshemmend, harntreibend, schleimlösend.
- Bestandteil von: Reizhustentee (siehe Seite 72).

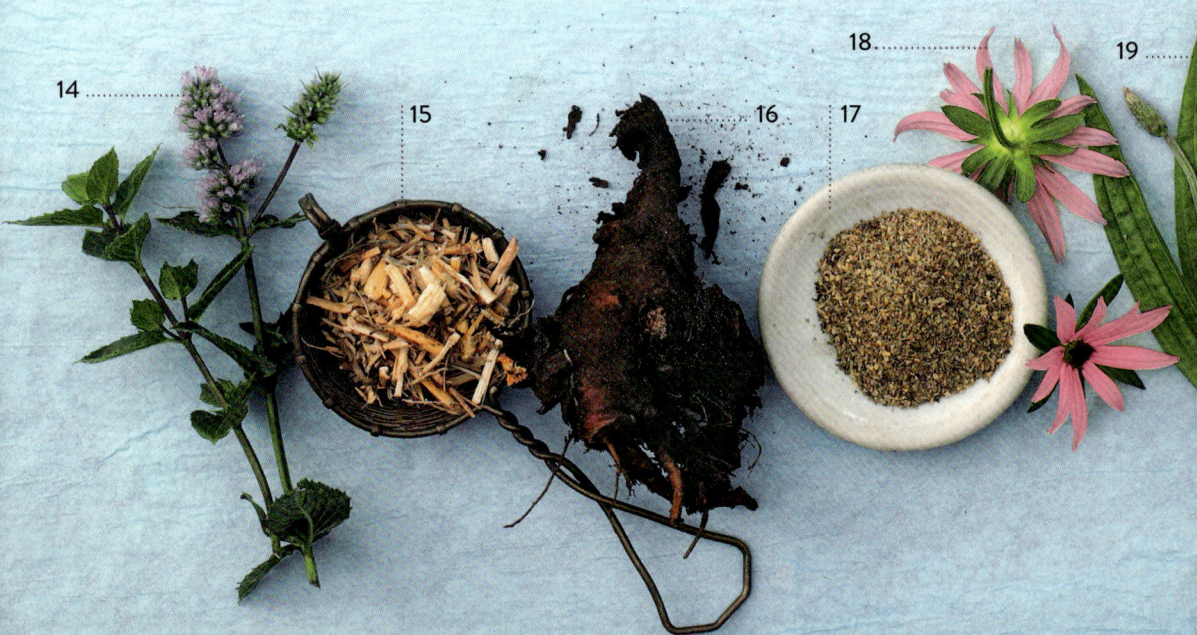

20. SÜSSHOLZ (GLYCYRRHIZA)

• Vorkommen: Subtropische Regionen.
• Aussehen: Wurzel der bis zu 2 m hohen Süßholzpflanze.
• Wirkung: Hilft gegen Husten, Magengeschwüre, Kopfschmerzen und bei niedrigem Blutdruck, blutreinigend.
• Bestandteil von: Reizhustentee (siehe Seite 72).

21. VANILLE (VANILLA PLANIFOLIA)

• Vorkommen: Ursprünglich Mexiko, heute rund um den Äquator verbreitet.
• Aussehen: Essbare Blüte einer bis zu 10 m hohen, kletternden Orchideenart.
• Wirkung: Stärkt die körperliche und geistige Leistungsfähigkeit, aktiviert neue Kräfte, hellt die Stimmung auf, hilft bei Ängsten, Müdigkeit und depressiven Verstimmungen, aphrodisierend.
• Bestandteil von: Liebeslikör (siehe Seite 120).

22. WACHOLDERBEEREN (JUNIPERUS)

• Vorkommen: Europa, Nordasien, Nordamerika.
• Aussehen: Die Beeren wachsen am gleichnamigen säulenartigen Busch.
• Wirkung: Antibakteriell, blutbildend, blutreinigend, harntreibend, schleimlösend, schmerzlindernd, schweißtreibend, tonisierend.
• Bestandteil von: Magenbitter (siehe Seite 143).

23. WALNUSS (JUGLANS REGIA)

• Vorkommen: Gemäßigte und subtropische Gebiete der nördlichen Halbkugel.
• Aussehen: Frucht des Walnussbaums. Unter der grünen Hülle steckt geschützt durch eine hellbraune, harte Schale der wohlschmeckende Kern.
• Wirkung: Wirkt positiv auf Leber, Herz, Blutgefäße, Hautprobleme und Haare, soll außerdem Prostatakrebs bremsen.
• Bestandteil von: Haarwasser (siehe Seite 123).

24. WERMUTKRAUT (ARTEMISIA ABSINTHUM L.)

• Vorkommen: Gemäßigtes Eurasien, Nordafrika.
• Aussehen: Bis zu 60 cm hohe, ausdauernde krautige Pflanze, mit gefiederten, an der Oberfläche dicht behaarten graugrünen Blättern und gelben Blütenköpfchen. Aromatischer Duft.
• Wirkung: Blutbildend und -reinigend, hilft bei Magenschwäche und Blähungen.
• Bestandteil von: Magenbitter (siehe Seite 143).

25. ZIMT (CINNAMOMUM)

• Vorkommen: Südasien.
• Aussehen: Getrocknete Rinde des Zimtbaumes; als Zimtstange oder Pulver erhältlich.
• Wirkung: antibakteriell, krampf- und schleimlösend, schmerzstillend, tonisierend, wärmend; senkt den Blutzucker.
• Bestandteil von: Liebeslikör (siehe Seite 120).

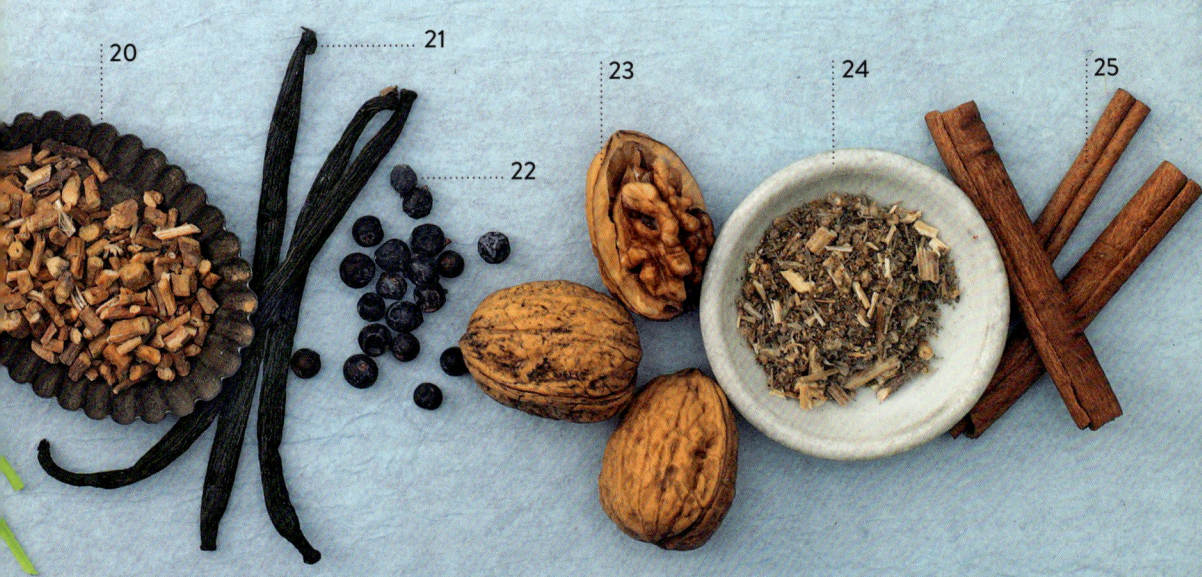

BÜCHER, DIE WEITERHELFEN

Ackermann, H.: **Schwangerschaft. Die natürlichste Sache der Welt.** Ennsthaler GmbH & Co. KG, Steyr

Berg, A. u. a.: **Cholesterin senken mit Wirkstoffen aus der Natur.** GRÄFE UND UNZER VERLAG, München

Bühring, U.: **Alles über Heilpflanzen.** Eugen Ulmer KG, Stuttgart

Garvelmann, F./Alber-Jansohn, S.: **Naturheilkunde für Kinder.** AT Verlag, Aarau

Grünwald, Dr. J./Jänicke, Ch.: **Grüne Apotheke.** GRÄFE UND UNZER VERLAG, München

Guth, Dr. Ch./Hickisch, B.: **Grüne Smoothies.** GRÄFE UND UNZER VERLAG, München

Hofmann, H.: **Wildkräuter & Beeren.** GRÄFE UND UNZER VERLAG, München

Meyer, Dr. F./Straub, M.: **Die magischen 11 der heilenden Pflanzen.** GRÄFE UND UNZER VERLAG, München

Schaenzler, Dr. N./Koppenwallner, Dr. Ch.: **Leber und Galle reinigen und revitalisieren.** GRÄFE UND UNZER VERLAG, München

Schaenzler, Dr. N./Koppenwallner, Dr. Ch.: **Magen und Darm natürlich behandeln.** GRÄFE UND UNZER VERLAG, München

Schmidt, S.: **Bach-Blüten für innere Harmonie.** GRÄFE UND UNZER VERLAG, München

Seehusen, H.: **Der Kräuterkompass.** GRÄFE UND UNZER VERLAG, München

Stellmann, Dr. M./Soldner, G.: **Kinderkrankheiten natürlich behandeln.** GRÄFE UND UNZER VERLAG, München

Treben, M.: **Stress im Alltag. Vorbeugen, erkennen, heilen.** Ennsthaler HmbH & Co. KG, Steyr

von Au, F.: **Die Hausapotheke.** Bassermann Verlag, München

Weigart, V./Kunze, P.: **Wickel, Tees & Mutterliebe: Die besten Hausmittel für Kinder.** GRÄFE UND UNZER VERLAG, München

Zittlau, Dr. J.: **Hausmittel. Geprüfte Naturheilmittel ohne Nebenwirkungen.** Südwest Verlag, München

ADRESSEN, DIE WEITERHELFEN

PRAXIS DER AUTORIN
Naturheilpraxis Melanie Wenzel
Grüngürtelstraße 82
50996 Köln

www.naturheilpraxis-wenzel.de

BEZUGSQUELLEN
Alle Zutaten und Utensilien, die Sie für die Rezepte in diesem Buch benötigen, bekommen Sie im Kräuterhaus, im Reformhaus, im Bioladen, in der Apotheke, der Drogerie sowie im Haushaltswarenladen. Wenn Sie aber gerne im Internet stöbern oder keinen geeigneten Laden in der Nähe finden, surfen Sie doch hier einmal vorbei:

www.gartencenter-shop24.de
Hier bekommen Sie sämtliche Pflanzen, auch das
Jiaogulan-Kraut und die Goji-Beeren.

www.goji-gold.de
Goji-Beeren in guter Bioqualität.

www.jean-puetz-produkte.de
Hier können Sie unter anderem Niemöl und viele
andere ätherische Öle beziehen.

www.kräuter-reich.de
Hier erhalten Sie Tulsi- und Pu-Erh-Tee in Bioqualität, aber auch ätherische Öle und Gewürze.

www.meinekosmetik.de
Hier finden Sie nützliche Utensilien wie Thermometer, kleine Trichter, Flaschen, Salbendöschen und
den kleinen Roll-on-Behälter, den Sie für das Rezept
von Seite 98 benötigen. Außerdem viele Zutaten –
von Alkohol über Pflanzenöle bis zu Kräutern.

www.naturstar.de
In dem Onlineshop der Autorin finden Sie ein paar
ausgewählte Produkte.

www.phytofit.de
Ein Kräuterparadies! Die Münchner unter Ihnen
können persönlich in der Blumenstraße 15 vorbei-
schauen. Alle anderen müssen sich mit dem sehr
übersichtlich gestalteten Online-Shop begnügen.

www.purenature.de
Den Nasenspray-Behälter für das Rezept von
Seite 66 bekommen Sie hier.

www.shop.kraeuterhaus-hackenberg.de
Internetshop des sehr gut sortierten Düsseldorfer
Kräuterhauses. Hier bekommen Sie außer einer
Riesenauswahl an Kräutern auch Pu-Erh-Tee und
Jiaogulan. Wenn Sie bei Düsseldorf wohnen, lohnt
sich ein Besuch des Ladens in der Moltkestraße 98.

ÖSTERREICH UND SCHWEIZ

www.kottas.at
Hier erhalten Sie Heilkräuter und Tees in
Apothekenqualität.

www.kraeuter-direkt.at
Große Auswahl an frischen Pflanzen.

www.heilpflanze.ch
Infos über Heilkräuter und Heilpflanzen;
mit Bestellmöglichkeit guter Naturprodukte.

www.kraeuterbeer.ch
Frische Kräuter (auch Jiaogulan und Moringa),
Goji-Beeren, Tees, native Öle und vieles mehr.

HEILKRÄUTER »LIVE«

In vielen Regionen können Sie in historischen und
neu angelegten Gärten Heilpflanzen mit allen Sinnen kennenlernen, zum Beispiel hier:

Burg Pappenheim
Dr. Wilhlem-Kraft-Weg 15
91788 Pappenheim
www.grafschaft-pappenheim.de
Weitläufige Burganlage mit über 1300 heimischen
Blumen, Stauden, Sträuchern und Baumarten sowie
einem historischen Kräutergarten mit über 750 Arten.

Historisches Museum am Strom
Hildegard von Bingen
Museumstr. 3
55411 Bingen am Rhein
www.bingen.de
Der (nicht historische!) Hildegarten setzt sich in
15 Themen- und 8 Einzelbeeten wissenschaftlich
mit der »Physica« und den dort beschriebenen
Heilwirkungen der Pflanzen auseinander.

Schweizerisches Freilichtmuseum Ballenberg
Museumsstr. 131
CH-3858 Hofstetten
www.ballenberg.ch
Sehenswert: eine über 120 Jahre alte, historische
Drogerie mit Duftkeller und Heilkräutergarten.

Heilkräutergarten Maissau
Am Graben
A-3712 Maissau
www.maissau.at
Zahlreiche Heil-, Duft- und Gewürzkräuter.

SACHREGISTER

REZEPTREGISTER

Wir danken für die freundliche Unterstützung bei der Fotoproduktion (Rezepte):
• Wilhelm Lindig Kräuterparadies (www.phytofit.de)
• Chris Craven Setbauer (www.chriscraven.de)
• Gärtnerei Stängle und Limmer Schleißheimer Str. 228 80798 München
• Muffin & Vintage Requisiten: Theresia Hamp
• Styling & Requisiten: Christa Albrecht
• Haare & Make-up: Dirk Neuhöfer/Phönix
• Foto & Digital Assistenz: Saskia Hofmann, Markus Broenner

IMPRESSUM

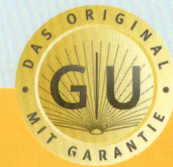

© 2013 GRÄFE UND UNZER VERLAG GmbH, München

Projektleitung und Bildredaktion: Barbara Fellenberg

Lektorat: Sylvie Hinderberger

Umschlaggestaltung und Layout: independent Medien-Design, Horst Moser, München

Herstellung: Sigrid Frank

Satz: Christopher Hammond

Lithos: Longo AG, Bozen

Gesamtherstellung: Firmengruppe APPL, aprinta Druck, Wemding

ISBN 978-3-8338-2616-0

1. Auflage 2013

UMWELTHINWEIS

Dieses Buch ist auf PEFC-zertifiziertem Papier aus nachhaltiger Waldwirtschaft gedruckt.

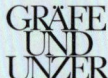

Ein Unternehmen der
GANSKE VERLAGSGRUPPE

 www.facebook.com/gu.verlag

WIDMUNG

»Für Frank
Deine Heilkraft hat bei mir Wunder bewirkt«

BILDNACHWEIS

Fotos: dpa picture-alliance: S. 10. Kramp + Gölling, Hamburg: S. 2–3, 8, 11, 13, 15–27, 29, 30, 44, 60, 78, 96, 106, 118, 126, 136, 148–233. Astrid Obert, München: S. 4, 6, 12, 28, 32–43, 47–59, 63–77, 80–85, 88–95, 98–105, 109–117, 121–125, 129–135, 139–147.

Coverbilder:
Kramp + Gölling, Hamburg: U4, vordere Außenklappe, vordere Innenklappe, hintere Außenklappe (rechts). Astrid Obert, München: Titelbild, hintere Außenklappe, hintere Innenklappe (links)

Syndication:
www.jalag-syndication.de

WICHTIGER HINWEIS

Alle Ratschläge und Hinweise in diesem Buch wurden von der Autorin nach bestem Wissen erstellt und mit größtmöglicher Sorgfalt geprüft. Sie bieten jedoch keinen Ersatz für kompetenten persönlichen medizinischen Rat. Jede Leserin, jeder Leser ist für das eigene Tun selbst verantwortlich. Weder Autorin noch Verlag können für eventuelle Nachteile oder Schäden, die aus den im Buch gegebenen praktischen Hinweisen resultieren, eine Haftung übernehmen.

Unsere Garantie

Alle Informationen in diesem Ratgeber sind sorgfältig und gewissenhaft geprüft. Sollte dennoch einmal ein Fehler enthalten sein, schicken Sie uns das Buch mit dem entsprechenden Hinweis an unseren Leserservice zurück. Wir tauschen Ihnen den GU-Ratgeber gegen einen anderen zum gleichen oder ähnlichen Thema um.

Liebe Leserin, lieber Leser,

wir freuen uns, dass Sie sich für ein GU-Buch entschieden haben. Mit Ihrem Kauf setzen Sie auf die Qualität, Kompetenz und Aktualität unserer Ratgeber. Dafür sagen wir Danke! Wir wollen als führender Ratgeberverlag noch besser werden. Daher ist uns Ihre Meinung wichtig. Bitte senden Sie uns Ihre Anregungen, Ihre Kritik oder Ihr Lob zu unseren Büchern. Haben Sie Fragen oder benötigen Sie weiteren Rat zum Thema? Wir freuen uns auf Ihre Nachricht!

Wir sind für Sie da!
Montag–Donnerstag:
8.00–18.00 Uhr;
Freitag: 8.00–16.00 Uhr
Tel.: 08 00/7 23 73 33
Fax: 08 00/5 01 20 54
(kostenlose Servicenummern)
E-Mail:
leserservice@graefe-und-unzer.de

P.S.: Wollen Sie noch mehr Aktuelles von GU wissen, dann abonnieren Sie doch unseren kostenlosen GU-Online-Newsletter und/oder unsere kostenlosen Kundenmagazine.

GRÄFE UND UNZER VERLAG
Leserservice
Postfach 86 03 13
81630 München